医学心理学

主编　陈福国

上海科学技术出版社

图书在版编目(CIP)数据

医学心理学/陈福国主编.—上海:上海科学技术出版社,2012.9(2016.3 重印)
ISBN 978－7－5478－1295－2

Ⅰ.①医... Ⅱ.①陈... Ⅲ.①医学心理学—医学院校—教材 Ⅳ.①R395.1

中国版本图书馆 CIP 数据核字(2012)第 126407 号

医学心理学
主编/陈福国

上海世纪出版股份有限公司
上 海 科 学 技 术 出 版 社 出版
(上海钦州南路 71 号 邮政编码 200235)
上海世纪出版股份有限公司发行中心发行
200001 上海福建中路 193 号 www.ewen.co
苏州望电印刷有限公司印刷
开本 787×1092 1/16 印张 16.5 插页:4
字数:370 千字
2012 年 9 月第 1 版 2016 年 3 月第 6 次印刷
ISBN 978－7－5478－1295－2/R·434
定价:50.00 元

Synopsis

内 容 提 要

医学心理学是医学和心理学结合的交叉学科，它研究心理变量与健康或疾病变量之间的关系，研究解决医学领域中的有关健康和疾病的心理行为问题。本书为医学心理学的新著，吸纳了最新的学术动态和研究成果，共分为11章，阐述了基础心理学知识、心理健康与病理心理、心理应激、心身疾病、睡眠及睡眠障碍、心理评估、患者行为与医患关系、综合性医院中的心理问题、心理治疗、心理护理等内容。可供医学院校师生及其他医药相关专业师生使用，亦适合心理学专业的师生、心理咨询师、社会工作者以及临床各科医师和护理人员参考。

Participated with

编写人员

主　编

陈福国

副主编

吴文源　施慎逊　张海音

编　者（按姓氏笔画排序）

方贻儒　上海交通大学医学院教授
伍志臻　上海交通大学医学院副教授
吴文源　同济大学医学院教授
张海音　上海交通大学医学院教授
陈国鹏　华东师范大学心理与认知科学学院教授
陈福国　上海交通大学医学院教授
施慎逊　复旦大学上海医学院教授
徐　云　上海交通大学医学院副教授

Foreword

序

今天的医学生即明天的医生，必须具有良好的医学心理学知识和技能，才能适应社会发展和医疗卫生事业的要求。其理由是显而易见的：第一，现代医学模式逐步向生物-心理-社会模式转变，人们在日常生活及各种灾难时期所承受的巨大应激（“压力”）已成为我国人民健康的重要威胁。预防和诊治心理障碍、心身疾病及许多非传染性疾病成为我国医学界当前面临的紧迫任务。有证据表明，我国医务人员对心理障碍的识别能力相当缺乏，20世纪90年代在世界卫生组织（WHO）发起，15个WHO合作中心（包括上海）参加的关于“综合医院就诊者心理疾病调查”的跨国研究中，我国综合医院医生对心理障碍的识别率只有15.9%，远低于那些发达国家的医务人员（15个中心识别率中位数是51.2%）。显然我国的这种状况是不能持续下去的。第二，现代健康概念不再仅仅是没有疾病或虚弱，而是要求身体、心理和社会三方面完好。2005年WHO进一步提出“没有心理健康决非健康”！这一论断已由大量临床事实所佐证，我们看到许多身体强壮的人由于存在各种心理障碍，不但有各种痛苦症状，而且工作、学习能力下降，人际关系紧张，家庭冲突不断，社会适应困难。一些患了抑郁症的人，虽然身体检查没有发现病变，却不能胜任工作和学习任务，严重者甚至觉得生活已无意义，自伤自杀。一些有心理障碍的人可能成为吸毒、酗酒等物质依赖患者，有些可能成为攻击伤人、扰乱社会的肇事者。这些情况屡见报道，充分说明没有心理健康决不是真正健康。有了健康的心理，才能有健康的行为方式。健康行为方式（如讲究个人、家庭和环境卫生，均衡的饮食，有规律地适度运动，戒烟节酒和良好的睡眠等）既能促进个体的身体健康，又能增进社会适应，使人们获得满意的生活质量。从这个意义上看，心理健康在人的整体健康中是一个中心环节。第三，人有复杂的心理活动，医疗实践需要在良好医患关系的基础上进行，任何检查诊断步骤和治疗的实施没有患者的信任和合作无疑将是十分困难的。从这一点上看，即使对内外各科身体疾病的患者而言，要想获得医患良性互动，也需要医生注意患者及其家属的心理，注意他们的态度和想法，同时更要注意自己的态度和适当的言语表达(因为医生的言语或行为不当，也可能引起误解或加重病情)。所以医务人员需要具备良好的医学心理学知识和技能。

我国的医学心理学起步较晚，从1980年算起只有30年左右的时间。虽然这30余年里我国医学心理学有了很大发展，医学心理咨询、心理治疗在各地蓬勃开展，但同世界上许多国家相比仍然存在很大差距，这门学科还在不断地发展完善，需要年轻的有识之士积极投入，参与其建设。

本书由陈福国教授主编，编写者是上海交通大学医学院、同济大学医学院、复旦大学上海医学院和华东师范大学的专家、教授。他们具有丰富的临床实践经验，在编写此书时又注意吸收国内外研究的先进成果，对医学心理学进行系统论述。相信无论是医学生，还是综合医院的医护人员和专业人员，都能从此书中获得许多宝贵启示和教益。是为序。

复旦大学上海医学院医学心理学教授

徐俊冕

2012年5月

Preface

前　　言

自1980年起，医学心理学被纳入到我国医学教育课程中，我国医科生的知识结构开始增加了新的成分，我国医学教育的模式以及医学模式也从此翻开了新的篇章。

30多年来，我国医学心理学教材已出版了很多版本。随着医学的发展以及医学教育的进展，医学心理学的教学也需要与时俱进，本教材的编写正是以满足这一需要为主要目标。

本教材兼顾了医学心理学体系的完整性和学科在医学教学计划中的阶段特点，以及卫生部对医师执业准入的要求和医师资格考试委员会于2009年对《医师资格考试大纲》所作的修改与补充的新内容。在教材的编写中尽可能符合诸多方面的要求。

参加本教材编写的人员都是长期从事医学心理学临床工作、教学、科研的资深学者，他们在教材的撰写中增加了医学和心理学方面最新进展的内容，体现了本教材的科学性、新颖性和前瞻性。

本教材共分11章，阐述了基础心理学知识、心理健康与病理心理、心理应激、心身疾病、睡眠及睡眠障碍、心理评估、患者行为与医患关系、综合性医院中的心理问题、心理治疗、心理护理等内容。

本教材可供医学院校师生及其他医药相关专业师生使用，亦适合心理学专业的师生、心理咨询师、社会工作者以及临床各科医生和护理人员参考。

诚恳希望广大医学院校师生、同道和其他读者在应用中提出宝贵意见，以便再版时修订。

陈福国

2012年5月

Contents

目　　录

第一章

绪　　论

第一节　医学心理学的概念与医学模式

一、医学心理学的概念

医学心理学(medical psychology)是心理学与医学相结合的一门交叉学科,是从心理学中发展起来的一个分支,是心理学在医学领域中的应用。

医学心理学研究医学领域中的心理学问题,研究心理因素对人类健康与疾病的影响以及在它们相互转化过程中的作用和规律。同时运用心理学的原理和方法,对疾病的发生、发展、诊断、治疗、康复及预防等诸方面的心理问题进行研究、评估和干预。

医学心理学是一门交叉学科,在我国将此学科的门类归在应用心理学中。但是,也存在不同的观点。有的观点认为,此学科属于医学的分支,因此可称其为"心理医学"(psychological medicine)。也有学者认为,医学心理学既是心理学的分支也是医学的分支,是医学和心理学交叉的一组学科群。

另外,国外有一门很成熟的学科称为"临床心理学"(clinical psychology),是运用心理学的原理和方法,对人们在智力、情绪和行为方面所存在的问题及病理现象进行分类、评估、治疗、预防和科学研究的学科。尽管医学心理学与临床心理学不是等同的学科,但是在某些理论和技术的应用方面也有不少相仿之处。

二、医学模式与医学心理学

所谓医学模式(medical model),是指一定时期内人们对疾病和健康的总体认识,并成为医学发展的指导思想。随着人类对健康需求的不断提高,社会生产力、生产关系以及医学科技水平的不断进步,医学模式也不断发展和完善。

人类社会医学模式的发展和转变大致经历了以下五个阶段。

(一) 神灵主义医学模式

在人类的原始社会时期,由于生产力水平十分低下,医学科学思想尚未确立,人们对于健康与疾病的理解是超自然的,认为人类的生命和健康都是由神灵主宰,人类只能听命于神灵。因此,当时人们只能通过祈求神灵来获得健康,而巫医和巫术则是人们对付疾病的通常方法。尽管这种医学模式随着社会及科学的发展早已失去意义,但是如今在一些偏远地区和某些民族的文化群体中还存在一些痕迹。有些学者对于神灵主义医学模式的存在还在进行着一些深入的研究。

（二）自然哲学医学模式

大约在公元前3000年出现了以朴素的唯物论、整体观和心身一元论为基础的自然哲学医学模式（natural philosophical medical model）。我国的中医学便是这种医学模式的产物。中医学典籍《黄帝内经》全面总结了以往的医学成就，提出了"天人合一"、"天人相应"、"内伤七情"、"外感六淫"等观点。中医将人与宇宙结合在一起来探索健康与疾病问题，强调心身统一，也注重自然环境与人们患病之间的密切关系。在西方，古希腊Hippocrates（希波克拉底）是西方医学的奠基人，他认为"治病先治人"，提出"知道患病的人为如何的人比知道某人患何种病更重要"及"一是语言，二是药物"等观点。这些正是自然哲学医学模式的体现。东西方有关自然哲学医学模式中的许多观点对于当前的医学仍有十分重要的启示和指导意义，但是由于受到当时社会形态和科学技术发展水平的限制，在对生命的本质及疾病和健康的观点方面依然有其局限性。

（三）生物医学模式

随着文艺复兴运动，西方医学开始摆脱宗教的禁锢，对生命及生物体进行了实验研究。Harvey（哈维）创立了血液循环学说，奠定了实验生理学的基础，把医学推向了一个新时期。Morgagni（莫尔加尼）关于疾病的器官定位研究，Virchow（魏尔啸）创立的细胞病理学，等等，这一系列重大研究成果为现代医学的发展奠定了基础。生物医学模式也随之逐步形成。人们运用生物与医学相联系的观点认识生命、健康与疾病。在关于健康与疾病的认识方面，人们认为健康是宿主（人体）、环境与病因三者之间的动态平衡，这种平衡被打破便发生疾病。这种基于维持生态平衡的医学观所形成的医学模式，即生物医学模式。

生物医学模式为推动医学的发展以及人类的健康事业作出了重大贡献。但是随着社会的发展及科学技术的进步，生物医学模式也开始显露出它的缺陷和负面影响。存在的主要问题如下。

1. *仅注重生物医学方面的诊治*　生物医学模式在对疾病、健康的认识和应对方面只是从生物的角度进行思考，却忽略了心理和社会因素的参与。在现代社会，传染病、寄生虫病、营养缺乏症已经不再是人类健康的主要威胁，而心脑血管疾病、癌症、公害病、意外事故、精神疾病、自杀、吸毒和酗酒等已成为对人类健康的主要威胁。某些心因性、功能性疾病很难用单一的生物医学方法予以科学的解释。此外，人既是自然的人，又是社会的人，患者的患病状态也不只是一种生物学状态，它同时又是一种社会状态。因此，只从生物学的角度对患者进行诊治已很难达到世界卫生组织所提出的"健康不仅是没有疾病和虚弱，而且是身体上、精神上和社会适应上的完好状态"的标准。因此单一的生物医学模式便出现了一定的局限性。

2. *用静态的观点看待人体*　生物医学模式擅长于用静态的观点来看待人体，把人体看成是一架精密的"机器"。在许多学科的发展中都是使用分门别类的研究方法，在近代医学的积累中的许多新进展也稳定了这种静态的医学观。例如，微生物学的发展，揭示了传染病的发病原因。但某些微生物学家常常只看到外因对机体的损害，却不注意内、外因素之间的相互作用以及环境因素对微生物和机体的影响。受这种外因论的影响，在临床工作中往往只依赖于药物和手术消除病灶，不能辩证地对待内因和外因、局部和整体、平衡和运动等关系，因而在科学实验和临床实践中遇到了许多问题，也出现了一系列突出的矛盾。

3. **导致医患关系疏远** 生物医学模式会导致医患关系疏远。生物医学模式只从生物学的角度和用还原方法分析研究人，为了探求发病因素，找出病原体及关键的生物学变量材料，往往把患者机体的标本孤立地进行检验、检测。在处理疾病的过程中也只是关注生物学意义上的患者，因而忽略了患者是具有整体社会生活的人。当把患者的心理、社会因素搁在一边时，关心了解患者的心态及伦理观念方面也就相应淡漠了，使疾病与患者分割开来，这很容易导致医患关系的疏远。

（四）机械论的医学模式（mechanistic medical model）

Descartes（笛卡儿）等学者主张把人体看作一台机器，人体的所有系统和脏器都是机器的部件和运作模式。他们把血液循环系统看成是由心脏及动静脉所组成的流体管道系统，把肺看成是鼓风机，把胃看成是碾磨机，把医学诊断和治疗过程看成是机器的保养和维修工作。这种模式不仅忽略了人体生命的复杂性，更忽视了人们在患病过程中所伴随的心理活动及其社会属性。尽管机械论的医学模式有其明显的局限性，但是这些观点对于当时医学的发展具有一定的积极推动作用。

（五）生物-心理-社会医学模式

美国精神病学和内科学教授 G. L. Engel（恩格尔）1977 年在《科学》杂志上撰文提出，需要新的医学模式对生物医学模式进行挑战。他指出了生物医学模式的“还原论”和“心身二元论”具有局限性，并提出：“为理解疾病的决定因素，以及达到合理的治疗和卫生保健模式，医学模式必须考虑到病人、病人生活所处的环境以及由社会设计来对付疾病的破坏作用的补充系统，即医生的作用和卫生保健制度。”这就要求提倡一种新的医学模式，这就是生物-心理-社会医学模式（bio-psycho-social-medical model）。

生物-心理-社会医学模式并不排斥生物学的研究，而是要求以生物医学为感念框架，以“心身一元论”为基本原则，既考虑到患者患病的生物学因素，也要充分考虑到患者的心理因素及环境和社会因素。现代科学技术的快速发展及多学科的研究成果表明，对疾病表现形式的认识，已由传统的单因单果向多因单果以及多因多果的表现转化，因而对疾病的认识已不能仅限于生物医学模式，而需发展成为生物-心理-社会医学模式。过去临床医生对待患者的基本任务是诊断及治疗，关注患者在生物学方面的问题而忽视患者的心理、社会环境方面的问题，导致许多心身疾病久治不愈。现代医学模式则要求临床医生在了解患者疾病和病史的同时，也应从患者的社会背景和心理状态出发，对患者所患疾病进行全面的分析及评估，从而制订有效的综合治疗方案，提高对患者的心理社会因素致病作用的观察和分析能力，提高治疗效果。

预防保健工作一贯重视生物、物理、化学及自然环境等因素的作用，但往往忽视不良的心理、行为以及社会因素对人群健康的影响与作用，如艾滋病（AIDS）、吸毒、贫穷造成的营养不良、不良卫生习惯造成的流行性疾病，等等。尤其是在现代社会中，生活的节奏加快，竞争日益加剧，使人们的心理压力加重，表现出恐惧、焦虑、抑郁等多种负面情绪和精神疾患。这些心理症状或疾病又是心脑血管疾病、恶性肿瘤、溃疡病等多种心身疾病的重要致病因素。现代医学模式将从以生物病因为主的预防保健扩大到生物-心理-社会多方位的综合预防，从而能更全面、有效地做好疾病的预防工作。

第二节 医学心理学的研究任务与基本观点

一、医学心理学的研究任务

医学心理学是一门具有明确研究对象的学科。医学心理学旨在研究人体健康与疾病的相互转化中,除了生物因素的参与之外,人的心理因素与所处的社会环境因素所起的相关作用。医学心理学的研究任务主要包括以下一些方面。

(一) 心理社会因素在疾病的发生、发展和变化过程中的作用

人类的疾病谱大体可分成三类疾病:躯体疾病、心身疾病和精神疾病。在心身疾病和精神疾病中,心理社会因素不仅是疾病的致病或诱发因素,也是疾病在症状方面的表现。尽管心理社会因素在躯体疾病中并非是主要的发病因素,但是患者在患病后会出现各种心理反应,因患病而产生的社会效应也会对患者躯体疾病的治疗和康复带来一定的影响。心理社会因素在影响疾病的发生、发展和变化过程中具有一定的规律,这正是医学心理学需要研究的内容。

(二) 心理评估技术在疾病的诊断、治疗、护理及预防中的作用

心理评估技术以及评估技术的临床应用是医学心理学的研究任务之一。在疾病的诊断、治疗、护理及预防中使用心理评估技术是必不可少的重要手段。患者有其独特的心理特征,在患病和接受诊治的过程中,都会产生各种心理反应,因此医护人员需要全面地掌握患者心理动态和心理需要,这样就能有的放矢地对患者实施心理干预。心理评估是了解患者心理状态的有效方法。心理评估方法的完善、选用、操作、结果分析等都是医学心理学需要研究的课题。

(三) 运用心理治疗的方法达到治病、防病与养生保健的目的

心理治疗是医学心理学研究的核心和精华。大量研究证实,心理治疗的疗效可以与药物治疗媲美。在某些方面,尤其是对某些疾病的疗效以及在疗效的稳定性方面,心理治疗具有独特的优势。近年来有关心理治疗与大脑结构、功能的深入研究结果表明,心理治疗的临床实际效果已经不只是停留和体现在心理测验中量表评定结果方面的改善,而且能通过功能性磁共振检测技术(fMRI)实证性地反映出大脑结构的变化以及大脑代谢的各种指标的改变。对于心理治疗的应用研究,尤其是如何进一步推广适合中国国情及文化特征的心理治疗,使心理治疗在治病、防病与养生保健等方面充分发挥其作用,是我国医学心理学研究的重要方面。

(四) 掌握患者心理活动的特点、搞好医患关系、做好心理护理工作

在医疗过程中只有清晰地了解患者的心理活动,掌握患者心理活动的特点,才能针对患者的需要给予心理支持和心理干预。在护理方面,心理护理也是现代护理工作的重要组成部分。当患者在身心各方面都得到完整的护理时,其疾病就能得到尽快的康复,而且能够获得稳定持久的治疗效果。现代医学研究表明,良好的医患关系能产生一定的疗效。医学心理学对于医患关系建立的规律以及如何应用好医患关系,充分发挥医患关系的积极作用也需要深入研究。

二、医学心理学的基本观点

医学心理学作为一门理论和实践相结合的学科,在对待人的健康和疾病的关系问题上有着完整的理论体系及基本观点。基本观点如下。

(一) 心身统一的观点

对于一个完整的个体,包括“心”和“身”两个部分,这两者之间既有区别又有相互影响和相互统一。机体在对待外界刺激的过程中,总是心身的整体反应。因此,在医学心理学的研究中总持有心身统一观,认为心和身是相辅相成的。对于一个人的患病、治疗、康复都不仅需要从躯体的角度进行处理,而且不能忽视从心理方面进行观察和应对。

(二) 社会对个体影响的观点

作为一个社会的人,生活在特定的社会环境中,在人际关系的网络中生活、工作和学习,社会对每个人都有影响,而个体对社会也会产生一定的影响。医学心理学的研究重视社会对人们健康与患病的影响因素,并通过社会的力量来提高人们的健康水准。

(三) 认知评价的观点

心理社会因素之所以能影响人们的健康,导致人群的患病,不完全取决于来自外界的各种因素,也取决于个体对于外界环境的刺激及对于自身的认知和评价。有时人们的认知是否客观,是否理性,是否合理,会直接影响到人们的情绪及行为方式。所以认知评价也会影响到人们的患病、就医及预后过程。

(四) 主动适应与调节的观点

个体在对外界刺激反应时具有自己独特的反应模式,这种模式是在个体成长发展过程中逐渐形成的,而且比较稳定。但是这些模式也不是一成不变的,随着环境的变化或外来刺激的变化,个人会做出相应的调整,主动地适应各种变化以达到和保持动态的平衡。人们在心理方面同样具有调适功能,能够通过主动的心理行为方面的调节来与外界保持一致性。这正是个体保持身心健康和抵御疾患的重要内在力量。

(五) 情绪因素作用的观点

情绪与健康、疾病有着密切的关系。人们的情绪状态可以影响到机体神经系统、内分泌系统、免疫系统、消化系统等多个系统,机体可以随着情绪的变化而出现各种功能失调。因此,如何调整情绪,如何通过情绪的调整来达到机体健康的目的,这也是医学心理学的基本观点及研究方向。

(六) 个性特征作用的观点

对于同样的应激性生活事件或处于相同的环境和压力下,不同的人所产生的反应以及患病的情况会截然不同,这是因为每个人的个性特征在其中所起的作用。尤其是在一些心身疾病和心理障碍方面,个性基础会成为疾病的易患因素。医学心理学重视研究个性、行为模式与患病及预后的关系,使疾病的预防扩展到个性塑造的领域。

第三节　医学心理学的研究方法

医学心理学所研究的是医学领域中各种复杂的心理现象,在研究中需要运用各种科学的研究方法才能达到理论与实践相结合的目的。心理现象往往受主观因素的影响,容易出现一些随意性,因此对于心理现象的研究必须遵循客观的原则,尽可能以实证的技术与方法进行检测、评估、分析,这样才能获得科学客观的结果。医学心理学的研究常常涉及到多种因素,包括生物、心理、社会等因素,研究中的指标也会出现多种变量,所以医学心理学的研究需要应用多种科学的方法。由于医学心理学是一门应用学科,其研究方法具有许多临床特点。在研究方法方面,按研究涉及的时间,可分为横向和纵向研究,回顾和前瞻研究;按研究涉及的手段可分为观察法、调查法、测验法、个案法、相关法和实验法等。

一、根据研究涉及的时间分类

(一) 横向研究(cross-sectional study)

横向研究也称为横断研究,是相匹配的实验组和对照组在同一时间内就有关变量进行分析比较研究。它在医学心理学研究中应用很广,有助于分析和比较不同群体、不同阶层或具有不同性别、不同年龄、不同职业、不同文化程度等特征的研究对象,在一定时间和空间范围内的心身状态和特征。

横向研究比较节省时间和经费,易于实施。由于横向研究可以对较多的被试进行研究,被试的代表性往往较强,研究所得结果也就具有较好的概括性。但是,横向研究中可能存在"组群效应"现象,所以此方法不适用于研究发展的稳定性和早期影响的作用等问题。

(二) 纵向研究(longitudinal study)

纵向研究也称为追踪研究,是指在一段相对长的时间内对同一个或同一批被试进行重复的研究,对被试进行测量和评定,从中观察被试在一段时间内所发生的变化。

纵向研究往往能看到比较完整的发展过程和发展过程中的一些关键转折点,特别适用于研究发展的稳定性问题和早期影响的作用问题,也适用于个案研究。由于纵向研究比较花费时间、经费和人力,可能发生被试流失的情况,容易影响被试的代表性和研究结果的概括性。所以,在研究前应充分估计到对研究的投入和预期的实际效果。

(三) 回顾研究(retrospective study)

回顾研究又称回溯性研究。主要是分析样本对象以往的资料,并进行一些初步试验,力求建立和发展某种假设。在这种研究中需要对样本对象以往大量的资料进行整理,从中发现某种心理现象或心理疾患的相关因素。虽然这种方法会受到许多条件的限制,但是能够给研究者提供更多的角度进行观察和总结。

(四) 前瞻研究(prospective study)

根据已知原因观察其结果的研究称为前瞻性研究。前瞻性研究选定研究对象,预定研究方式,把相关的影响因素纳入统计范围,根据这些因素去作持续的追踪研究、分析判断,最后在原定计划的时间内做出评估,把符合原来设计方法的所有个案都列入统计之中,全部结果都要呈现。随后,计算选择的结果,得出纳入统计的范围,相关影响波动的因素构成重点目标,继而对这些因素进行深入研究。

科学的核心是可重复的预见,所得的结果比较肯定,因此前瞻性研究具有很好的价值及意义。

二、根据研究涉及的方法分类

(一) 观察法

观察法又称自然观察法,是在自然条件下,直接观察个体的外显行为表现、言谈和行动,从而了解其心理特征的方法。观察法因观察的目的、内容和手段的不同,一般分为长期观察和定期观察、直接观察和间接观察、全面观察和重点观察等六种类型。观察法因其应用简便而得到广泛使用,而且由于被试处于自然状态,故所获材料比较真实。但是,这种方法也有局限性,不能准确地评定人的内心认知及情感,观察往往带有主观性和偶然性。

(二) 调查法

通过向被调查者口头或书面提问，收集有关的心理活动资料，进而探讨心理活动发展变化规律的方法。具体的方法有问卷法、谈话法、访问法、活动产品分析法(分析日记、作文、图画、工艺制品、报告总结、回忆录)等。其优点是简便易行，可以在较短的时间内收集到大量的资料，利于较快地得出结论。该方法的局限性是需要投入较多的人力和时间，还需得到被调查者的密切配合，否则可能导致所收集的信息不确切、不完整或者仅仅是假象。

(三) 测验法

测验法就是用标准化的量表来测量被试的智力、性格、态度、兴趣以及其他个性特征的方法。测验的种类很多，按一次测量的人数，可把测验分为个别测验(一次只测一人)和团体测验(一次测多人)；按测验的目的，可把测验分为智力测验、特殊能力测验、成就测验和人格测验等。

(四) 个案法

个案法是对某一个体、群体或组织在较长时间里连续进行调查、了解、收集全面的资料，从而研究其心理发展变化的全过程。个案法较多地用于了解和干预有心理问题或心理障碍的患者。研究者通过对个案的全面研究，找出具有普遍价值的规律。

(五) 相关法

相关法是考察两个变量是否有联系的一种研究方法与统计技术。当两个变量间具有相关关系时，就意味着当其中的一个变量的值改变时，另一个变量的值也会发生某些相应的变化。但是这种变化并不是显示两者之间存在因果关系。相关关系只表明两者都有变化，但是无法反映引起变化的原因，只能从相关的研究中发现事物变化的一致性规律。

(六) 实验法

实验法是指在控制条件的情况下对某种心理现象进行观察的一种研究方法。实验法又可以分为实验室实验法和自然实验法两种。这是在科学研究领域中应用最广泛、成效最大的一种研究方法。在临床实验中，实验者系统地操纵或改变一个或若干个变量，观察、测量和记录对其他变量的影响。

第四节　医学心理学的发展简史

心理学是一门渊源数千年却只有百年历史的学科，是一门年轻而又古老的学科。科学心理学的发展有两个源头：一个是古代哲学，另一个是兴起于18世纪的生物学与生理学。

一、古代心理学思想

(一) 中国古代心理学思想

中国古代思想家在哲学、伦理、教育、医学、军事等问题的论述中都已经包含有丰富的心理学思想，其中比较有影响的观点如下。

1. *人贵论*　“人为万物之灵”、“人定胜天”等理论，表达了万物以人为贵的思想，这也是中国古代提倡以人为本的基本观点。

2. *形神论*　荀子提出“形具而神生”的观点(《荀子·天论》)，就是形神论。该思想强调了心身统一的观念。

3. *性习论*　这是阐述有关人性、个性与习染之间关系的思想。孔子说过：“性相近也，习相远也。”(《论语·阳货篇》)意思是每个人的基础素质是差不多的,但由于环境、教育等因素的影响,每个人的个性出现了较大的差别。

4. **知形论** 这是阐述人的认知和行为关系的观点。中国古代曾经有过关于“是知先行后还是行先知后”的长期争论。清朝初期,王夫子提出过“知行相资以互用”,这样的观点更接近客观实际。

5. **情欲论** 这是关于情感、欲望和需求的思想。中国古代的七情说把人们的情绪表现描述为“喜、怒、忧、思、悲、恐、惊”七种不同的类型。还有把人的欲望分为“声色、货利、权势、高功”四种。此外,还有“四情说”和“六情说”等不同的观点。

除了理论观点之外,在中国古代历史上还出现了多种心理实验与测验的萌芽。明代李时珍提出“脑为元神之府”,清代初期刘智提出“大脑功能定位”,清朝王清任在解剖生理的基础上提出了“脑髓说”。另外中国传统的“七巧板”、“九连环”等都含有非文字智力测验的内涵。这些观点和方法都体现了中国古代的心理学思想。

(二) 西方古代心理学思想

在西方哲学家的思想中,对心理学发展影响最大的有三个主要人物:Aristotle(亚里士多德)(公元前384~公元前322)、Descartes(笛卡儿)(1596~1650)和 John Locke(约翰·洛克,1632~1740)。Aristotle 在他的著作中已经讨论到关于人类本性、人类知识的来源、五官的运用以及记忆功能等问题。Descartes 提出了先天的观念,认为人类具备足以产生感官经验的生理功能,人的机体活动系由生而具有理性的心所控制。Descartes 的心支配身的理念后来成了 Immanuel Kant(康德,1724~1804)的主流哲学思想之一的理性主义。Loke 认为人类一切知识均来自后天的经验,人类的本性如同一块白板,其后的一切改变完全取决于后天的经验。尽管理性主义和经验主义的观点不一致,但是两派哲学主张对以后科学心理学的发展都产生了极大的影响。

二、现代心理学的诞生与演变

科学心理学的诞生,一般公认始自德国 Wilhelm Maximilian Wundt(冯特,1832~1920)的实验室工作。Wundt 是莱比锡大学的教授,1879 年他在该校建立了世界上第一间心理实验室,正式开始了系统的心理物理学实验工作。因此,心理学界公认,1879 年为科学心理学的开始时间。Wundt 的学术贡献主要是采用了系统的科学实验方法,以突破性的构想来探究人的心理结构。从 Wundt 以后之所以心理学被视为一种科学,主要是心理学也可以像其他科学一样做实验研究,心理学由此能够具备客观性、验证性、系统性这三大科学特征。

此后,大批的哲学、生理学、医学、教育学家,都按照各自的理论对心理现象进行了研究,最终形成了20世纪心理学蓬勃发展的局面。其中比较有影响力的学派如下。

(一) 结构主义

心理学界一般将从 Wundt 开始的心理学称为结构主义。Wundt 的一位英国学生 Edward B. Titchener(铁钦纳)在心理实验中,让被试以内省的方式表达物理刺激所引起的主观体验,从而分析被试在意识中的三种元素,即知觉元素、观念元素和情绪元素。但是不久出现了许多不同的学术观点,心理学学派林立的新局面由此兴起。

(二) 功能主义

功能主义又称为功能学派,由美国心理学家 William James(詹姆斯,1842~1910)和

Joho Dewey(杜威,1859～1952)两位学者在20世纪初创立。功能主义的基本观点是,心理学的目的应该是研究个体适应环境时的心理或意识的功能,而不是意识的元素,了解个体在适应环境中的心理状态远比心理结构重要。同时认为心理学研究的对象不应只局限于成人,其范围可以扩大到儿童与动物。在研究方法方面除了内省法之外,观察、测验以及问卷调查等方法都可以采用。

(三) 行为主义

行为主义也称为行为学派。由美国心理学家 John B. Watson(华生,1878 ～1958)创建。Watson认为,心理学是一门科学,因此研究就是以客观的方法来处理客观的资料。行为主义最重要的主张包括:①科学心理学所研究的对象只是能客观观察和测量的外显行为。②构成行为的基础是个体的反应,或者是可知行为的整体。③个体的行为不是与生俱来的,不是遗传决定的,而是受环境因素的影响被动学习的。④经由对动物或儿童实验研究所得到的行为的原理和原则,可被推论解释一般人的同类行为。

行为主义发展到20世纪30年代,其自然科学的取向受到了质疑。有些学者不再坚持"客观的客观"原则,也开始接受意识成为心理学研究主题之一的理念。行为主义研究在科学心理学发展史上作出了巨大的贡献。

(四) 完形心理学

完形心理学(Gestalt psychology)由德国心理学家 Max Wertheimer(韦特海默,1880～1943)于1912年在法兰克福大学创立。Gestalt为德语,有"完形"或"组型"的含意。完形心理学主要研究的是知觉与意识,其目的在探究意识的心理组织历程。

完形心理学反对结构主义,也不同意行为主义的整体行为的观点,认为知觉经验虽然来自于外界的刺激,但是每个刺激并非是孤立的、分散的,而是整体的、有组织的。完形心理学的学者们认为,心理现象未必只是反应物理现象的现实,尽管物理刺激是客观的存在,而心理现象则是由个人对刺激经过选择和组织之后的反应。完形心理学在知觉方面的研究作出了极大的贡献,知觉的组织与注意、识别、记忆等心理过程有着密切的关系,因此,完形心理学的研究为后来的认知心理学的发展奠定了基础。

(五) 精神分析论

精神分析论由奥地利精神医学家 Sigmund Freud(弗洛伊德,1856～1939)创立。精神分析论不但是现代心理学中影响最大的理论之一,而且也是20世纪影响人类文化最大的理论之一。精神分析论的内容极为复杂,Freud关于人格和人性的解释其重点有三方面的阐述:①人格动力观:Freud用潜意识、欲望、生的本能、死的本能等观点,来解释人类行为的内在动力。②人格发展观:Freud以口唇期、肛门期、性器期、两性期,以及认同、恋母情结等观点解释个体心理发展的过程。③人格结构:Freud用本我、自我和超我三者来解释个体的人格结构,并以冲突、焦虑以及各种心理防御机制等观点来解释人格结构中三个"我"之间的复杂关系。

Freud对于精神疾病患者所用的一套治疗方法称为精神分析。Freud是著名的精神科医生,其学术背景并非是心理学,他对于人性所持有的观点,系以多年对患者的观察记录为依据,然后演绎到一般的人群,所以难免有以偏概全的倾向。精神分析论后继者的理论取向将理论研究的层面放大,包括了现实社会中对于一般人行为的解释。这些学者被称为新弗洛伊德学派(neo-Freudian)。

(六) 人本心理学

人本心理学由美国心理学家 Abraham Maslow(马斯洛)和 Carl Rogers(罗杰斯)两位学者于 20 世纪 60 年代创始。由于人本心理学兴起的年代比精神分析论和行为主义要晚,而且在心理学界的影响也小于前两者,故被称为现代心理学中的“第三思潮”。

人本心理学认为精神分析论和行为主义都具有一定的局限性,心理学研究的人群不应只是以精神病患者、动物或儿童为对象,而应以正常人为对象。有关动机、价值、快乐、幽默、情感、生活责任、生命意义以及爱情、嫉妒、仇恨等,才是属于人性各种层面的问题。人本心理学对于人性持有乐观的看法,认为人类的本性是善的,而且人类的本性中原本就蕴藏着无限的潜力。因此人本心理学的研究不只是了解人性,而且主张如何改善环境,以利于人性的充分发展,达到“自我实现”(self-actualization)的境界。

人本心理学的理念有两大特征:其一,人本心理学是从人的需要出发去讲究人性,而不是从科学上的需要出发进行研究。其二,淡化了以往的纯科学的研究倾向。但需要指出的是,人本心理学的理论方向虽然是正确的,但是在从事实际研究时,在方法和操作方面却是十分困难。人本心理学的兴起,在很大程度上推进了教育心理学、发展心理学、心理咨询以及心理治疗的发展。

(七) 认知心理学

认知心理学(cognitive psychology)不是由某个学者独创的,而是在多因素的影响下逐渐演变而成的。“认知”一词是指人们对事物知晓的过程,包括对事物的注意、辨别、理解、思考等复杂的心理活动。认知心理学的研究范围有广义和狭义之分。广义是指人们的记忆、理解、想象、思考等心理过程。狭义是指通过感官搜集、贮存、处理和运用信息的过程。

(八) 神经心理学

神经心理学(neuropsychology)是现代心理学中研究大脑神经生理功能与个体行为及心理过程之间关系的一种新的研究方向。神经心理学的研究旨在了解大脑整体及其不同部位在个体表现某种行为或出现某种心理活动时所发生的变化。通过直接观察个体在不同意识状态下(如睡眠、清醒、思考、情绪紧张)大脑各部位的活动情况,推论和解释大脑分区的功能情况。对于行为异常者也可以将所获的资料作为诊断和治疗的依据。

三、中国医学心理学的发展

19 世纪末,西方的心理学传入中国。1917 年,北大哲学系开设了心理学课程,陈大齐教授首次在中国建立了心理实验室,这标志着中国的心理学进入了科学的时代。1920 年,南京高等师范学校筹建了心理学系。1921 年中华心理学会成立。1922 年创办了中国第一份心理学杂志,名为《心理》。1936 年 4 月,中国心理卫生学会在南京成立。在第二次世界大战结束后,中国曾有少数医学院校开设了心理学课程,少数心理学专业人员从事病理心理的研究,在精神病学机构中从事心理诊断和心理治疗工作。

中华人民共和国成立后,因为学习苏联的巴甫洛夫学说,将心理学视为唯心主义的产物,原有的所有研究被停止。直到 1958 年,心理学工作者与精神科医生协作,推广对神经衰弱患者的快速综合治疗,得到了医学界的关注。1966 年后的十年中,心理学和医学心理学的发展再次被迫停顿。直到 1979 年,卫生部要求在有条件的医学院校开设医学心理学课程。1980 年后,医学心理学被纳入到医学教育的课程中。1987 年起,医学心理学在中国的医学院校中被列为必修课程。1999 年 5 月 1 日,《中华人民共和国执业医师法》正式实施,医学心理学被列入国家医师执业资格考试的医学综合笔试的大纲中。医学心理学在中国的逐步发展为中国人民的心身健康事业作出了积极的贡献。

第五节 医学心理学的分支

医学心理学研究的范围较广，涉及的内容也较宽泛，所以研究者往往都有各自研究的侧重点。根据不同的研究范围，医学心理学又可分成若干个分支。

（一）病理心理学(pathological psychology)

又称变态心理学，是医学心理学的重要分支。它是从心理学的角度来研究病理心理现象与精神疾病的病因、机制、临床转归及其变化规律的一门学科。对于临床心理评估、治疗、康复及维护心理健康具有重要意义。

（二）临床心理学(clinical psychology)

这是一门运用心理学的理论和实践来理解、预测和改善人们的适应不良、能力缺乏、情绪不佳，并促进人们的适应、应对和个人发展的学科。临床心理学所关注的是人们在智力、情绪、生物、心理、社会及行为等诸方面的问题，旨在提高人们的社会适应能力。

（三）康复心理学(rehabilitation psychology)

康复心理学是运用心理学的理论和技术研究人们在疾病康复过程中的心理活动、心理现象及心理规律的学科。目的是解决人们在康复期间出现的心理障碍，帮助患者接受疾病以及疾病所带来的各种后果，使患者能够逐步地适应，挖掘潜能，恢复社会功能。康复心理学还探索残疾患者与社会的相互影响，躯体残疾与心理之间的关系以及精神残疾特有的现象与规律。

（四）神经心理学(neuropsychology)

神经心理学是专门研究大脑及神经系统与心理活动关系的一门学科，也是心理学与神经解剖学、神经生理学、神经病理学和神经生化学等相结合的学科。神经心理学又可分为实验神经心理学与临床神经心理学两部分。神经心理学是医学心理学的基础分支学科，为医学心理学提供重要的关于脑和心理活动关系的基础理论知识，同时也可以运用到临床工作上，用神经心理学测验及其他检测方法来分析和诊断人脑的器质性疾病。

（五）心身医学(psychosomatic medicine)

关于心身医学是否能归属于医学心理学的分支，至今尚有争议。心身医学的主要任务是研究“心”与“身”，即心理与躯体之间的相互转化关系及其中介机制。心身医学涉及健康和疾病的整体性和综合性的理论与实践，并非是单纯从一个角度研究某一器官和系统的疾病，而是研究在心理、社会、躯体相互作用影响下的有关疾病的病因、病症、治疗和预防的一门学科。

（六）健康心理学(health psychology)

美国前心理学会主席 Matarazzo 博士是健康心理学的倡导者。1978 年美国心理学会正式提出将健康心理学作为心理学的一门学科分支。Stone 等学者编写了第一本健康心理学专著。第一本以“健康心理学”命名的杂志在 1982 年出版发行。Matarazzo 对健康心理学的最初定义为：“是促进和维护健康，预防疾病，识别健康、患病和相关功能障碍的病因和诊断关系，以促进健康服务体系和健康教育政策形成的融教育、医学和心理学专业为一体的学科。”经 20 多年的研究，健康心理学的内涵也有所发展。健康心理学的任务是研究人的行为与健康的关系,两者关系之间的规律,运用这些规律指导和预防各种躯体疾病和心理障碍,使人们保持最佳的健康水平。所以,健康心理学又是预防医学和心理学结合的一个医学心理学的分支。

(七) 心理诊断学(psychodiagnosis)

心理诊断学是主要借助于各种心理测验方法,评估心理状态、心理差异、智力水平、人格特征等,以评估被测量者心理状态的性质和程度的学科。常用的心理诊断技术有两类,一类是心理测验,如智力测验、人格测验、神经心理测验等;另一类是临床评定量表,有自评量表和他评量表之分。自评量表可以用于了解患者的一般心理问题,也可作为个体或群体心理卫生的调查工具。他评量表由专业人员为被测个体进行测量,评估其存在的各种心理问题或障碍。

(八) 心理治疗学(psychotherapy)

心理治疗是一种治疗形式和特殊的人际关系过程,主要通过在治疗者与患者之间,或者在集体环境下小组成员之间建立起语言或非语言的交流或沟通,其目的为帮助患者减轻情绪障碍,改变适应不良的行为方式和思维模式,促进人格成长发展,以及更加有效地应对和处理生活中的事件和问题。

长期的研究结果表明,心理治疗具有其独特的功效,不仅疗效显著稳定,而且在对一些心理障碍的治疗中,能产生药物治疗所难以达到的效果。如今有的心理治疗(认知治疗)的疗效及对人脑结构的影响已经能够用仪器进行实证性检测。

(九) 医学心理咨询(psychological counseling in medicine)

医学心理咨询是运用医学和心理学知识帮助来访者处理应激及心理压力,防治心身疾病,促进健康行为,传播心理卫生知识,解答来访者的各种心理困扰并给予积极的应对建议。临床心理咨询的形式有多种,常用的有门诊心理咨询、院内心理咨询、信函心理咨询、电话心理咨询、专栏心理咨询和网络心理咨询等。

(十) 心理护理(psychological nursing)

心理护理是心理学与护理学相结合的学科,是医学心理学的一个分支。主要研究护理过程中的心理学问题,应用心理学的理论和技术指导护理工作。根据患者的心理需求和疾病状态下心理活动的特点进行针对性的心理护理干预,使护理工作从以往以躯体护理为主转向心身全面护理。

(陈福国)

第二章

基础心理学知识

医学心理学是医学和心理学结合而形成的一门交叉学科。要学好医学心理学，不仅要掌握医学的知识，而且必须学习基础心理学知识，了解人的心理现象及其活动的规律。

心理现象是心理活动的表现形式，一般分为心理过程和人格两个方面。心理过程指人的心理活动发生、发展的过程，包括认识过程、情感过程和意志过程三个方面。人格是指表现在心理过程中具有一定倾向性的心理特征，包括人格倾向性、人格特征和自我意识系统三个方面。心理过程和人格特征的互相结合构成极其复杂的心理活动。

第一节　心理的生物学基础

一、心理与脑结构

心理是脑的功能，脑是各种心理活动的生物学基础。人脑及其心理功能是长期进化的产物。运用比较解剖学的方法，对进化水平不同的动物的大脑、神经系统以及行为的差异进行研究，可证明脑和心理之间的关系。

原生动物、腔肠动物等进化早期的动物只有弥散的或网状的神经系统。这些动物没有神经元之间的突触连接，故神经细胞的兴奋传导没有一定的方向。环节动物和节肢动物出现了头部的神经节，这是中枢神经系统的雏形。脊椎动物开始出现管状神经系统。爬行动物开始出现大脑皮质，具有支配机体活动的功能，其行为也变得更加复杂。哺乳动物的神经系统更加完善，大脑皮质的表面积增大，并出现沟回，大脑形态也呈两个半球，大脑结构的不同部位出现了功能的分化。灵长类动物比其他哺乳动物高级，大脑的形态和功能已接近人类，其大脑大大提高了对外界刺激的分析和综合能力，不仅能用感知来影响行为，并且有了简单的概括能力。人类的大脑平均质量为 1 400 g，大脑皮质的高度发展已能适应复杂的自然环境和社会环境。人脑与动物脑的区别在于人脑具有语言和自我意识，并拥有更高的智力、情感体验及各种高级心理活动等功能。

人脑的结构十分复杂，从形态的角度观察大脑，大脑的两个半球非常相似，但实际上它们的结构和功能有着明显的差别。人脑的右半球略大于左半球，但左半球的灰质却多于右半球。大脑左右半球的颞叶，丘脑也不对称，各种神经递质的分布并不一致。在正常情况下，大脑两个半球的功能活动是协同的，进入大脑任何一侧的信息都会迅速通过胼胝体传到另一侧，产生统一的反应。

科学家通过对脑的研究发现，脑的左右半球的功能分布存在一定的区分。一般来说，左脑主要是处理语言、逻辑、文字、数字、分析、次序、数列等功能，即结构化的学习能力；另一些特殊的功能是由右脑来处理，如节奏、音乐、图片、白日做梦、非语言的模式以及空间关系的功能，即所谓创意的活动。

左右脑高度精密的组织系统是由脑细胞之间的相互连接、相互传递所构成。左右脑的功能发挥及能力的体现与人们的社会生活状态及经验有着密切关系。人们常常会侧重运用脑的一侧而相对较少地发挥另一侧的功能，当真的需要运用另一侧的脑功能时就会显得薄弱。在我国的传统教育中大多数的训练偏重于左脑功能的发挥，而右脑的很多重要功能的发挥就容易被忽略，如在想象力、创造力、图像记忆力、艺术能力等方面的展现不够充分。所以不可忽视右脑的开发和使用，应使人们在图像记忆、空间的领会、音乐的动感、艺术的领悟、知觉的反应等诸方面与左脑的功能发挥达到平衡状态。

二、心理的发生和发展

人们心理的发生始于生命的开始。受精卵的形成便开始了新生命的历程。DNA 是遗传信息的携带者，它决定着生物体的性状及功能。父母双方的生物特征通过基因传递给下一代。在基因的传递中不仅传递了父母的生理特征，如性别、外貌、体态、举止、音色等，也传递了父母的心理特征，如智力、气质、个性等方面的一些成分。另外，人们的许多疾病也是通过遗传所获得，或者说是与遗传有着一定的关系。在躯体疾病方面，常见的有苯丙酮尿症、白化病、色盲、地中海贫血、唐氏综合征、冠心病、高血压、癌症，等等。在心理方面，包括精神分裂症、抑郁症等都与遗传有关。

心理是脑的功能，人们出生时，脑的基本结构已经初步形成，但发育尚不完善。随着机体的成长，婴幼儿的脑发育也逐步趋向完善，从枕叶、颞叶、顶叶、额叶，依次成熟。脑的发育和成熟也不同程度地受到环境的影响。胎儿期，母亲的生理条件、疾病状态、进食用药等对胎儿的发育会产生影响。在后天的环境中，随着生长发育的历程，从婴幼儿、儿童、少年、青年一直到中年、老年，社会环境对于人们脑的发育、发展都会带来不同程度的影响。脑的成熟和健康状况都直接影响到心理状态，脑部的疾病和损伤也会导致各种心理行为方面的问题或障碍。人脑不仅在器质方面的病变会影响心理功能，其在功能方面的紊乱对心理健康的影响同样不可低估。

心理作为脑的功能是以生理和生化的神经活动形式存在。心理活动发生源于外界的刺激作用。客观现实是心理活动的源泉，客观现实包括自然条件和社会生活环境两大部分。自然环境是人们赖以生存的天然条件，是人的心理活动不可缺少的源泉之一。社会环境包括被人类改造了的自然和社会生活条件，也包括人们在社会活动过程中人与人之间的关系。社会生活环境对人的心理活动的产生和发展具有决定性的意义。

人们的各种心理活动在后天的社会环境中不断地得到发展，而不同的社会生活也会制约个体心理的发展。社会生活的内容会不断地影响个体的内心世界，进而形成与之相适应的心理发展水平。人们在适应客观世界的同时也在改变自己对客观世界的心理反应。

第二节　认识过程

一、感觉和知觉

（一）感觉和知觉的概念

1. **感觉的概念**　感觉是人脑对直接作用于感觉器官的客观事物的个别属性的反映。

感觉是一种最简单的心理活动，一般通过感觉系统进行活动。它可以分成两大类：外部感觉（视觉、听觉、味觉、嗅觉、肤觉）和内部感觉（机体觉、运动觉、平衡觉）。因为大多数的感受器都只对一种刺激敏感而产生兴奋，所以感觉往往只是获取了某一事物单一的信息，反映了事物的个别属性。

2. 知觉的概念 知觉是直接作用于感觉器官的客观事物的整体在人脑中的反映。知觉以感觉为基础，高于感觉的感知觉水平，它不是感觉的简单相加，而是对客观事物进行分析、综合的结果。同时，它还受到个体的知识、经验以及心理特点的影响。所以，知觉往往是多种器官参与活动，反映了事物的多种属性，形成的是事物完整的形象。

（二）感觉和知觉的一般规律

1. 感觉的特征

（1）感受性：是指各种感觉器官对适宜刺激的感觉能力。感受性用感觉阈限的大小来度量。感觉阈限是能引起感觉的、持续一定时间的刺激量。感受性与感觉阈限的大小呈反比关系。人的每种感受性和感觉阈限都有两种形式，即"绝对"和"差别"：绝对感受性和绝对感觉阈限，差别感受性和差别感觉阈限。在实际生活中，并不是所有的刺激都能引起人的感觉，只有当刺激达到一定的量以后，才能引起感觉。能引起感觉的最小刺激量称为绝对刺激阈限，对最小刺激量的感觉能力称为绝对感受性。绝对感受性和绝对感觉阈限呈反比关系。当刺激引起感觉之后，如果刺激量发生细微的变化，主观上往往感觉不到，只有这种变化达到一定的量以后，才能引起感觉。能够引起差别感觉的最小变化量就是差别感觉阈限，而能够感觉出同类刺激物最小变化量的感觉能力是差别感受性。差别感受性和差别感受阈限亦呈反比关系。

（2）适应性：是指同一感受器接受同一刺激的持续作用而使感受性发生变化的现象。比如，我们从光线明亮处进入黑暗的室内，会感觉到漆黑一片，什么也看不清。但是过了一会儿，就渐渐看清了室内的东西，这个现象就是视觉的暗适应。又比如，经常涂抹香水的人，尽管旁人闻之很香，但其本人却感觉不到香味，这就是嗅觉的适应。适应可以使感受性增加，也可以使感受性减低。一般来说，视觉的适应性最强，其次是嗅觉、肤觉，听觉的适应性相对比较差。适应性对于人们感受外界事物、调节自身具有积极的意义。

（3）对比性：是指同一感受器在不同刺激作用下，感受性在强度和性质上发生变化的现象。感觉的对比有两类：同时对比和先后对比。同时对比是指几个刺激物同时作用于同一感受器产生的感受性变化。比如穿深色衣服总能衬托出皮肤的洁白就是同时对比的结果。而先后对比指的是刺激物先后作用于同一感受器时所产生的感受性变化。比如吃糖以后再吃西瓜，即使西瓜再甜，也会给人有不甜的感觉，这就是先后对比所产生的结果。

在一定条件下，各种感觉都可能发生相互作用，从而使感受性发生变化。这种相互作用称为感觉的相互作用，感觉的相互作用可以使感受性增高，也可以使感受性降低。比如红色、橙色、黄色给人温暖的感觉，也称暖色。蓝色、青色、紫色给人寒冷的感觉，也称冷色。又比如色、香俱全的事物往往能提高味觉的感受性。这就是感觉的相互作用所产生的结果。

（4）补偿性：是指由于某种器官感觉缺失或功能不全，会促进其他感觉感受性的提高，以起到弥补的作用。比如盲人的听觉、触觉和嗅觉往往比正常人要强得多，以补偿视觉的不足。这种补偿作用只有通过长期的锻炼才能获得。

（5）发展性：人的感受性在长期的生活和劳动中可以得到很大的发展。由于人们从事的劳动不同，因此感觉能力发展的水平也有很大的差异。比如音乐家的听音能力、画家的辨色能力比一般人强得多,这就是长期社会实践活动所产生的结果。所以人的感受性可以通过实践训练得到充分的发展,是有巨大潜力的。

2. 知觉的特征

(1) 整体性:知觉的对象具有不同的属性,它由不同的成分所组成,但是人并不把这些对象的不同属性、不同部分看作孤立的,而是把它作为一个统一的整体来反映,这就是知觉的整体性。比如图 2-1A,虽然由许多点构成一个圈,但是人们会很自然地把它看作是一个圆;而把图 2-1B 的四条长直线看作是一个正方形。如果事物的属性和组成部分的强度不同,往往会影响人们整体知觉的效果。通常事物的关键性的强度成分决定着知觉的整体性。

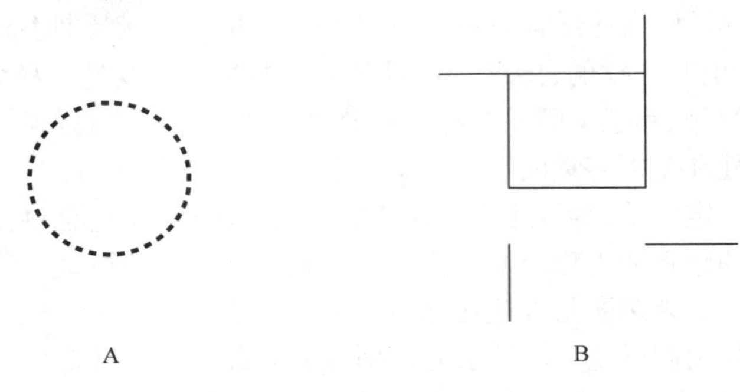

图 2-1 知觉的整体性

(2) 选择性:人们在感知事物的时候,不可能把所有的事物和事物的每个细节、每个部分都感知得很清楚,实际上,人们都是选择性地将某些事物或事物的某些部分作为知觉对象,这种特性称为知觉的选择性。知觉的选择性与被知觉的事物的特点和个人的注意、兴趣、需要有着密切的关系。通常我们所知觉的对象是清晰的,而其他的事物就比较模糊,成了衬托的背景。然而,知觉中的对象和背景并不是固定不变的,可以依据人的主观条件相互转换。比如图 2-2 中,根据知觉的对象不同,图 2-2A 感知的结果可以是一个青年男子的头像,也可以是一个将手指塞在嘴里的半身人像;图 2-2B 感知的结果可以是小船上的渔夫,也可以是大鸟嘴中的渔夫。

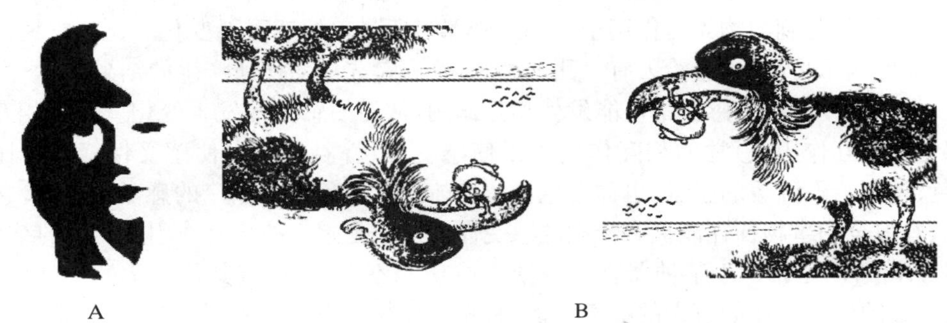

图 2-2 知觉的选择性图例

(3) 理解性:人们在感知事物时,都会依据以往的知识与经验去理解,这就是知觉的理解性。比如图 2-3 中,初看只是一些不规则的斑点,但是有动物知识的人就很容易把它们构成了一只狗。理解在知觉中的作用是极为重要的,理解可以使知觉更为深刻、更为精确,可以使知觉的速度提高。言语在知觉的理解中起了重要的作用。

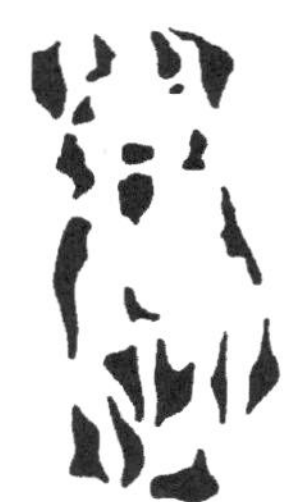

图 2-3 知觉的理解性

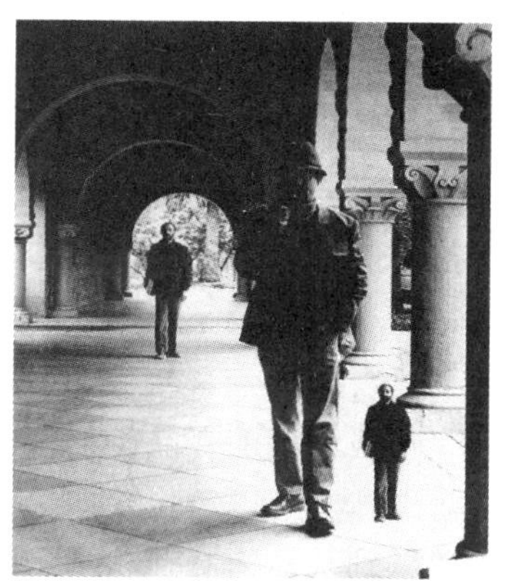

图 2-4 知觉的恒常性

(4) 恒常性:当知觉的条件在一定的范围内发生变化之后,知觉的映像仍然保持不变,这就是知觉的恒常性。比如图 2-4 中的两个男士,一个远,一个近,被知觉的条件不相同,在视网膜上的成像也不相同,但是我们知觉到两个人的高低是相差无几的。这是因为人们的知觉具有恒常性,所以能客观地、稳定地认识事物。

(三) 感知障碍

1. 器质性障碍所致的感知障碍 具体表现在三个方面,一是感受器因先天或后天的原因发生障碍导致感知异常,比如先天性视网膜色素变性所致色盲或者后天性视网膜病变所致的失明;二是感觉神经发生病变或者受周围组织病变压迫,导致感觉信息传导受阻,引起感知异常;三是感觉中枢发生病变导致感知异常,比如皮质盲、皮质聋。

2. 错觉 是对客观事物失真或者错误的知觉。人们最常见的错觉有图形错觉(图 2-5)、形重错觉、大小错觉、方位错觉、运动错觉等。产生错觉的原因很复杂,主要有三个方面,第一是感受性错觉,比如视力差的人易看错人;第二是情绪性错觉,比如“草木皆兵”就是因为紧张状态所导致的错觉;第三是想象性错觉,比如听到门被风吹动的声音,以为是有人开门。各个感觉系统都可以产生错觉,通过验证可以纠正和消除的错觉是正常现象,虽然它也是对客观事物失真的反映,但是也有可以被利用的积极意义。而通过验证不能纠正和消除的,则是病理现象。一般病理性错觉常在意识障碍状态下产生,带有恐怖色彩,多见于器质性精神障碍的谵妄状态。

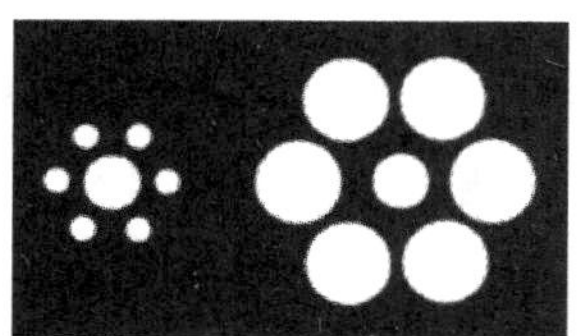
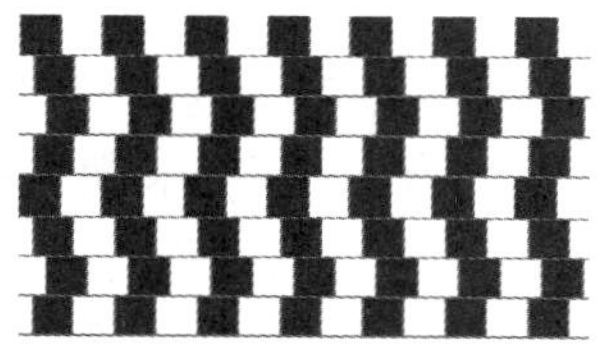
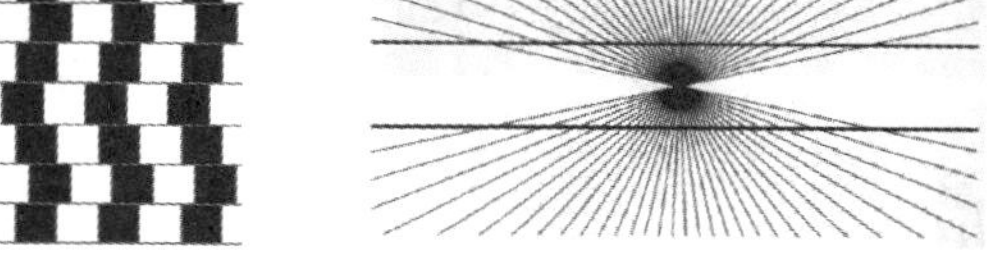

图 2-5 错觉

3. *幻觉* 这是指在没有现实刺激作用于感官时所出现的知觉体验。正常人在意识模糊时可以出现幻觉,比如入睡时的幻觉。在某些药物作用下也可以产生幻觉,比如致幻剂所导致的幻觉。但是在意识清晰时出现幻觉则提示病理状态,多见于精神病性疾病。病理性幻觉主要表现如下。

(1) 幻听:为临床最常见而且具有诊断意义的幻觉。缺乏现实刺激情况下,患者可听到单调的或复杂的声音。其中非言语性幻听属原始性幻听,如音乐声、敲门声,多见于脑局灶性病变。在精神病性疾病中,最常见的是言语性幻听,包括与情感不协调的评论性幻听、议论性幻听和命令性幻听,言语性幻听常常为精神分裂症的重要症状学标准。

(2) 幻视:缺乏现实刺激情况下,患者可以看见各种色彩、人物、景象、场面等。

(3) 幻嗅和幻味:缺乏现实刺激情况下,患者闻到或者尝到一些令人不愉快的、难闻的、奇怪的气味或味道。这两种幻觉常同时存在,同时还和其他幻觉、妄想结合在一起,如患者坚信他所闻到的气味或尝到的食品中的怪味是坏人故意放的,从而加强了迫害妄想。

(4) 内脏幻觉:在缺乏现实刺激的情况下,患者感到固定的某个内脏或躯体内部有一种异常的感觉。比如感到某一内脏在扭转、断裂、穿孔,昆虫在内爬行,甚至还有某一内脏在腐烂的感觉。

二、记忆

(一) 记忆的概念

记忆是过去经历过的事物在人脑中的反映。用信息加工的观点来看,记忆就是人脑对外界信息的编码、存储和提取的过程。人们正常的社会生活离不开记忆活动。有了记忆,人们的认知、情感、意志等心理活动才能保持连续性,并在以前各种反映的基础上得以丰富、深入和发展。

(二) 记忆的分类

1. 按记忆的内容分类

(1) 形象记忆:就是以感知过的具体事物的形象为内容的记忆。

(2) 语词逻辑记忆:就是以概念、判断、推理以及问题解决为内容的记忆。

(3) 情绪记忆:就是以个体经验过的情绪、情感为内容的记忆。

(4) 运动记忆:就是以个体操作过的动作为内容的记忆。

2. 按信息在大脑中存留的时间分类

(1) 瞬时记忆:又称感觉记忆,是刺激过后事物映像在感觉系统存留时间仅有 0.25~2 s 的记忆。瞬时记忆具有鲜明的形象性,如果加以注意,可以变成短时记忆,如果不加以注意,很快就会消失。

(2) 短时记忆:是刺激过后事物映像在感觉系统存留时间为 1~2 min 的记忆。短时记忆对来自瞬时记忆和长时记忆的信息进行有意识的加工,一方面,它通过注意接受从瞬时记忆输入的信息,为当前的认知活动服务,并把其中必要的信息经复述输入长时记忆,不必要的信息则随时消失;另一方面又根据当前认知活动的需要,从长时记忆中提取储存的信息进行操作,所以又称操作记忆。短时记忆的容量,根据米勒的研究,一般认为是 7±2 个项目。这个项目可以是数字、无意义的文章或汉字、外文字母等。

(3) 长时记忆:是记忆信息贮存时间保持较长时间,包括数日、数年,直至终身。这是记忆过程的第三阶段,与短时记忆相比,长时记忆的功能是备用性的,只有需要时才被提取到短时记忆中。编码是长时记忆的主要环节。

（三）记忆的一般规律

1. 记忆的基本过程

（1）识记：是人们识别并记住事物的过程。识记是记忆的第一环节，根据识记的目的性可分为有意识记和无意识记两种。有意识记是指有目的、有计划并有一定意志努力的识记，比如背外语单词。无意识记是指没有预先目的和计划，也不通过任何意志努力的识记。根据识记材料性质的不同可分为机械识记和意义识记。机械识记是根据材料的外在联系所进行的识记，意义识记是根据材料的内在联系所进行的识记。

（2）保持：是识记的事物在头脑中储存和巩固的过程。它是记忆的第二环节，是实现回忆的必要前提。

（3）再认和回忆：是对头脑里保持的事物的提取过程，是记忆的最后阶段。当经历过的事物再度出现时能识别就是再认；而在一定的条件下，把过去经历过、并非呈现在眼前的事物在头脑中重新出现的过程称为回忆。

2. 遗忘的概念与特征

（1）遗忘的概念：是指识记过的事物不能再认和回忆或者错误地再认和回忆的过程。当信息完全从记忆中消失，无法再认和回忆，称为永久性遗忘。如果在适当的条件下，一时遗忘的信息又能从记忆中恢复，这就是暂时性遗忘。

（2）遗忘的原因：对于遗忘的原因至今尚未很清楚，有不同的解释。衰退理论认为遗忘是记忆痕迹随时间推移而消退的结果。干扰理论认为遗忘是识记和回忆之间受到其他刺激干扰的结果。压抑学说认为遗忘是人们不想回忆起痛苦、可怕的经历所造成的。而同化学说则认为遗忘是知识的组织与认知结构简化的过程。

（3）遗忘的规律：根据德国著名心理学家Ebbinghaus（艾宾浩斯）研究的结果（图2－6），认为人的遗忘在数量上的变化是有规律的，遗忘量随时间递增；遗忘的速度是先快后慢，在识记的最初20 min至2日遗忘速度最快，以后逐渐减慢，10日以后遗忘程度的差异已经很小。很多学者重复了Ebbinghaus的试验，得出的结论是相同的。

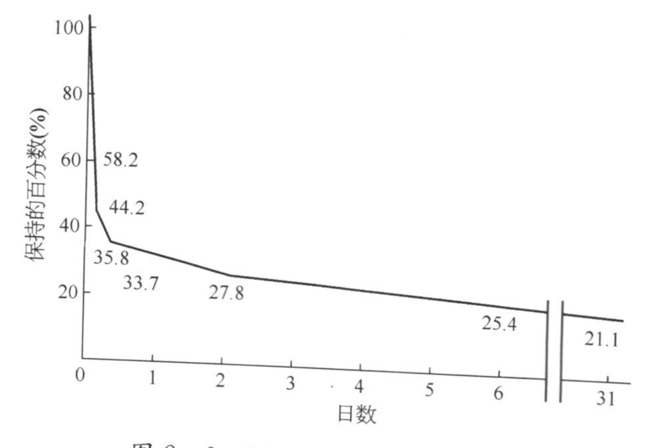

图2－6 Ebbinghaus遗忘曲线图

（四）记忆障碍

是指任何原因引起的记忆过程中所发生的障碍。记忆障碍最常见的是遗忘症和记忆误两大类。

1. **遗忘症**　遗忘症是一种病理性的遗忘,是指患者记忆中相当可观数量的回忆消失,或者对一个时期的经验或经历过的重大事件记忆的缺失。病理性遗忘可发生在记忆过程的识记、保持、回忆和再认的任何环节。遗忘症最常见的形式有三种:①顺行性遗忘,即患者回忆不起在疾病发生以后一段时间内所经历的事件。比如急性脑外伤或其他原因引起的急性意识障碍。②逆行性遗忘,即患者回忆不起疾病发生之前某一段时间内的事件。见于急性脑外伤。③阶段性遗忘,是指对过去生活中某一特定阶段的经历不能回忆。这种遗忘的内容常常与强烈的情绪体验有明显关系。可见于癔症,所以又称癔症性遗忘。

2. **记忆错误**　是指由于再现的失真而引起的记忆障碍。常见的病态的记忆错误有:①错构,这是对过去曾经历过的事件在具体时间、具体人物、地点上出现错误回忆,并坚信不移。常见于脑器质性精神病。②虚构,患者以想象的,未曾亲身经历过的事件来填补自身经历的记忆的缺损。其内容常很生动,带有荒诞色彩,而且瞬间即忘。常见于脑器质性精神障碍。③熟悉感或陌生感,在经历完全陌生的事物时,有一种曾亲身经历过的感觉,称为熟悉感或曾经相识感、旧事如新感;在重新经历过去经历过的事情时,如有完全陌生的感觉,称为陌生感。前者可见于精神疾病患者,后者见于有严重记忆障碍的患者。

三、思维

(一) 思维的概念

思维是人脑对于客观事物的本质特征和内部联系的间接、概括的反映,是认识过程的高级阶段。

(二) 思维的一般规律

1. **思维的特征**　思维的特征包括间接性和概括性,目的性和指向性,逻辑性和连贯性。

(1) 间接性和概括性:间接性表现在思维是借助于其他事物为媒介间接地认识事物。比如,临床上医生常常借助许多实验室检查诊断患者的疾病。概括性主要表现在两个方面:一个表现在思维是对一类事物共同本质特征概括性的认识。比如,医院里具有各种专长的医生、护士、药剂师等,但是他们都有一个共同特征,就是为患者提供医疗服务的工作人员,抓住这一本质特征,就可统称为医务人员。另一表现在思维是对事物之间规律性的内在联系的认识。比如"移动性浊音"与"腹水"之间规律性联系的认识。

(2) 目的性和指向性:表现在解决问题和创造性活动中,思维具有明确的目的和对象。比如,医生对各种各样的检查项目的思考,对象就是患者,目的就是诊断疾病。

(3) 逻辑性和连贯性:表现在思维往往是用概念作出判断与推理,概念前后衔接,合乎辑。

2. **思维的分类**　按思维的方法,可把思维分成三类:①动作思维,是伴随实际动作进行活动。②形象思维,是借助于事物的表象进行的思维活动。③抽象思维,也称逻辑思概念进行判断和逻辑推理的思维活动。

的过程　思维是人的重要心理过程。它主要包括分析和综合、比较和分类、抽体化等一系列过程。

合:分析是在头脑中把事物由整体分解成部分的心智活动。综合是在头分联系起来的心智活动。分析和综合是一对辩证统一的心智活动。

较是在头脑中确定事物之间异同的心智活动。分类是在头脑中根据事物的共同点和差异点，把他们区分为不同种类的心智活动。比较和分类必须在一定的标准下进行。

(3) 抽象和概括：抽象是在头脑中抽出事物本质属性的心智活动。概括是在头脑中把抽取出来的事物的本质属性联合起来的心智活动。

(4) 具体化：是把抽象概括形成的对事物的一般认识应用于具体事物上去的心智活动。比如将习得的一般原理用于解题，就是具体化的表现。

人们在思维过程中不断进行全面的分析和综合、比较和分类、抽象和概括以及具体化，从而不断地认识事物，以解决各种实际问题。

4. 问题解决 思维过程主要体现在解决问题的活动中。解决问题的过程从提出问题到解决问题，中间包含三个阶段，即准备阶段、生成阶段和判断阶段。

(1) 问题提出以后进入准备阶段：在准备阶段中，首先评估问题中所包含的信息，其次理解这些信息，从而认定问题的性质，最后明确需要解决问题的目标。

(2) 生成阶段：思考出可供选择的解决问题的办法。

(3) 判断阶段：首先判断的是解决问题的办法是否能满足目标的需要，然后对达到目标是否等于完全解决问题作出评估。如果解决问题的办法满足了目标的需要，就可以判断某个问题解决了。

在解决一般的问题时，通常是按照上述三个阶段依次进行。但是遇到较为复杂的问题，可能会在三个阶段中出现多次反复循环的想象，出现各阶段的交互作用(图 2-7)。有时，在一段时间里，经过反复思考，还是找不到解决问题的方法，就会出现“暂停”的退缩现象，心理学把这个过程称为“潜伏阶段”。把问题置于一边后，人们常常还会无意识地继续思考，或是经过一段时间的冷静，轻而易举地解决了问题。这种潜伏效应往往有利于解决问题。

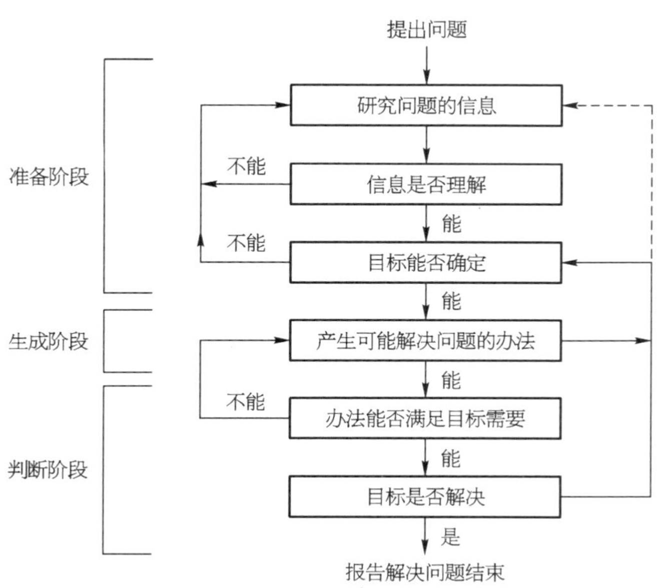

图 2-7 解决问题时的三个阶段间的交互作用

在解决一些比较简单的问题时，人们以往的经验常常能起到积极的帮助作用。但是，经验往往使人们采取同样的方法去解决问题，因而造成某些习惯性的解决问题的方法，心理学中称之为心理定势。心理定势在解决问题中有一定的消极作用,它会使人们处理问题的方法呆板、盲目。所以排除心理定势的干扰是解决问题过程中不可忽视的因素。

5. **想象** 想象是思维的特殊形式。是指在大脑中对已有的表象进行加工改造并形成新形象的过程。人在感知外界客观事物的过程中,在大脑中会留下它的形象,这种形象就叫表象。想象就是以表象为基础发展的新的形象,是人所特有的心理活动。想象虽然是以表象为素材,但又不是表象的直接再现,而是对脑中储存的许多表象进行加工改造、重新编码、重新制作新形象的过程。所以人可以想象现实存在的事物,也可以想象现实不存在的而经过努力可以实现的事物。正因为人类有了想象,才会有更多的发明创造,促使社会更加进步。想象不仅可以影响人的智慧,而且可以影响人的生理功能。临床上使用的生物反馈疗法就是利用想象所产生的效果治疗心身疾病的。

根据想象有无预定目的,可把想象分为无意想象和有意想象两种。无意想象指的是没有预定目的、不由自主地产生的想象,比如做梦。有意想象指的是有目的、自觉产生的想象。有意想象又可以分为两种。

(1) 再造想象:是指通过别人的描述在自己的大脑里形成新形象的过程。比如,我们通过听故事、看小说等途径在头脑中积累大量人物形象就是再造想象。再造想象是学生接受知识和理解教材的重要条件。再造想象是否丰富、逼真、生动,与每个人的记忆表象有密切关系。

(2) 创造想象:指的是不依赖于现成的描述在大脑里独立地创造出新形象的过程。创造想象在人类的生活中具有重要意义。因为它是一切发明创造、科技进步所凭借的最重要的心理活动。

幻想是想象的另一种形式,按想象内容与现实分离的程度可分出不同的水平。脱离现实不很远的,我们称为做白日梦,这种形式往往是人们所采用的心理防御机制,以减轻焦虑;脱离现实太远,无法与现实区分的,称为异想天开,是一种接近病态的表现;如果坚持自己与现实相反或者不符的想法,无法纠正,则称为妄想,是一种病态的表现。

(三) 思维障碍

思维障碍主要包括思维形式障碍和思维内容障碍两大类。

1. **思维形式障碍** 有以下一些类型。

(1) 思维奔逸:表现为联想的速度明显加快,大量的概念在脑中连续不断地涌现,甚至来不及表达,内容十分丰富。思维常随着周围环境的变化而转变话题(随境转移),也可有音韵联想(音联)或字意联想(意联)。患者表现说话滔滔不绝,口若悬河,出口成章,下笔千言,一挥而就。多见于躁狂症。

(2) 思维迟缓:即联想抑制,联想速度缓慢。回答问题不仅慢,而且答语简单。患者感到"脑子变慢了"。常见于抑郁症,也可见于精神分裂症。

(3) 思维贫乏:表现为联想数量减少,概念与词汇贫乏。患者沉默少语,言语单调,自感"脑子空虚没有什么可说的"。多见于精神分裂症,也可见于脑器质性精神障碍。

(4) 病理性赘述:表现为患者叙述事情过分详尽,累赘描述。多见于脑器质性、癫痫性及老年性精神障碍。

(5) 思维中断:患者在意识清晰,无外界原因的情况下思路突然中断,不能继续,称为思维中断。思维中断对于精神分裂症的诊断具有重要的意义。

(6) 联想散漫:联想散漫就是思维的目的性、连贯性和逻辑性障碍。患者思维内容散漫,对答不很切题,使人感到交谈困难。严重的联想散漫叫做思维破裂,这种患者甚至不能表达完整的句子，只是把许多词堆砌起来，称为语词杂拌，多见于精神分裂症。

(7) 思维扩散：患者体验到自己的思想一出现，就尽人皆知，毫无隐私。多见于精神分裂症。

(8) 病理性象征性思维：为概念的转换，以无关的具体概念来代表某一抽象概念，不经患者自己解释，别人无法理解。比如患者整天啃骨头，自称是具有"硬骨头"精神。多见于精神分裂症。

2. 思维内容障碍 主要表现为妄想。妄想是一种在病理基础上产生的歪曲的信念，有以下特点：①病态的信念无事实根据，但患者坚信不疑。②妄想内容与切身利益、个人需要和安全密切相关。③妄想具有个人特征，不同于集体的信念。④妄想内容受个人经历和时代背景的影响，带有浓厚的文化背景和时代色彩。临床上通常按妄想的主要内容归类，常见的如下。

(1) 被害妄想：是最常见的妄想。患者坚信被跟踪、被诽谤、被迫害等。可见于多种精神病，但如伴有幻觉，则以精神分裂症可能性较大。

(2) 夸大妄想：患者坚信自己有非凡的才智、地位和权势，有巨大的财富等。可见于躁狂症、精神分裂症及某些器质性精神病。

(3) 关系妄想：患者觉得周围发生的某些事情对他有特殊的意义，如别人的讲话、咳嗽、一举一动都与他有一定的关系。常与被害妄想交织在一起。

(4) 罪恶妄想：患者把自己过去的一些缺点错误看成是严重的罪行，认为对不起家人，对不起人民，应受严厉的惩罚。常可伴有自杀或自伤行为。常见于抑郁症，也见于精神分裂症。

(5) 疑病妄想：患者毫无根据地认为自己患有严重疾病或者不治之症，反复的医学论证不能纠正。严重者会产生虚无妄想，比如"脑子空了"、"心脏停跳了"，等等。多见于精神分裂症，更年期及老年期精神障碍。

(6) 嫉妒妄想：患者坚信自己的配偶对自己不忠诚，另有新欢。可表现为对配偶的跟踪、盯梢，暗中检查配偶的衣物。多见于精神分裂症。

(7) 钟情妄想：患者坚信自己被异性钟情。遭到对方严词拒绝后，不仅毫不置疑，反而认为对方是在考验自己对爱情的忠诚，对对方纠缠不已。多见于精神分裂症。

(8) 影响妄想：患者觉得自己的一言一行都受外界某种力量的控制，比如受到某种先进仪器的控制而不能自主。影响妄想是精神分裂症的重要症状。

(9) 关于思维属性的妄想：常见有以下症状：①思维插入，患者认为自己的某些或所有的想法都是外界插入的，自己的头脑在被别人使用。②思维抽取，患者认为自己的思维被外力抽走了，脑子突然空了，常同时有思维中断的表现。③思想播散：患者觉得自己的思想即使不说出来别人也会知道，可能是通过"传心术"或其他神秘的方式传出去的。多见于精神分裂症。

思维内容障碍的另一种常见的形式就是强迫思维：指的是某些概念在患者大脑中反复出现，明知没有必要，但很难克制。比如强迫性回忆、强迫性穷思竭虑等。常见于强迫症和强迫性人格障碍。

四、注意

(一) 注意的概念

注意是人在清醒状态下伴随各种心理过程，并在其中起着选择、保持和调节作用的特殊心理活动。

(二) 注意的一般规律

1. 注意的功能 注意具有三个功能。

(1) 选择功能:注意能使人们在某一瞬间选择有意义的、符合当前活动需要的特定刺激,同时避开或抑制无关的刺激。选择是注意的首要功能,其他功能都是在它的前提下发生作用的。

(2) 保持功能:注意能使人的心理活动较长时间保持在选择的对象上,维持一种比较紧张的状态,从而保证活动的顺利。

(3) 调节功能:注意能使人的心理活动沿着一定的方向和目标进行,并且还能提高人们的意识觉醒水平,使心理活动根据当前的需要作出适当的分配和及时的转移,以适应千变万化的环境。

2. 注意的特征 包括广度、稳定性和紧张性、分配与转移等特征。

(1) 注意的广度:也叫注意的范围,是指在同一时间内所能清楚把握的对象的数量。经研究注意范围的大小是随被知觉对象的特点而改变的。被注意的对象越集中,排列得越有规律,越能成为相互联系的整体,注意的范围就越大。同时,注意范围的大小,随着活动的任务的不同和个人经验的不同而有所改变。活动的任务越明确,主体的经验越丰富,注意的范围越大。注意范围的大小还与感知在时间上的分布和刺激物的广度有着密切的关系。一般来说,刺激物数量越多,呈现速度越快,注意的范围越小。当然,注意范围的大小也受到刺激物的特点和主体状态的影响。

(2) 注意的稳定性和紧张性:注意的稳定性是指注意长时间地保持在感受某事物或从事某种活动上。人的感受性不能长时间地保持固定的状态,而是在间歇地加强和减弱。注意的这种周期性变化是注意的一种基本规律,也叫做注意的起伏现象。注意起伏的一次周期,可分为一个正时相和一个负时相,前者表现为感受性提高,后者表现为感受性降低。每个起伏周期历时 8～10 s,个别差异范围较大。一般认为注意的起伏现象是外周感受器官和中枢的适应过程造成的。注意的紧张性是心理活动对某些事物的高度集中,同时离开其余一切事物。要达到注意的紧张性,必须有能够在最大限度内引起注意的条件,例如在背景上突出对象,对注意的对象发生兴趣,注意的对象对当前完成任务有重要的意义等。

(3) 注意的分配与转移:在同时进行两种或几种不同对象的注意,叫做注意的分配。为了能够很好地分配注意,必须在同时进行的几种活动之间建立一定的联系。这需要通过练习把复杂的活动形成一定的联系系统,使其达到"自动化"的程度,在需要的时候很容易把整个活动系统实现出来。注意的转移是根据新的任务,主动地把注意从一个对象转移到另一个对象上。一般来说,注意转移的快慢和难易,取决于原来注意的紧张度,以及引起注意转移的新事物或新活动的性质。原来的注意紧张度越高,新事物或新活动越不符合引起注意的条件,注意转移也就越困难、越缓慢。

注意的表现是有个体差异的。这些个体差异有时和神经的功能状态有关,但对于一般人,这些差异是在不同的实际生活和教育、训练中养成的,而且通过实际生活的锻炼或教育、训练而改变和提高。

3. 注意的分类 注意一般可分为不随意注意、随意注意和随意后注意三类。

(1) 不随意注意:是指预先没有目的,并且不需要意志努力的注意。比如,学生在上课时,突然有人闯了进来,这时人人都会注意他。

(2) 随意注意：是指有目的、需要意志努力的注意。比如，上课时学生将注意集中在老师的讲课上。随意注意是一种积极主动的注意，是注意的高级形式。但是由于随意注意需要意志的努力，所以比较耗费精力，容易产生疲劳。

(3) 随意后注意：是在随意注意的基础上产生的一种与任务联系在一起，又不需要意志努力的注意。比如，某人在开始从事某项活动时，由于不感兴趣，需要意志努力去做，但是随着熟练程度的增加，个体逐渐对活动产生兴趣，不再需要意志努力，便能把活动完成。

(三) 注意障碍

有增强、减退、转移和范围缩小之分。

1. **注意增强** 注意显著加强。病态注意加强多与妄想有关。比如有被害妄想的患者，对周围环境的微小变动和妄想涉及的对象高度注意。

2. **注意减退** 注意明显减弱，需要较强的外界刺激才能引起患者的注意。常见于神经症、疲劳状态及意识障碍。

3. **注意转移** 是指注意非常容易因周围环境变化而转移，缺乏稳定性和持久性。在年幼儿童中有一种注意障碍，称为注意缺陷障碍（ADD）。这些儿童表现为注意不持久、不稳定，特别难以控制自己的活动，好动，甚至运动和说话是无目的的，同时行为怪异，不可驯服，伴有学习困难。

4. **注意范围缩小** 是指注意集中于某一事物时，就不能再注意与之有关的其他事物。可见于智能或意识障碍的患者。

五、情绪与情感

(一) 情绪和情感的概念

1. **情绪和情感的定义** 所谓情绪，是指个体受到某种刺激所产生的一种心身激动状态。个体虽能体验到情绪状态的发生，但是它所引起的生理变化与行为反应却不易为个体本身所控制，所以情绪对于个体的生活具有很大的影响作用。情感是人对客观事物是否满足自己的需要而产生的态度体验。它反映了客观事物与个体需求之间的关系。

2. **情绪和情感的主要区别** 情绪和情感主要有三方面的区别。

(1) 情绪具有鲜明的情境性和短暂性，往往随着情境的改变和需要满足程度的改变而改变；而情感则是有较大的稳定性、深刻性和持久性。

(2) 情绪经常带有冲动性和比较外部的表现，而情感是以内心体验的形式稳定地蕴藏在人格当中。

(3) 情绪多与人的自然需要是否满足相联系，而情感多与社会需要是否满足有关。

情绪和情感虽然在表现形式上有所区别，但是在实践活动中两者又是统一的。情感要靠情绪来表达，情绪总是体现着复杂的情感。

(二) 情绪和情感的一般规律

1. **情绪的特点** 情绪的状态一般分为三种，各有其特点。

(1) 心境：是指一种比较持久的、影响人的整个心理状态和精神活动的情绪状态。心境的主要特点是渲染性和弥散性。所谓渲染性是指当个体处于某种心境时，他的言行举止、心理活动都会蒙上一层相应的情绪色彩。所谓弥散性是指心境不具有对象，而是作为人的情绪的总背景起作用的。

(2) 激情：是一种短暂的、激烈的、爆发式的情绪状态。激情的主要特点是爆发性和冲动性。所谓爆发性是指整个激情发生得十分猛烈、迅速，大量的心理能量在极短的时间内爆发出来，强度极大。所谓冲动性是指个体处于激情状态时，往往失去意志力对行为的控制。

(3) 应激：是指突然发生的紧急状况下所引起的高度紧张的情绪状态。应激的主要特点是超压性和超负荷性。所谓超压性是指在应激状态下，个体往往会在心理上感觉超乎寻常的压力。所谓超负荷性是指在应激状态下，个体必然会在生理上承受超乎平常的负荷，以充分调动体内的各种功能资源去应付紧急的、重大的事变。

2. **情感的特点** 情感是与社会性需要相联系的态度体验，只有人类才具有高级的情感。情感体验一般包括以下三种。

(1) 道德感：是指个体用道德标准去评价自己或者他人言行举止是否符合道德需要所引起的态度体验。比如责任感、爱国主义情感、人道主义情感都属于道德感的范畴。

(2) 理智感：是指个体用真理或者知识的标准去评价客观事物是否符合其求知需要所引起的态度体验。比如，解决问题过程中的焦急就是属于理智的范畴。

(3) 审美感：是指个体用美的标准去评价客观事物是否符合其美的需要所引起的态度体验。比如，对艺术品和自然风景的陶醉都属审美的范畴。

(三) 情绪的生理学基础和心理学基础

1. **生理学基础** 1884 年，美国著名心理学家 W. James(詹姆斯)最早提出了情绪发生的理论，强调了自主神经系统在情绪产生中的作用。接着，美国生理学家 W. B. Cannon 首先对 James 的理论提出异议，并指出情绪的中枢是丘脑。以后，又有学者通过大量的实验，提出下丘脑、边缘系统和网状系统与情绪的关系，对深入探讨情绪的生理功能具有很大的意义。

2. **心理学基础** 认知心理学的研究认为，情绪的产生是刺激因素、生理因素和认知因素协同活动的结果，而认知因素在其中起着主导作用。

(四) 情绪、情感障碍

1. **情感低落** 负性情感活动明显增强。表现为情绪低落、沮丧，兴趣减低，对前途悲观失望，自我评价降低，觉得自己一无是处，精神不振，有时有轻生的念头。多见于抑郁状态。

2. **情感高涨** 情感活动明显增强。表现为不同程度的病态喜悦，与情境不相称。患者自我感觉良好，神情、语调常带有夸大色彩。多见于躁狂症。

3. **焦虑** 对于目前或者将来情境过分担忧引起的一种情绪状态。表现为紧张、恐惧、坐立不安，常伴有自主神经功能亢进的表现，如心悸、呼吸急促、面色苍白、尿频等。多见于焦虑症。

4. **情感脆弱** 在外界轻微刺激下甚至无明显的外界因素影响下，情绪易引起波动。多见于脑血管硬化性精神病、神经症。

5. **情感淡漠** 情感活动明显减退。表现为患者对外界任何刺激缺乏相应的情感反应，内心体验贫乏。多见于慢性精神分裂症和脑器质性精神障碍。

6. **情感倒错** 患者的情感体验与当时的情境不相协调。如遇到悲哀的情境时具有愉悦的内心体验，而遇到愉悦的情境则具有痛苦的内心体验。

7. **病理性激情** 一种突然发作、强烈而短暂的情感障碍。患者往往由于一时无法控制的冲动行为而伤害他人，同时常伴有一定程度的一时性意识障碍。常见于癫痫、较严重的颅脑外伤以及精神分裂症。

六、意志过程

(一) 意志的概念

意志是指个体自觉地确定目标,根据预定目标支配和调节行为,并克服困难实现预定目标的心理过程。意志表现在人们的实际行动中,因此,也被称为意志行动。凡是能够自觉地确立目标,并克服困难付诸于行动的心理现象,都是意志行动的具体表现。研究表明,成就高低与意志的强弱密切相关。

(二) 意志行动的一般规律

1. 意志行动的特点

(1) 意志行动是人类特有的、自觉确定目标的行动:动物没有意志,只有人类能自觉地确立目标,并在行动前,将行动的目标和结果以观念的形式存在于大脑之中,能动地支配和调节自己的行动。

(2) 意志行动具有心理活动的自觉能动性:意志对行动执行着两种功能,即激励功能和抑制功能。前者推动人去从事达到预定目标所必需的行动,后者在于制止不符合预定目标的行动。这两项方面的调节作用是对立统一的。比如坚持一种行为,放弃另一种行为;坚持一个决定,放弃另一种决定。

(3) 抑制行为是以随意动作为基础的:人类动作分成随意动作和不随意动作。人类的不随意动作,比如打喷嚏、咳嗽等不受意识支配,也不表现人的意志,所以不是意志行动。而随意动作,比如写字、画图等受意识支配,表现了人的意志,所以是意志行动的基础。

(4) 意志行动和克服困难密切相关:意志行动是随意行动,但随意行动并不全部是意志行动。只有在克服困难过程中的随意行动才是意志行动。

2. 意志的品质

(1) 自觉性:是指个体有明确的行动目的,并能主动支配自己的行动服从于活动目的的意志品质。意志的自觉性是以坚定的信念和科学的世界观为基础的。具有意志自觉性的个体在意志行动过程中具有目的的自觉性、行动服从目的的自觉性、行动过程中克服困难的自觉性、行动结束时自我评价的自觉性,既不轻易受外界影响而改变行动,又不拒绝合理的意见,能主动、独立地调节自己的行动。与意志的自觉性品质相反的是盲目性和独断性。具有盲目性的个体行动没有明确的目标,缺乏主见,容易受他人的暗示和影响。而独断的个体行为则固执己见,拒绝他人意见。盲目性和独断性都是个体缺乏自觉性的具体表现。

(2) 果断性:是指个体善于在复杂的情况下,明辨是非,把握时机,迅速而合理地采取决定和执行决定的意志品质。果断性以自觉性为前提,以深思熟虑为基础。具有果断性的个体敢于做出决定,同时采取的决定具有充分的依据。与果断性品质相反的是武断和优柔寡断。武断的个体缺乏周密的计划,鲁莽行事,仓促的决定和行动往往导致失败。而优柔寡断的个体则无论决策还是行动都体现出犹豫不决的特点。武断和优柔寡断都是缺乏果断性的表现。

(3) 坚韧性:是指个体在执行决定过程中所表现出来的毅力顽强的意志品质。具有坚韧性的个体往往在困难面前不退缩,在压力面前不屈服,在引诱面前不动摇。与坚韧性品质相反的是动摇和执拗。动摇的个体遇到困难往往轻易动摇决心、放弃行动。而执拗的个体不善于随机应变,刻板行事。动摇和执拗都是缺乏坚韧性的表现。

(4) 自制力:是指个体控制和调节自己的情绪和行动的意志品质。具有自制力的个体为了实现自己的行为目标，善于控制不适当的情绪，一方面克服外部困难和内部干扰，强行抑制自己的某种行动；另一方面在内外干扰下发动和维持某种行动。与自制力相反的是任性。任性的个体不能控制和约束自己的情绪和行为，从而影响目标的实现。任性是缺乏自制力的表现。

（三）意志行动的心理过程

意志行动的心理过程包括两个阶段，采取决定阶段和执行决定阶段。

1. *采取决定阶段*　是意志行动的初始阶段，在这个阶段中，必须经历动机斗争、目标确立和意志行动计划的建立三个过程。其中目标确立在意志行动中起着重要的作用。

2. *执行决定阶段*　在执行决定的过程中，意志活动主要表现在两个方面。一是按原定计划采取积极的，以利于目标实现的意志行动。二是制止不利于目标实现的意志行动。

（四）意志行为障碍

1. *意志增强*　是指意志活动增多。这类症状往往与其他精神活动有着密切关系，或以其为基础，或受其支配和影响。比如某些精神分裂症的患者在被害妄想的支配下，反复上诉；在被钟情妄想的支配下，终日纠缠别人。

2. *意志减退*　是指意志活动减少。这类症状往往与思维迟钝和情绪低落密切相关。比如抑郁状态的患者往往情绪低落，兴趣减低，不愿从事正常的学习和工作。虽然患者能够意识到，但没有毅力控制自己的行动。

3. *意志缺乏*　是指意志活动缺乏。这类症状往往与思维贫乏、情感淡漠同时出现。比如精神分裂症晚期患者和一些痴呆症的患者，对任何活动缺乏动机，连本能的活动也缺乏应有的要求。

第三节　人　　格

一、人格的概念

关于人格的定义，至今尚没有统一的表述。由于人格心理学家所关注的焦点不同，有的心理学家关注潜意识过程，有的心理学家关注学习过程，有些心理学家关注人的信息加工过程，犹如盲人摸象，每个心理学流派都可能识别了人格的一个重要方面，而不是人格的全部。但是他们共同所关注的焦点，都是人的稳定的行为方式和人际关系所产生的根源。所以本书把人格定义为稳定的行为方式和人际关系过程。

二、人格的结构

（一）人格的心理倾向

人格的心理倾向是推动人进行活动的动力系统，是人格结构中最为活跃的因素，决定着人对事物的态度体验和人对活动对象的选择与倾向。它包括需要、动机、兴趣、观点、信念等部分。这些成分相互联系，相互影响，相互制约。人格的心理倾向受先天因素影响较少，主要是在后天社会化过程中形成的。

1. *需要*　是个体因缺乏或追求某种需求所引起的不平衡状态。其中，为了保存和维持机体生命以及延续种族发展的需要，被称为生理性需要。它包括个体对食物的需要、运动的需要、睡眠的需要、排泄的需要、性欲的需要、休息的需要等。而反映个体对人类社会需求的需要则被称为社会性需要。它包括个体对劳动的需要、社会交往的需要、友爱的需要、尊重的需要、成功的需要等。需要是产生动机的基础。当机体因缺乏或追求某种需求而失去了平衡时，需要便会强烈显现为欲望而产生动机，并导致相应行为的出现。

人类的需要是多形式、多层次的。美国著名心理学家 A・H・Maslow 的"需要层次理论"将需要从低至高分为五个层次。

(1) 生理性需要：是维持个体生存和种系发展的一种基本需要，是其他需要的基础。包括对食物、空气、排泄、睡眠、性欲等的需要。

(2) 安全的需要：当生理需要得到满足的时候，机体就会被安全需要所推动。安全需要包括对安全、稳定、远离恐惧和混乱、被保护以及结构和次序的需要。

(3) 归属和爱的需要：归属的需要是指个体对于成为家庭、单位等群体成员的需求，而爱的需要是指个体对于亲情、爱情、友情的需求。

(4) 尊重的需要：包括自尊和来自他人的尊重两个部分的需求。自尊的需要包括对获得信心、能力、本领、成就以及独立的需求，来自他人的尊重的需要包括对于威望、地位、名誉、承认、接受、关心、赏识的需求。

(5) 自我实现的需要：是需要的最高层次，是个体对于实现自己全部的潜力，得到成长和发展的需求。

2. 动机

(1) 动机的概念：动机是一种由需要所推动的，引发和维持个体行为的内在心理倾向，是行为的直接动因。其中与生理性需要相一致的动机为原始性动机，具有先天本能的特点；而与社会性需要相一致的动机为衍生性动机，具有后天习得的特点。

(2) 动机的特点：①内隐性：动机不能直接观察到，它是通过行为表现出来的。因此，可以通过对个体行为的观察来了解个体内在的动机。②需要性：动机是在需要的推动下产生并引起行为的出现。因此动机具有需要属性。③条件性：动机在需要的基础上产生，具有一定的条件。只有当需要的主观程度强烈，并且符合动机形成的主、客观因素的条件时，动机才能形成并付诸于行动。④诱发性：动机往往在一定的刺激下形成。这种能引起动机形成的刺激因素被称为诱因。使人产生接近目标的动机的诱因为正诱因，而引起回避目标的诱因则为负诱因。⑤复杂性：动机十分复杂，同一种目的可以有多种动机，同一种动机也可以表现在不同的行为中。

(3) 冲突：又称动机冲突，在心理学上是指个体心理上同时存在两个或两个以上的动机但不能同时满足，发生冲突并产生相应的挫折感和负性情绪状态。人类的需要多种多样，由此推动的动机也会随着个体内外环境的变化而变化，但是个体的行为往往由优势动机所支配。面对同时出现的多种动机，个体必须作出取舍的选择。尽管动机冲突的结果并不一定是负性情绪的出现，但是以负性情绪更为多见。因此动机冲突常常是产生挫折感的重要因素。

动机冲突有多种表现形式，主要表现为以下三种类型。

1) 接近-接近型冲突：又称为双趋冲突，是指个体对两个同时出现的动机均想接近，予以满足，但是主客观条件决定必须选择其一，而放弃另外一个，由此产生的心理冲突，并伴有负性情绪的出现。比如，毕业后选择工作，同时有两个喜欢的单位准备录用自己，但是主客观条件决定只能取一个，而舍弃另外一个，由此产生挫折感和负性情绪。

2) 回避-回避型冲突：又称双避冲突，是指个体对两个同时出现的动机均想回避，但是主客观条件决定必须选择其一，而放弃另外一个，由此产生的心理冲突，并伴有负性情绪的出现。比如下岗后，领导给予再上岗的机会，但是所有岗位均是你想回避的，主客观条件却决定必须选择其一，由此产生的挫折感和负性情绪。

3）接近-回避型冲突：又称趋避冲突，是指个体对同一对象既想接近，又想回避，但是主客观条件决定只能选择其一，由此产生的心理冲突，并伴有负性情绪的出现。比如，患者既想病好，又不想吃药、开刀，由此产生的挫折感和负性情绪。

动机冲突在人们的生活中经常出现，它既有积极的意义，也有消极的意义。当个体通过动机冲突，选择了符合自己的正确决定时，往往能够圆满地解决问题和所面临的困难，这是动机所带来的积极意义。但是，由于动机带来的负性情绪往往不利于个体的身心健康，长期的负性情绪不仅使个体精神上备受折磨，同时还会引起个体的躯体疾病。

（4）挫折：是指个体动机性行为由于主客观因素的影响遭到阻碍，同时伴有不悦、烦恼、沮丧等负性情绪的出现。从心理学的角度讲，形成挫折必须具备三个条件：①具有动机和行为。②具有引起动机性行为受阻的主客观因素。③具有挫折引起的负性情绪状态。

个体的动机性行为受挫主要有两个方面的原因。①客观因素：主要指自然环境和社会环境对个体动机性行为的实现所造成的阻碍。比如天灾人祸、生老病死、社会动荡、人际关系紧张、家庭矛盾、事业受阻等。②主观因素：主要指个体主观条件的限制对动机性行为的实现所造成的阻碍。比如生理缺陷、能力缺陷、人格缺陷等。

在日常生活中人们会遇到各种各样的挫折，但是每个人对于挫折的情绪体验各有不同。有的人即使遇到严重的挫折也不会气馁，不会放弃，有的人遇到轻微的挫折就会意志消沉。因此，挫折感的大小除了与主客观因素有关外，更重要的是个体对目标的期望值和对主客观因素的认识与评价，也就是对事件的认知。所以从心理卫生的角度讲，从小培养和增强个体对挫折的忍受能力，将有助于个体对环境的适应能力，促进身心健康。

（二）人格的心理特征

人格的心理特征，也称个性心理特征，是指个体经常表现出来的本质的、稳定的心理特征。主要包括能力、气质和性格，其中以性格为核心。这些心理特征反映出一个人的基本精神面貌和意识倾向，并体现人体心理活动的独特性。

1. 能力

（1）能力的概念：能力是人成功地完成活动所必需的个性心理特征。它有两种含义：一种是指实际能力，即个人已经具备并表现出来的能力，心理学家称之为成就（achievement）。它是个人先天遗传基础加上学习的结果。另一种是潜在能力，即个人将来可能发展并表现的能力，又称天资（aptitude）。潜在能力是实际能力的基础和前提，而实际能力则是潜在能力的展现。

（2）能力的分类：能力可分为一般能力（智力）和特殊能力两类。一般能力是指在许多基本活动中所表现出来的能力，比如观察力、记忆力、想象力、思维力等。特殊能力是指在某种专业活动中所表现出来的能力，比如数学能力、绘画能力、音乐能力、运动能力等。一般能力和特殊能力相互联系构成辩证统一的有机整体。一方面，一般能力是特殊能力形成和发展的基础；另一方面，特殊能力发展的同时一般能力也得到了发展。要成功完成活动，既需要一般能力，也需要特殊能力，两者在活动中共同发挥着作用。

（3）智力发展的趋势：在人的一生中，智力发展的趋势一般为12岁以前呈直线发展，即智力发展随着年龄等速增长，此后随着年龄增长智力发展逐渐减缓。20～35岁智力发展达到顶峰，中年时期保持在一个较为稳定的水平，到了老年期，智力开始衰退。

(4) 能力的个体差异：人和人之间在能力方面存在着明显的差异。这种差异表现在能力的结构差异、水平差异和先后差异。能力的各种成分在组合上的不同构成了能力的结构差异。比如有的个体思维能力比较强，而有的个体记忆力比较强。不同个体的能力水平也有不同，在全人口中，智力水平分布呈正态分布。同时不同个体能力在发展时间上也有很大不同，有的发展比较早，有的则比较晚，构成了能力的先后差异。

(5) 影响能力形成和发展的因素：个体能力的发展主要受遗传和环境的影响。研究表明血缘关系接近的人在智力发展水平上有着很大的相似性，说明智力因素与能力的形成和发展具有相关性。但是，智力并不能遗传，与遗传相关性比较大的是个体的生态素质，比如感觉器官的特性、运动器官的特性等，而这些特性正是能力形成的基础和前提。所以遗传为能力的形成和发展提供了可能性，而要将这种可能性变成现实，必须通过环境的作用。其中教育和实践在能力的发展过程中起着极其重要的作用。

2. 气质

(1) 气质的概念：气质是指一个人心理活动稳定的动力特征。气质一般不随时间和场合的改变而改变，它往往是一种不随活动内容、目的而转移的典型的、稳定的动力特征。同时气质较多地受神经系统的影响，所以先天的生物因素起着更大的作用。

(2) 气质的动力学特点：①心理活动的强度，包括情绪的强弱程度、意志努力的程度等。②心理活动的速度和灵活性，包括知觉的速度、思维的敏捷程度、注意力集中时间的长短等。③心理活动的指向性，包括倾向于外部事物或倾向于内心体验。

(3) 气质的意义：气质是先天的、典型的、稳定的心理特征，没有好坏之分，它既不能决定个体能力的大小，也不能决定个体性格发展的方向。气质只是个体能力和性格发展的前提之一，在人格结构中仅仅具有从属的意义。因此它也不能决定个体的社会价值。但是，了解个体的气质，有助于扬长避短，发挥自己气质中的长处，选择合适自己气质的职业，促进事业发展。同时，了解个体气质与健康的关系，也有助于个体发挥气质的积极面，克制其消极面，促进身心健康。

3. 性格

(1) 性格的概念：

1) 性格是个体对现实稳定的态度以及习惯化的行为方式中所表现出来的心理特征。恩格斯说过："人物的性格不仅表现在他做什么，而且表现在他怎么做。""做什么"反映了个体对待现实的心理倾向，表明个体追求什么，拒绝什么，即个体对待现实的态度；"怎么做"则反映了个体的行为特点，表明个体采取什么样的方法，如何追求既定目标，即人的习惯化的行为方式。

2) 性格是一个人稳定的心理特征。个体的性格不是短时间内形成的，一旦形成后，也不是轻易改变的。个体暂时或者偶然性的表现并不能代表他的性格。比如偶然的勇敢不能代表他是一个勇敢的人，偶然的出错不能代表他是一个粗心的人。只有个体的态度和行为是经常的、习惯性的表现时，我们才能认为是个体的性格。当然个体的性格也不是一成不变的，在个体与环境的长期相互作用过程中，性格也会慢慢地起着一定的变化。

3) 性格是具有核心意义的心理特征。一个人对现实稳定的态度和习惯化的行为方式往往与他的人生观、价值观和世界观相联系，具有明显的社会价值。不同的性格社会价值不同，比如善良、诚实、节俭、刻苦等性格对社会有积极作用，而残忍、虚伪、奢侈、懒散等对社会则产生消极作用。

（2）性格的心理结构：

1）性格的态度特征：是指个体处理各种社会关系时的性格特征。首先表现在个体对社会、集体、他人的态度。比如，公而忘私或损公肥私、热爱集体或自私自利、助人为乐或损人利己、诚实或虚伪、文明或粗鲁等。其次表现在对工作、学习的态度。比如，认真或马虎、仔细或粗心、创新或保守、节俭或奢侈等。同时也表现在个体对自己的态度。比如，自尊或自卑、谦虚或骄傲、自律或放纵等。

2）性格的情绪特征：是指个体在情绪方面的性格特征。主要表现在：第一，情绪强度上的性格特征，比如对情绪的控制力强或弱；第二，情绪稳定性上的性格特征，比如情绪波动大或小；第三，情绪持久性上的性格特征，比如情绪持续时间长或短；第四，主导心境上的性格特征，比如积极乐观或消极悲观。

3）性格的意志特征：是指个体在意志过程方面的性格特征，即自觉调节和控制行为方式所表现出来的心理特征。比如，对自我行为的控制是冲动或自控、主动或被动，对长期的学习和工作是持之以恒或半途而废，对突如其来的紧急事件是镇定自若或惊慌失措等。

4）性格的理智特征：是指个体在认知过程中的性格特征。主要表现在：第一，感知方面的性格特征，比如主动观察或被动观察；第二，记忆方面的性格特征，比如记忆持久或迅速遗忘；第三，想象方面的性格特征，比如创造想象或再造想象；第四，思维方面的性格特征，比如分析或综合。

（3）性格的类型：是指一类人身上所共有的性格特征的独特组合。由于性格结构极其复杂，目前还没有具备充分科学根据的、心理学所公认的分类理论。较有代表性的学说如下。

1）功能优势学说：英国心理学家 A. Bain 等根据智力、情绪、意志三种心理功能何者占优势来确定性格的类型。其中理智型性格的个体通常以理智支配自己的行为，处事冷静；情绪型性格的个体通常以情绪支配自己的行为，处事感情用事；而意志型性格的人通常以意志支配自己的行为，处事目标明确，行为控制力强。

2）内外倾向学说：瑞士心理学家 Carl Gustav Jung（荣格）根据个体 libidoc（力比多）的活动性来划分性格。力比多的活动指向于外部环境，为外向型性格。表现为感情外露，果断，不拘小节，容易适应环境，勇于进取，善于交际，但有时处事比较轻率。而力比多的活动指向于自己本身的，则为内向型性格。表现为感情深沉，处事谨慎，不善于交际，缺乏果断力，但如果下决心做某件事，则会锲而不舍。

3）独立顺从学说：美国心理学家 H. A. Witkin 根据个体在场依存性-场独立性连续体上的位置来划分性格。更多地利用内在参照标志对外来信息主动加工者为独立型人格。表现为有主见，不易受外来事物的干扰。而更多地利用外在参照标志对外来信息被动地加工者，则为顺从型人格。表现为缺乏主见，易受外来事物的影响，行为比较依从。

（4）影响性格形成的因素：

1）生理因素：性格是以生理素质为基础的心理现象，生理素质对性格的形成和发展有着必然的影响。比如，脑的器质性病变、某些内分泌的变化、某些生理特长或缺陷都会对性格的形成和发展造成一定的影响。

2）环境因素：环境因素对于性格的形成作用巨大。

首先表现在家庭环境对于性格形成和发展的影响。比如，父母对待儿童的态度信任而且宽容，儿童就会呈现积极、友好、独立的性格；父母对待儿童的态度专制而且独断，儿童就会呈现消极、恐惧、自卑的性格；父母对待儿童的态度溺爱而且娇惯，儿童则会呈现自私、任性、依赖的性格。

其次表现在家庭结构对于性格形成的影响。比如，和睦、平等的家庭对儿童性格的形成有着积极的影响；家庭成员，特别是父母长期争吵和不和，甚至婚姻关系破裂的家庭则对儿童的性格形成造成消极影响。同时，“独生子女”以及孩子在兄弟姐妹中排列的位置也会对儿童性格的形成造成一定的影响。

第三表现在学习环境对于性格形成和发展的影响。比如，教师的“榜样”，以及班风、校风在一定程度上影响着儿童性格的形成和发展。

第四表现在社会实践对于性格形成和发展的影响。不同职业、不同阶层群体由于从事社会实践的性质、深度、广度的不同，形成的性格也会呈现不同的特征。比如医生的耐心细致，军人的坚强勇敢等。

（三）人格的自我意识系统

1. 自我意识的概念 自我意识是指个体对于自身以及自身同客观世界关系的意识。它包含自我认知、自我体验和自我调节三个方面。自我认知是自我意识的认知成分。它包括个体的自我感觉、自我观察、自我分析、自我评价等。自我体验是自我意识的情绪成分。自我体验可表现为自尊、自爱、自卑、自怜等情绪状态。自我调节是自我意识的意志成分，个体的自我调节可表现为自我监督、自我激励、自我暗示、自我控制等形式。自我调节是自我意识中直接作用于个体行为的环节，对于个体自我发展具有重要意义。

2. 自我意识的发生 自我意识是种系发展的高级阶段，是人类婴儿在与外在世界的相互作用过程中，特别是在同人的相互作用中形成的。一般而言，新生儿不具有自我意识，到了半岁左右开始能分辨客体的属性。1 岁时，幼儿有了自我认定，初步意识到名字与自身的关系，这是自我意识发展中的飞跃。2 岁以后的儿童开始有了独立的愿望，掌握了“我”的概念。自我评价则产生于 3～4 岁之间并逐渐发展。自我意识的真正确立是在青春期以后，随着体格的发展和性发育的成熟，青少年开始把注意力指向自身，开始有了成人的独立感，并在心理上摆脱了成人的监护，进入“第二断乳期”，完成“统我”的形成，并在今后的实践中不断完善。这在人格的发展中具有重要意义。

3. 自我意识的作用 自我意识的形成大大提高了人的认识能力，让人发现了原有认识活动的不足，从而在改造客观世界的同时，改造自己的主观世界；自我意识的形成使人产生了一个丰富的情感世界，让人意识到了“孤独”和“自尊”，体验到了“苦闷”和“彷徨”；自我意识的形成又大大促进了人的意志发展，并用理想的自我约束现实的自我，以完成道德、信念所要求的责任和义务。

三、人格的主要理论学派

（一）精神分析学派

1. Freud 理论

（1）人格的结构理论：Sigmund Freud 最初把人格分为意识、前意识和潜意识三个部分。他称这种划分为脑的解剖模型。其中意识指的是人们正意识到的想法。随着新想法进入内心，另一些想法便脱离意识，使得意识的内容不断得到变化。内心可以储存很多信息，但是，真正能够意识到的只是其中很小的部分，那些存于内心而没有被意识到的大量信息，我们称为前意识。在需要的时候，前意识中的信息可以再现。尽管很多人认为前意识已经包含了人所有的想法，但是 Freud 认为，那只是冰山的山尖，更多的信息存在于人自己无法触及的潜意识当中。潜意识在一般的情况下无法再现，只有在某种极端的情况下才能进入意识。正是潜意识决定了人的很多日常行为和人际关系。所以了解人的潜意识，对于了解人的病理行为具有很重要的作用，也是精神分析理论的关键。

Freud 很快又发现脑的解剖模型在描述人格上的局限性。因此又创造了另一个人格的模型，称为结构模型。结构模型将人格分成本我、自我和超我三个部分。一般来讲，人出生时只有一个人格结构，就是本我。人遗传中的各种本能性冲动都表现在本我之中。本我往往与满足个体需求的东西密切相关，它遵循着"快乐原则"，不受任何外部事物的约束。本我永远存在于人体当中。但是，随着人的成长，本能的冲动越来越受外界物理的或者社会的约束和限制。所以，在生命的头两年中，随着儿童与环境的相互作用，人格的第二部分——自我随之形成，并迅速发展。自我往往在考虑情境现实性的前提下满足本我的冲动，以避免本我造成的自我威胁。它不仅在一定程度上控制自我，而且能够在意识、前意识和潜意识之间活动。儿童到了 5 岁左右，人格的第三部分超我开始形成和发展。超我是人格中的道德部分，是儿童早年体验得到的来自家庭和社会的奖励或惩罚被自己内化后形成的价值和标准，它对本我有更多的限制和约束。超我的建立常常为自我提供榜样。超我建立不全，往往使人缺乏对自身行为的监控，而超我建立过于强大，则会使人自我负担过多的不能实现的完美标准，长时期体验道德焦虑。本我、自我和超我相互影响、相互对立、相互补充，使人始终在自我放纵、现实应对以及强制执行道德的状态下。

脑的解剖模型提供了活动的场所，结构模型提供了活动角色，而提供活动能量的是一种强大的力量，我们称之为内驱力或本能。本能分为两种，一种是求生的本能，又称为力比多；另一种是死的本能，又称为塔那托斯。两者相互交融。Freud 认为，心理能量是有限的，如果消耗在某个心理功能上过多，那么发挥在另外的心理功能上的能量则相对减少，使其他心理功能的正常运行受到影响。

（2）人格的发展理论：Freud 的人格发展理论，是他心理学理论中引起争论最多的。Freud 认为，成人人格的本质是在 5 岁以前形成的，尽管以后会变成与童年时期不同的人，但是，他的人格根基在孩提时代就形成了。所以，儿童期的经历与成人的人格有很大的关联。人格的发展分为五个阶段，标志是每个阶段主要性敏感区的满足程度。主要表现在"固着"这个概念。Freud 提出，人格是在力比多的心理能量驱动下发挥作用的。儿童在经历每一个阶段时，都会失去一些力比多用于解决那个阶段的危机，但是，在某个阶段如果儿童遭受某种特殊的创伤或者经历了过度满足的体验，就会消耗过多的力比多，而导致没有足够的能量维持以后其他心理功能的运转，使其在成年阶段表现出能量"固着"的那个阶段的特征。

第一个阶段是口唇阶段，大约是生命最初的 18 个月内。在这个阶段中，性敏感区在口、唇和舌。婴儿时期人格的特征主要表现为口唇的满足，任何在此阶段的吸吮或喂养创伤，都会导致心理能量"固着"于口唇阶段，使口唇期的人格形成。口唇期人格往往表现为成年人过度依赖于别人，喜好具有口唇特征的行为，比如喜好烟酒、咬指甲，甚至在言语中表现出喜好嘲弄、刻薄别人等不良倾向。

第二个阶段是肛门阶段，在 1～3 岁之间。在这个阶段中，性敏感区在肛门区。多数儿童在此阶段开始入厕训练。入厕训练中任何的创伤，会导致心理能量"固着"于肛门阶段，使肛门期的人格形成。肛门期的人格往往表现为成人过分爱好整洁，过于拘谨、吝啬的"肛门滞留型"性格或者不拘小节、杂乱无章、过分慷慨的"肛门排出型"性格。

第三个阶段是生殖器阶段，在 3～6 岁之间。在这个阶段中，性敏感区在阴茎和阴蒂。同时，儿童将经历俄狄普斯情结。男孩产生了恋母情结，女孩则产生了恋父情结。俄狄普斯情结的顺利解决，往往对人格的健康发展有着很大的影响。

第四个阶段是潜伏阶段，在 6～12 岁。在这个阶段中，儿童性欲表现不明显，心理能量投入在学习等群体活动中。

第五个阶段是生殖阶段，这是人格发展的最后阶段。在这个阶段中，性敏感区在生殖器部位。如果儿童在早期的发展阶段中没有固着大量的力比多，那么就可能具备正常性爱的功能。若在早期已经固着了大量的力比多，那么人体就没有更多的能量来维持现有的心理功能，使心理问题在整个成人生活中表现出来。

(3) 心理防御机制：Freud 认为，在人格的结构中，本我是原始的、无理性的、自私的。对于意识来说本能的某些愿望甚至是可怕的。自我试图将这些自私而且可怕的潜意识的愿望控制在意识之外，以减少焦虑。自我所采取的处理和解决非期望欲望以减少焦虑的方法，称为心理防御机制。

Freud 曾提出二十多种心理防御机制，之后许多学者予以修正，使防御机制的许多描述被发展得更加完善，从而精心完成了 Freud 对心理防御机制的论述。Freud 的女儿——Anna Freud(安娜・弗洛伊德)就是其中的一位。

1) 否认机制：是一种比较原始而简单的防卫机制。是指遇到挫折时，把已经发生但又不能接受的痛苦事件予以否定，以减轻自己的焦虑、不安和痛苦。"此地无银三百两"、"眼不见为净"、"掩耳盗铃"，生动地体现了否认机制。否认机制体现在日常生活中。如亲人突然死亡、自身刚发现癌症等，一下不能接受，就认为这是根本不可能发生的。这样可以暂时得到心理的平衡，减少心灵的苦恼，避免精神崩溃，但这只是一时的"自欺欺人"，最终还是必须承认现实。

2) 外射机制：是指遇到挫折时，把自身受到挫折的原因完全归咎于他人，认为是别人造成他的困境，使他遭受心理的压力和痛苦，以减轻自己的焦虑、不安和痛苦。有的心理学家认为，精神分裂症患者的被害妄想，主要是患者本身有害人的意图，却"借口"别人要害自己。由于精神分裂症患者分不清现实与妄想，把妄想当成现实，形成精神病态，对妄想内容坚信不疑，所以心理学家认为这是属于精神病性防御机制。

3) 曲解：是指遇到挫折时，把客观事实歪曲成符合自己心理需要的一种机制，以减轻自己的焦虑、不安和痛苦。比如将别人的歧视当作对自己的重视和照顾，"打肿脸充胖子"和鲁迅笔下的"阿 Q"就是这种机制的典型表现。

4) 退回机制：又称退行机制。是指遇到挫折时，心理活动退回到儿童时代，即以儿童那种比较幼稚的方式应对目前的挫折，争取别人的同情，以减轻自己的焦虑、不安和痛苦。比如遇到尴尬的情境以缩颈、吐舌来减轻自己的焦虑和不安。

5) 幻想机制：是指遇到挫折时，采取一种脱离现实、想入非非，以愿望来替代现实的心理机制，以减轻自己的焦虑、不安和痛苦。比如，当一个人恋爱失败时，遂以自己成为言情小说中的主人公，找到理想中的白马王子，婚姻美满的幻想来减轻失恋引起的焦虑、不安和痛苦。"画饼充饥"、"望梅止渴"就是这种心理防御机制的体现。

6) 内射机制：是指遇到挫折时，将遭受挫折的原因归咎于自身或者自己的"前身"，比如认为是"命中注定"、"前世作孽"，以减轻自己的焦虑、不安和痛苦。

7）转移机制：是指遇到挫折时，将挫折造成的负性情绪发泄至其他对象以减轻自己的焦虑、不安和痛苦。比如，在单位受到的委屈和怨气发泄在家人身上。

8）合理化机制：是指遇到挫折时，以某种理由加以解释，以减轻自己的焦虑、不安和痛苦。其中典型的有"酸葡萄效应"和"甜柠檬效应"。"酸葡萄效应"来自于伊索的寓言，狐狸吃不到葡萄，说葡萄是酸的，狐狸以酸葡萄作为解释，以减轻由于吃不到葡萄所致的焦虑、不安和痛苦。而"甜柠檬效应"则用自家的柠檬也是甜的来解释，以减轻自己不如他人所致的焦虑、不安和痛苦。

9）隔离机制：是指遇到挫折时，将引起挫折的内容从意识中加以隔离，以减轻自己的焦虑、不安和痛苦。

10）反相形成机制：是指遇到挫折时，以"矫枉过正"来减轻自己的焦虑、不安和痛苦。比如，出于对某种情境的恐惧，反而会虚张声势，以减轻自己对于这种情境的焦虑和不安。

11）升华机制：是指遇到挫折时，将由挫折带来的焦虑、不安和痛苦化为积极的动力。比如，"化悲痛为力量"就是这种机制的体现。

12）幽默机制：是指遇到挫折时，采用幽默的语言、态度和行为消除尴尬所带来的困境，以减轻自己的焦虑、不安和痛苦。人格发展成熟的人常常能在各种尴尬的情境中以幽默的方式化被动为主动，使自己摆脱困境。所以从心理学角度上来讲，幽默是有益于健康的心理防御机制。

13）压抑机制：是指遇到挫折时，将引起挫折的痛苦经历和体验加以压制和遗忘，以减轻自己的焦虑、不安和痛苦。

心理防御机制还有很多。不少学者将这些机制进行分类，比较著名的是将上述机制分成自恋、不成熟、神经症和成熟四大类。这些分类是以神经症和精神病的病理过程作为出发点的。他们将外射、否认、曲解机制归类于自恋防御机制，将退回、内射、幻想归类于不成熟防御机制，将合理化、反相形成、转移和隔离归类于神经症性防御机制，而将压抑、幽默和升华归类于成熟防御机制。

2. 新弗洛伊德理论 包含了一些理论家的理论，尽管这些理论家没有一个像弗洛伊德那样著名，有影响力，但是他们每一个的理论都给精神分析理论作出了非常大的贡献。他们的理论与其说是一种新的人格理论，不如说是弗洛伊德理论更精辟的解释。他们大多数都保留了弗洛伊德潜意识的概念、防御机制的概念、梦的概念，同时，也保留了弗洛伊德关于童年经历对人格影响的观点。所不同的是，大多数理论家认为弗洛伊德理论存在局限和不足，主要表现在：弗洛伊德过分强调成年人的人格是在5～6岁时就完全形成，而忽略了五六岁以后的经历对人格形成的影响；过分强调人与人的差异是天生具有，而忽略了社会文化所起的作用；过分强调人格中的消极一面对人体的影响，而忽略了人格中积极的特征。

新弗洛伊德主义具有代表性的主要理论包括Alfred Adler（阿尔弗雷德·阿德勒）的自卑和超越理论、Carl Gustav Jung（荣格）的集体无意识理论、Erik Homburger Eriksen（埃里克森）的人格发展理论、Karen Horney（霍妮）的神经症和人的成长理论以及Harry Stack Sullivan（哈里·斯塔克·沙利文）的人格意象理论，等等。

（1）Alfred Adler的自卑和超越理论：Alfred Adler主张，每个人生下来就有一种自卑感，这种感觉标志着人生一开始就为克服自卑感而抗争。这种抗争就是追求超越。追求超越是人生的动力。任何努力所获得的成功都能使其摆脱自卑。在一定的条件下，个体越自卑，追求超越的要求就越强烈。但是，过度的自卑会使个体产生无助和消极的态度，产生相反的效果。

(2) Jung 的集体无意识理论:Carl Gustav Jung 认为,人的头脑里存在着一个特殊的部分,就是集体无意识。它们由不同于意识范围内的思想和形象构成。与个体差异的是每个人构成集体无意识的素材基本相同。因为他们是从祖先那里继承下来的心理特征。这些思想和形象,Jung 把她们称为原始意象。原始意象的数量是无穷无尽的,有多少种生活情境,就有多少种原始意象。这些原始意象指导着个体的行动。比如,一个男性对于爱情的选择,是与这个男性本身无意识中的女性原始意象(阿尼玛)相关,现实中的女性和原始意象越匹配,他就越愿意与其发展个人关系。Jung 的集体无意识理论具有神秘色彩。

(3) Erik Homburger Eriksen 的心理社会发展理论:Freud 认为,人格是在出生后最初几年建立和形成的。当我们回忆过去,发现个体的表现与早年的生活密切相关。但是不可否认的是,经过时间的流逝,很多人的人格还是在变化和发展,有的个体经过几年的时间,甚至可以完全像变了一个人一样。Erik Homburger Eriksen 认为,人格一生中都在不断地变化,他提出了人格有八个阶段,每个阶段都存在不同的危机,这些危机的解决方式决定了个体人格的发展方向。因此每个阶段对人格的发展都至关重要。

婴儿期	信任或不信任
学步期	自主性或羞怯和怀疑
儿童早期	主动性或内疚
小学期	勤奋或自卑
青少年期	同一性或角色混乱
成年早期	亲密或孤独
成年期	繁殖或停滞
老年期	自我完善或绝望

1) 基本信任或基本不信任期(出生至 1 岁)

新生儿出生后,完全依赖成人的关爱和照顾。在这个阶段里,婴儿需要是否得到充分的满足,包括他是否得到成人充满爱的照料,他的啼哭是否得到成人的注意等,与人格的形成非常相关。对于受到爱和关注的婴儿来说,世界是美好的,人们是可接近的,所以他的人格会产生基本的信任感。相反,当婴儿需要得不到充分的满足时,他们就会对自己、对世界产生怀疑,所以他的人格会产生基本不信任感。当婴儿的信任感超过不信任感时,他在对待人格发展过程中的危机时会获得一份增添自我力量的信心,这就是希望。这是人格发展的第一个转折点。

2) 自主性或羞怯和怀疑期(2～3 岁)

2～3 岁的幼儿开始学习行走、说话等一系列活动,同时开始主动与外界产生联系。他已经不再完全依赖成人的帮助,显得既"随心所欲",又善于表现自己。如果父母对孩子"随心所欲"的反拗行为予以容忍、鼓励和帮助,儿童的自主性就会形成并得到发展。相反,父母的苛刻和过度保护甚至溺爱则会阻碍儿童自主性的形成和发展,使儿童对自己能力感到羞怯和怀疑。儿童自主性的产生是自由意志的开始。具有较强自主性的儿童,在他以后的生活中将会主动掌握自己的命运,具有主动挑战困难和战胜困难的信心。这是在竞争中得以生存的重要条件。

3) 主动性或内疚期(4～5 岁)

儿童早期是儿童形成主动性的关键期。成功解决这一危机会促使儿童雄心壮志和目标感的形成。这个阶段作为性别自我形象的开端，对儿童未来的自我认同感是非常重要的。主动性和自主性在本质上是一致的。随着儿童主动性的发展，儿童会体验到成功所带来的喜悦。相反，不能很好地形成主动性的儿童则会产生内疚感，由此产生对别人的依赖。在这个阶段中，父母对儿童想象力和创造力的充分认可对儿童主动性的形成起到了很大的作用。

4）勤奋或自卑期（6～11 岁）

勤奋或自卑形成于小学期。这是一个开始学习的阶段。这个阶段的儿童往往不可避免地与同伴进行竞争，比学习成绩，比体育能力，比游戏能力。当他们在竞争中获得成功、并得到周围人的认可时，他们就会产生积极的态度，更加勤奋、更加自信，并对自己的能力产生欣赏。相反，如果他们在竞争中失败，并得到周围人的讥笑、冷遇或指责时，他们则会产生消极的态度，对今后的成就期望下降，并产生自卑、内疚和对自己能力的不欣赏。

5）同一性或角色混乱期（12～20 岁）

青少年阶段，无论在躯体上还是在心理上，都是一个迅速变化的阶段，也是进入成人阶段的准备阶段。这种跨越所造成的混乱使很多青少年感到迷茫。在这个阶段里，青少年必须解决的危机是怎样认识自我，怎样进行自我的同一，也就是产生自我认同感。这是人的一生中比较困难的阶段。如果解决了这个阶段的危机，个体就会了解自己、接纳自己、欣赏自己，就会确定自己的人生观和价值观。相反，就会造成角色混乱。

6）亲密或孤独期（21～24 岁）

成年早期，人际交往中与他人的关系成为人格发展的重要问题。如果与他人的交往中能够以诚相待、相互关心，就能建立亲密的关系，得到他人的爱；相反，如果在与他人的交往中，采取避免交往或违心的不平等交往，都能造成个体的孤独感。

7）繁殖或停滞期（25～65 岁）

成年期是年龄跨度最大的阶段。这个阶段所面临的最大问题是教育和关心下一代。个体通过对下一代的关心和教育，充分丰富了自己的生活。同时，这份感情还会外延至配偶、长辈、朋友等。比如，没有子女的个体通过和年轻人的接触，或者帮助其他人能体会到这种生活的丰富。相反，不关心下一代，或者感情不能外延的个体则会导致情绪和个人满足感的严重滞后。

8）自我完善或绝望期（66 岁至死亡）

这是人格发展的最后阶段。埃里克森写道："人对唯一的一次生命，是将它作为不得不是这个样子而接受的，把它作为必然的、不允许有其他替代物而接受的，是以人的生活是自己的责任这样一个事实来接受的。"以这样一种满足的心情回忆往事的老人往往以一种完善感走完人生的最后阶段。相反，有些老人抱怨自己所拥有的时间太少，自己的机会太少，自己的一生碌碌无为，以这样一种悲哀、遗憾的心情回忆往事的老人则以绝望感度过人生的最后阶段。

（4）Karen. Horney 的神经症和人的成长理论：Karen. Horney 不是弗洛伊德的学生，她是以间接的方式研究弗洛伊德的理论。在她的研究中，提出了不同于弗洛伊德的观点，强调了文化和社会对人格发展的影响。她认为所有的神经症都是有文化取向的，行为模式也是由特定的文化确定的。包括男人和女人的人格差别，和社会文化环境密切相关。当文化给个体发展的局限和负担消除以后，男人和女人都能自由地实现自己的愿望时，男人和女人具有平等的人格。同时，Horney 还强调了神经症中的许多行为起始于儿童不正常的人际关系，特别是家庭环境。比如，焦虑症状的形成与儿童时代家庭的不正常人际关系密切相关。

儿童会采用一定的方式应对家庭环境对其造成的焦虑，并把这种方式延续到成年。采取依赖方式应对的儿童往往成年后非常依赖他人，强制性地寻求别人的喜爱和接受，寻求别人的同情，他们不会爱，不懂得付出，不会分享感情，只会依附和索取。采取攻击方式应对的儿童成年后会以攻击他人保持优越感和显示自己的力量。而采取回避方式应对的儿童成年后则以回避喜好、爱、同情和友谊来应对焦虑。

（二）特质流派

人尽管都属于“人类”，但是人与人之间存在着差异，每个人都具有自己的“特质”，是这些特质决定着一个人的行为。早期的特质理论家曾经用无数的词汇来描绘人的特质，然后将这些特征组成某个结构。“类型学”体系就是其中之一。比如，古希腊人曾经将人分为多血质、抑郁质、胆汁质和黏液质等四种人格类型，也有人将人分为内胚型、中胚型和外胚型三种人格类型。甚至还有利用血型来对人格进行分型的。“类型学”的分型方法认为每个人都适合其中的一种人格类型，而且同一个类型人的人格基本相同，显然是不够完善的。因此，目前类型法已经被特质流派所代替。

特质流派认为，人有许多的人格特征，也称为特质，每个特质都是一个人格维度，这个人格维度是由人们在某一个特征上所表现的程度进行分类的。人格特质一般具有跨时间的稳定性和跨情境的稳定性，也就是说人格特质随着时间的变化和情境的变化相对保持不变。所以处于特质分布曲线某一点上的人群的行为具有高度相关性。比如在焦虑这个人格维度上得分较高的人群，一般来说比得分较低的人容易产生焦虑。所以人在人格维度上的水平高低与人格的特征密切相关。

（三）生物学流派

生物学流派认为，不同人的脑电活动、激素水平、心率反应以及其他的生理学特点有所差异，这些生物差异会转换成行为上的差异。因此人格上的差异是基于人的生物学差异。同时，生物学流派也承认环境因素对于人格形成的作用。通过大量的研究，他们发现人生来就具有形成某些特定行为类型的广泛倾向性，这些倾向性怎样发展成为稳定的人格特征取决于一个人的遗传因素和其生长的环境因素间复杂的相互作用。比如，婴儿的气质在成年后有些可能会显现，有些可能不会显现，是否显现要看环境。对于人格的形成，生物学流派还有一个新的观点，那就是进化论人格心理学。根据进化论的观点，物种在战胜环境和繁衍后代的过程中，生物特点在不断进化，包括他的心理特点，以有效地应对日常的问题和需要。这就是自然选择。比如，人对陌生人天生的恐惧是为了适应防止被其他人群的袭击而进化来的。焦虑则是由于防止社会排斥而进化来的。因此，生物学流派认为人的生物学特点以及自然选择对于人格的形成具有重要意义。

（四）人本主义流派

人本主义心理学起源于欧洲存在主义哲学和几位美国心理学家的研究，尤其是 Carl R. Rogers（罗杰斯）和 Abraham H. Maslow（马斯洛）的工作。人本主义者强调自我概念对人格形成的影响。Rogers 认为人人都朝着满足和欢乐的状态前进，但是前进的道路上会被生活的障碍阻止。因此不同人格的形成与个人成长过程中的尽力于自我概念的一致程度有关，与环境对其的关注程度有关，包括关注的形式。比如有条件的积极关注和无条件的积极关注对人格的形成具有很大的差异。而 Maslow 认为人格的形成和人体需要的满足程度有关。只有达到自我实现者才会更多地体验满足和欢乐的高峰，也就是形成理想当中完善的人。因此人本主义者提倡无条件积极关注人生，以达到完善的人格。

(五) 行为主义和社会学习流派

早期的行为主义者对人格的描述局限在可观察的稳定的行为方式上。俄国著名的生理学家巴甫洛夫用实验证明了动物能够把环境中的刺激与引起反应的其他事件相联系，从而对他们所处环境中的刺激产生反应。这一过程就是经典性条件反射。而 Edward Lee Thorndike(桑戴克)等心理学家发现，动物行为频率的增加，与奖励有关。John B. Watson 赞同这样的解释。他认为在人的生活经历中，人们都以可以预测的方式对一定的刺激给予条件反射式的反应。由于每个人都有独特的经历，所以形成了具有个人特点的对刺激的反应方式，由此，形成了不同的人格。

后期行为主义者对于早期行为主义理论进行了扩展。加进了更多的认知和社会特征。包括一些不可观察的内容，比如思维、价值观、期望和知觉等。

1. **经典性条件反射** 始于刺激-反应(S-R)联系。Ivan Pavlov(巴甫洛夫)运用狗的实验，演示了食物-唾液的 S-R 联系。巴甫洛夫给予饥饿的狗以食物，发现狗唾液分泌增加。由于这个 S-R 联系未经 Pavlov 训练就存在，所以我们称食物为无条件刺激(USC)，而流唾液的行为为无条件反射(USR)。当 Pavlov 将此无条件刺激与新的条件刺激灯光或者铃声(不能自动引起预期反应的刺激 CS)结合起来，经过一个阶段的反复联系，无条件刺激与条件刺激产生了条件联系。以后狗在单独灯光或者铃声的条件下，便会唾液分泌增加。这个反应可以用以下示意图(图 2-8)来表示。

无条件刺激(UCS)⟶无条件反应(UCR)
无条件刺激(UCS)+条件刺激(CS)⟶无条件反应(UCR)
条件刺激(CS)⟶条件反射(CR)

图 2-8 经典性条件反射示意图

行为主义者认为，人们平时经历生活事件常常与环境中的其他方面偶然地结合在一起，而且没有被人们所意识到。比如，听到警报声就会害怕。因此，人们许多行为的形成都与无数的 S-R 有关。而稳定的行为方式便是人格。

2. **操作性条件反射** 当巴甫洛夫在俄国进行经典性条件反射实验的同时，美国的一些心理学家正在研究另一种通过联结的学习类型。Edward Thorndike 将猫放进“迷宫”里，能逃出迷宫的猫就能得到一片鱼。饥饿的猫不得不用各种方式逃出迷宫。不久，猫学会了怎样做才能得到奖励。桑戴克由此得出这样的结论：导致满意后果的行为被重复的可能性大，而导致不满意后果的行为则不大可能被重复。

操作性条件反射理论与经典性条件反射不同之处，就是前者是以自发行为开始的，而后者则是在已经存在的 S-R 基础上产生的。操作性条件反射的后果可以使行为的频率增加，也可以使行为频率减少。能使行为频率增加的后果我们称之为正性强化。使行为频率减少的后果则称为负性强化。后果是正性强化还是负性强化取决于人和情境。

行为主义者认为人们通过正性强化促使机体产生期望的行为，通过负性强化或者停止强化促使机体减少不期望行为，这些行为的产生与人格的形成密切相关。

3. **社会-认知理论** Albert. Bandura(班杜拉)在传统行为主义人格的理论基础上加入了认知的成分。Bandura 既认可了经典性条件反射和操作性条件反射对于人的行为产生的影响，又同时指出，“人之所以为人”，是因为人类行为的产生与人特有的信息加工方式有关。这个理论 Bandura 称之为社会认知理论。在这个理论中，Bandura 强调了行为-外因(强化)-

内因(期望)的相互关系是相互影响、相互决定的,并指出尽管人们经常为了得到外部奖励而工作,但是人们也为了获得自己内部的奖励而努力工作。这些内部奖励包括成就感和价值感。同时指出,学习不仅来自于经典性条件反射和操作性条件反射,人们还常常通过看、读、听别人怎样行为来学习。通过观察学会的行为是否表现出来则与个体对行为后果的预测有关。其中,榜样的作用意义很大。人们往往通过观察生活中许多的榜样习得各种行为。由此产生的稳定的行为方式与人格形成密切相关。

(六) 认知学派

认知人格理论认为,每个人在自己的生活空间中对重要的要素表象进行组织都有自己的方式,每个人的人格差异就是对有关信息的心理表象的差异所造成的。我们称这些心理表象为认知结构。其中图式和原型往往是造成认知结构差异的重要因素。所谓图式是指帮助人们知觉、组织、获得和利用信息的认知结构。每个人进入一定的情境时会受到很多的刺激,但是每个人都具有一套自己所固有的注意某些重要信息而忽略某些不重要信息的能力,也就是都具有一套自己比较固定的知觉信息和利用信息的方式。人格的差异就是人们的图式不同的结果。所谓原型是指人们想象中的形象。认知流派理论认为,当人们判断某种事物的认知类别时,往往会和自己想象中的形象进行对照,这个事物与原型越接近,我们越有可能将之归类于某种认知类型。每个人对各种类别都会按自己的喜好形成自己所独有的原型。原型不同,则导致的行为也就不同。对人格心理学家来说,最重要的认知结构是有关自我的认知表象,因为它更能被自我知觉并影响个体的行为。所以,每个人的人格不同是因为人们的信息加工方式不同所造成的。

(伍志臻)

第三章

心理健康与病理心理

第一节　心理健康

一、心理健康的概念

心理健康(mental health)也称心理卫生，是指以积极有益的教育与措施，维护和改进人们的心理状态，去适应当前和发展的社会环境。

随着人类社会的发展，人们对健康重要性的认识也不断提高。如今人们已把自身的健康与生活质量、家庭幸福及个人的价值实现紧密地联系在一起。人人都向往健康，都认识到健康是最大的财富。

人们的健康是"心"与"身"的健康统一，也是心身健康与自然环境和社会环境的和谐统一。心理健康是健康的重要组成部分，它标志着人的心理调适能力和发展水平，即人在内部环境和外部环境变化时，能持久地保持正常的心理状态，是诸多心理因素在良好势态下运作的综合体现。

1948 年 4 月 7 日生效的世界卫生组织(WHO)《组织法》的序言中强调了对人类健康的新观点："健康不仅是指没有疾病和虚弱，而且是一种身体上、心理上和社会适应上的完美状态。"

《简明大不列颠百科全书》关于心理健康与心理卫生的条目中指出："心理健康是指个体心理在自身及环境条件许可的范围内所能达到的最佳功能状态，但不是十全十美的绝对状态。"

心理学家 H. B. English 认为，心理健康是指一种持续的心理状态，当事者在那种情况下能作良好适应，具有生命的活力，而且能充分发展其身心的潜能，这乃是一种积极的、丰富的情况，不仅仅是没有患上心理疾病而已。

社会学家 W. W. Boehm 认为，心理健康就是合乎某一水准的社会行为。一方面能为社会所接受，另一方面能为本人带来快乐。

我国著名社会学家费孝通教授撰文提出："讲究心理健康及社会功能良好之道，即心理卫生。"并指出，讲究心理卫生以达到心理健康及社会功能良好不仅能预防各种心理疾病，而且能预防一些不良的社会现象。

综合国内外学者的观点，他们在论述心理健康时都认识到并强调个体内部的协调与外部的适应，都认为心理健康是一种内外协调的良好状态。另外，还应注意到心理健康有广义和狭义之分，广义的心理健康是指一种高效而满意的、持续的心理状态，而狭义的心理健康是指人们基本心理活动的过程内容完整、协调一致，即认知、情感、意志、行为、人格完整及协调。

二、心理健康的特征

关于心理健康的特征，不同的学者有着不同的描述。心理学家 Marie. Jahoda 认为人们的心理健康具有以下一些特征：①真切了解自己的身份和自己的心情。②有所成就，又能面向未来。③心理状态完整美好，能够抗御应激。④自主，而且能认识自己需要什么。⑤真实地、毫不歪曲地理解客观现实，然而又能具有同情性和同感。⑥做环境的主人。⑦能工作、能爱、能玩，也能解决问题。

Maslow 是人本主义心理学的杰出代表人物。他把以自我实现作为奋斗目标的人称为心理健康者，而只有心理健康的人才能充分开拓并运用自己的天赋、能力和潜力。他相信所有的人都具备达到心理健康的先天素质，人本主义心理学的任务就是帮助人们使这些潜能得以实现。他认为心理健康的人应该具备以下一些基本特征：①有充分的适应能力。②能充分了解自己，对自己的能力能作适度的评价。③生活的目标能切合实际。④与现实环境能保持接触。⑤保持人格的完整和谐。⑥具有从经验中学习的能力。⑦保持良好的人际关系。⑧适度的情绪发泄和控制。⑨在不违背集体利益的前提下，能作有限度的个人发挥。⑩在不违背社会规范的情况下，对个人的需要能作适当的满足。

著名人本主义心理学家 C. Rogers(罗杰斯)认为，实现的倾向是生命的驱动力量，它使人更加复杂化，更具有自主性和社会责任感，从而成为心理健康的人，或“机能完善的人”。Rogers 还进一步提出了“未来新人类的素质特征”，包括：①开朗、开放的人生态度。②渴求真实。③对科技抱存疑的态度。④渴望成为整合的人。⑤渴望亲密关系。⑥重视过程。⑦关爱。⑧与自然和谐共处。⑨反对墨守成规的建制。⑩个体内在的权力。⑪不重视物质享受。⑫自我超越。

我国的心理学家对于心理健康更注重从五个方面来进行衡量，这就是智力正常、情绪良好、人际和谐、社会适应及人格完整。

1. **智力正常** 是人们正常生活最基本的条件，是心理健康的首要标准。智力包括观察力、注意力、想象力、思维力等能力的综合。心理健康者的智力都应在人群的正常范围之内。

2. **情绪良好** 情绪在心理健康中起着核心作用。心理健康的人能够经常保持愉快、开朗、自信的良好心态，能从生活中寻求乐趣，对生活充满着追求和希望。人们的情绪会出现一定的波动，心理健康者能够及时进行调整，使情绪保持在稳定的状态。

3. **人际和谐** 和谐的人际关系是心理健康的重要指标，同时也是获得心理健康的重要途径。人际和谐的特征是：①善于与人交往，具有稳定和广泛的良好人际关系。②在人际交往中保持独立而完整的个人人格特质。③能客观地评价他人和自己，善待别人善待自己，与人友好相处，乐于帮助别人。④以积极的态度来处理人际交往中的问题，与他人构成良好的沟通氛围。

4. **社会适应** 是否能适应变化的社会环境是体现一个人心理健康不可忽视的重要特征。所谓的适应是指具有积极的处世态度，能广泛地与社会接触，对于社会的现象及现状有较为清晰的认识及合理的应对方式。这样就能避免因社会适应不良而引起的心理障碍和心身疾病。

5. **人格完整** 塑造健全的人格和保持人格的完整是心理健康的重要目标。人格的完整体现在:①具有健全的人格结构,无明显的缺陷和偏差。②具有完整的自我同一性,自我意识清晰。③具有积极进取的人生价值观。④具有相对完整统一的心理特征。

尽管不同学者对于心理健康特征描述的细节有所不同,但都体现了心理健康共同的本质构架。

三、心理健康的评估标准

对于心理健康的评估标准虽然比较复杂,但学术界普遍认同可以分为个体经验标准、统计分析标准、心理测验标准、社会适应标准及医学诊断标准等五种类型。

1. **个体经验标准** 这是根据个体自我的经验对自己或他人的心理健康进行评估的标准。个体经验是自身长期积累的知识及体验感受,可以用于评估自己或评估他人是否健康的一种标准。例如当个体处在某种心理状态时能够意识到自己的情绪状态如何,或是高涨,或是平稳,或是低落,或是沮丧,也能够感受到自身的焦虑、抑郁、恐惧等。虽然不一定都能追溯到产生这些情绪的主客观因素,但是个体经验的判别有其客观性。应用个体经验标准同样可以用来判别他人的心理健康状况。人们在日常生活中所积累的经验能较直观地区分他人的情绪表现以及行为方式是否正常,是否出现异样。尽管这样的判别显得有些主观,不同的判别者会因经验不同而产生不同的结论,但实际上不同个体的经验中存在着共性,对一些明显现象上的判断误差不会很大。因此用个体经验作为判别他人心理健康的标准具有一定的实际价值。

2. **统计分析标准** 这是根据统计分析的方法对个体的心理特征是否偏离人群平均状态进行评估的标准。心理统计显示,人群的心理健康状态呈正态分布,即大多数人的心理健康状况处于正常水平,偏离心理健康水平的人数所占比例很小。如果这种偏离超过了统计学的标准,超过了平均值的 2～3 个标准差,那么这些人群的心理健康状态就被视为病理心理。

常态分布曲线图表明,人的心理健康和病理心理之间并没有明显的分界线,也没有什么屏障阻止一个人从健康转向异常。心理健康水平也有“一般”、“较好”、“很好”的差别。事实上作为一个现实的人,一直保持在很好的心理健康水平也并不现实,心理健康水平可以有所波动,但总是在正常的范围之内。虽然难以用界线来划分健康心理与病理心理之间的精确过度,但是病理心理人群在正态分布曲线的一侧,实际上也存在着程度上的差异。

3. **心理测验标准** 这是根据标准化的心理测验结果进行评判的标准。虽然不少心理测验中运用了统计分析的理论原理,但并非所有的心理测验与心理统计完全统一。标准化的心理测验有程序,有固定的评估内容,有评估方法、统一答案和处理方法,所以在信度和效度方面都是十分严格。常用的心理测验有智力测验、人格测验、神经心理测验、临床评定量表等。

4. **社会适应标准** 这是根据个体对社会环境的适应,与社会环境保持和谐状态的程度进行评估的标准。社会适应是指个体对于社会环境的顺应以及应对。人们在社会生活中的自理、沟通、交往的行为表现都应符合社会的要求,社会的准则,社会的风俗习惯,社会的道德标准。如果不能按照社会认可的方式行事、应对和融入,那么其行为就有悖于社会准则的常模,难以被众人理解和接受,因而就会被评判为异常。

社会适应标准一般都比较直观,容易区分辨别。但是必须考虑到不同时代、不同地域、不同文化、不同习俗等社会背景特征，因此不应简单地、孤立地评估个体的某些行为及应对方式。

5．**医学诊断标准** 这是根据医学的诊断标准对个体的心理健康状况进行评估。医学诊断标准十分全面和严谨。目前我国所常用的是中华医学会的《中国精神障碍分类与诊断标准》(第3版，2001)、世界卫生组织的《ICD－10临床描述与诊断要点》，美国的《诊断统计手册第4版》(DSM－4)也是重要的参考标准。

医学诊断标准不仅是精神科医生的诊断工具，心理咨询专职人员也必须熟悉和掌握此标准，这样才能全面评判来访者的心理状态以及明确存在问题的性质和程度，对当事人心理问题的评估及干预具有直接的指导意义。

四、不同心理学学派的心理健康观

不同心理学学派从其理论基础出发，对心理健康的内涵和构成机制有其独特的解释。

1．**精神动力学派关于心理健康的观点**

(1) 精神动力学派的创始人Freud认为病理心理的原因来自于本我、自我和超我三者之间的冲突。健康心理的核心就是要达到自我不再受本我的强大冲击和超我的过度压抑，使自我构成一种协调的综合力量。

(2) E. Fromm(弗罗姆)是新精神分析学派的代表人物，他注重对现实社会的变革，所以把心理健康的研究重点放在心理特征的探究上。他认为心理健康的人是“开创倾向性的人”，他们具有开创性思维、开创性的爱、幸福和良心等特质。

(3) E.H. Erikson提出了心理健康是毕生发展的观点，他认为人们在一生中的不同心理发展阶段都存在一种特殊的危机，如果能成功地解决危机，个体便顺利地向下一个阶段发展。所以，人们的健康人格及健康心理是通过积极解决心理发展各个阶段中的危机而逐渐实现的。

2．**人格特质学派关于心理健康的观点** G. W. Allport(戈登·威拉德·奥尔波特)的人格特质理论是面向健康人群的。他主张从人的行为内部动力组织来研究人的特征。他认为，健康人应是在理性和意识水平上进行活动，他们的视线是指向当前和未来，他们都能够意识到并能控制激励自己活动的力量。所以心理健康的人又称为“成熟的人”，不仅能够把握自己的生活目标，而且对当今和未来充满信心与理想。

3．**行为主义学派的心理健康观点** J. B. Watson创导的早期行为主义学派以及以B. F. Skinner为代表的新行为主义学派，都注重可观察的、可测量的行为，把人类行为看作是对外部刺激的反应，是学习的结果。他们认为，人的各种心理疾病和躯体症状也都是通过学习过程而获得，都可看成是一种适应不良或异常的行为反应。这些适应不良行为都是在过去的生活经历中，经过学习过程而固定下来的。只要改变行为模式，强化适应良好的行为模式，所有异常行为都可以得到纠正。Bandura认为，人们能采取某种措施来控制自己的行为，只要安排好环境诱因，提供认知支持以及提示他们自己的行为后果，就能进行充分的自我心理调整。

4．**认知理论学派的心理健康观点** A. Ellis(埃利斯)认为，任何人都不可避免地会形成一些情绪困扰或不合理的思维和信念，正是这些非理性信念影响了人的情绪，导致许多痛苦。因此，要想保持轻松愉快的情绪，就应当去除这些非理性信念，保持合理的、合乎逻辑的思维。

Aaron. Beck 认为认知过程是行为和情绪的中介，不适应行为和不良情绪可以从认知中找到原因。当认知中的曲解成分被揭示出来，正确合理地再认识，并进行有效的调整，在重建合理认知的基础上，不良情绪和不适应行为也就能随之得到改善。

5. *人本主义学派的心理健康观点* C. Rogers 是人本主义心理学派的杰出代表，他认为人是理性的，有追求美好的本性，有建设性和社会性，有自己的潜能，有能力进行自我引导。他对心理健康的基本观点是：真正的心理健康者，应该是内心世界极其丰富，精神生活无比充实，潜能得以充分发挥，人生价值能够完全得到体现。同时，他也认为个体对世界有独特性的观念，认为生活中一切事物的意义与价值都不是绝对固定的，与人们的看法和观念有着密切关系。由于每个人的眼里都有一个自己的“现实”，各人对同一件事物的评价、态度、应对、处理及预测等都持有各自不同的方式。所以心理调节不能忽视人们的想法、看法和认知系统。

第二节　不同年龄阶段的心理卫生

心理卫生工作有狭义和广义的不同目标。狭义的目标是预防和治疗各种心理障碍、心身疾病。广义的目标是维护和增进心理健康，提高人们的社会适应能力与应对能力。人生有不同的阶段，一般分为儿童、青年、中年和老年等四个阶段。由于人们在不同的人生阶段中心身发展的特点不同，所以心理卫生工作也有其不同的内容。

一、儿童心理卫生

儿童阶段是人生中心身发展最迅速、可塑性最大的时期。通常又分为新生儿期、乳儿期、婴儿期、幼儿期、学龄期等五个阶段。

（一）儿童期心身发展的特点

1. **新生儿期** 这是指孩子从出生到生后 28 日的阶段。新生儿出生后便能对光刺激产生反应，在出生后 10 h 就能辨别不同的图像，还具备了听觉、嗅觉、味觉、触觉及本体感觉，通过自身的吸吮动作来获得给养，同时心理功能也在迅速发展。

2. **乳儿期** 孩子 1 周岁以内处于哺乳期。此期是孩子各种心身发育一生中最快的时期之一。在 3～4 个月时开始出现初步记忆，6 个月时有深度知觉，8 个月时能学会用一些动作来解决问题，10 个月后由愉快和不愉快的基本情绪开始出现分化。乳儿的思维属于前言语思维，个性发展主要表现为气质类型的差异。只有自我感觉，尚无自我意识。

3. **婴儿期** 3 岁以前的儿童称为婴儿。婴儿期是孩子学习口头语言的关键时期。这时期的孩子已基本具备口头语言的表达能力，能区分出基本色，能辨别声调，能听懂音乐节奏，能辨别上下、远近方位，能建立早晚的概念。记忆的特点是无意识记忆、机械识记、形象记忆占优势。婴儿的情绪进一步分化，社会性情绪增多，2 岁左右有二十多种复杂的情绪。

4. **幼儿期** 幼儿期为 3 岁至六七岁，是一生中词汇量增长最快的时期。幼儿的言语表达由情景性言语演变为连贯性言语，开始能用言语控制自己的行为。情绪体验更加丰富，但时有缺乏控制。有形象性思维并开始出现简单的逻辑思维及判断推理。想象力丰富并具有一些创造性。模仿力极强，并出现了独立的愿望。开始自行其是，出现与成人对抗或不合作行为，这称为“第一反抗期”。到 5 岁左右已有较稳定的性别角色，但尚未定型。俗话说，三岁看大，七岁看老，所以幼儿期是儿童智力、情感、意志、性格发展的重要时期，其心身健康状态将影响到人的一生。

5. **学龄期** 六七岁至十四五岁称为学龄期。此期儿童神经系统的成熟度已经达到97%。在学龄期中儿童的最大行为变化是从以游戏为主过渡到以系统学习为主。学龄期儿童有极强的求知欲望和很丰富的想象力。在此阶段需要呵护他们可贵的自尊心。

(二) 儿童期心理卫生的注意要点

1. 新生儿期和乳儿期心理卫生的注意要点

(1) 母乳喂养:应尽可能做到母乳喂养,因为母乳喂养不仅能从生理上给新生儿、乳儿提供最佳的营养来源,而且能使婴儿获得充分的母爱和安全感。

(2) 亲子联结:父母和孩子之间建立的亲子关系是儿童建立人际关系的第一步。父母应创造各种条件对孩子的感官、动作和语言进行充分的训练,让孩子能够接触更多的刺激和摄入更多的信息。父母应通过亲昵、拥抱、抚摸等方式来满足乳儿"皮肤饥饿"的需要。这些对他们的情绪稳定及心理健康发展有着至关重要的意义。

2. 婴儿期心理卫生的注意要点

(1) 加强语言训练:通过对话,教词汇,学儿歌,讲故事等方式训练婴儿的语言功能,避免不正确的语言训练和模仿学习,矫正错误发音和预防口吃等。

(2) 丰富感官刺激:采用各种途径及形式让婴儿接受各种刺激,增强感官的感受,从而使婴儿学会综合认识事物,避免"感觉统合失调"。

(3) 培养良好习惯:对于孩子的饮食、起居、活动、游戏和自身管理等都应养成良好的习惯。注重培养孩子的时间观、条理性和独立性,让孩子接受一些约定的规矩,使其行为纳入规范。当孩子成长到22个月左右,父母应开始引导他们学会控制大小便。

3. 幼儿期心理卫生的注意要点

(1) 营造和谐氛围:和睦的家庭气氛和幼儿园中的和谐氛围可以唤起幼儿愉悦的心境,有利于消除自卑心理,预防不良的个性及行为问题的产生。

(2) 父母以身作则:父母的言行是幼儿的楷模。如果父母处处能够做到以身作则,对于幼儿行为的良好塑造极为有益。

(3) 参加游戏活动:游戏是幼儿的主导活动,有利于幼儿的思维、想象和创造力的开发。同时孩子能在游戏中培养遵守纪律、团结合作、克服困难的精神和人际交往的能力。

(4) 摆正孩子地位:把握幼儿在家庭中和其他社会场合中的适当定位对于他们健康性格的形成十分重要。这能防止孩子出现任性、自私、倔强、无礼的不良性格,为往后的社会适应打好基础。

(5) 多给表扬鼓励:给孩子多一点表扬和鼓励,少一点批评和指责能使孩子建立更多的自信和自尊,有利于形成健康的心理。

二、青年心理卫生

青年阶段包括:青年早期,又称为青春期,年龄在十一二岁至十七八岁;青年中期,年龄在19或20岁至二十四五岁;青年晚期,年龄在二十五六岁至35岁。青年期是个人在身心各方面逐步走向成熟的重要人生阶段,又是变化跨度最大的人生阶段。

(一) 青年期心身发展的特点

1. **生理方面的成长** 青春期是从儿童过渡到青年的阶段,大脑和神经系统的发育日趋成熟,身高体重明显增加。在内分泌和激素的作用下,男女都开始出现第二性征,男性出现遗精，女性出现月经来潮。在青年中晚期，青年的各项生理功能日渐成熟，形态发育完成，男女区别明显。机体的活动所表现出的力量、耐力、速度、灵敏等都进入高峰。大脑的形态与功能已趋成熟。

2. **自我意识开始确立** 青年自我意识的确立主要表现在两个方面：其一，开始把注意力集中到自己的内心世界，开始思考自我的理想、信念、人生和价值等。其二，同一性的形成。美国著名精神分析学家 Erikson 认为“同一性”就是一种熟悉自身的感觉，一种知道个人未来目标的感觉，一种从依赖人们中获得所期待认可的内在自信。因此青年会通过接触外界，体验社会生活，去发现能满足自己需要的人物、事物，树立自己的人生观和价值观，由此确立自己的生活方式。

3. **情绪敏感不稳定** 随着青年接触社会的增加，内心的体验不断增加。他们在情绪和情感方面也在不断分化，并表现出敏感而不稳定的特点。他们对于事物的反应有两极性的倾向，有时显得热情和奔放，有时出现郁闷和消沉。

4. **人格逐渐形成** 青年在社会化的过程中，不断调整自己的行为模式以适应社会环境等的变化，同时开始形成对客观事物较为稳定的态度和应对模式。在逐步完成社会化的过程中也形成了个人的人格特点。由于自我意识的确立，个体对自己的心理活动、心理特点也开始有了较为清晰的认识和体验，并通过不断的适应和改变，使人格日趋完善。

5. **性心理不断成熟** 由于性生理的成熟，青年对异性产生好奇、好感。青年人渴望了解性方面的知识，在了解过程中也逐步形成自我性别的概念，产生了性别的认同，形成自己性别的角色。每个青年在自身人格的参与下，在家庭、学校、环境、网络和媒体的影响下，构成自己的性观念，包括性行为、伦理、道德、文化等认知特征，其中还包括恋爱观和婚姻观等。随着年龄的增长，青年性观念的形成和发展得到不断的完善，在青年晚期他们对于性的问题有了比较全面的了解和比较稳定的认识，有关性的认知的建立以及性心理的发展成熟，就构成了青年健康的性心理的建构，对于以后的人生发展和恋爱、婚姻过程都具有很大的正性影响。

（二）青年期心理卫生的注意要点

1. **社会适应问题** 青年期自我意识逐渐形成，其独立性、自尊心与自信心愈来愈强，期望自我能被社会及他人尊重。然而，他们的社会成熟则显得相对迟缓，社会生活中的挫折与人际关系的矛盾十分常见。他们在自由摸索和自我意识的发展中，在对客观事物的判断与现实情况的认知统一时，就能形成自我认同，否则就会产生心理冲突，严重者就会发展成为自我拒绝。青年就是自我实践和发展的阶段，社会交往方面会朝高一层次发展，但是由于各种客观因素的介入，有些青年难以做到良好的社会交往，构成交往中的障碍，感到苦闷和自卑，以致影响了心身健康。为了提高青年的社会适应能力，需要从以下三方面注重强化。

(1) 使青年人能够合理地进行自我评价，尽可能做到理想的我和现实的我之间的统一。既要有积极向上的目标追求，又要脚踏实地地努力奋斗。

(2) 培养青年人的抗挫折能力，使他们在应对失败和生活压力事件时能增加勇气，改善方法，让青年人在成长道路上的颠簸中锻炼出具有自己风格的减压能力。

(3) 家庭、学校和社会是青年健康成长的三个主要环境，应该培养青年对这三种环境的主动融入和不断适应。尤其是当环境出现变化时，青年应对变化做出相应的调整，协调自我在成长环境中的认同和被认同感。成为环境中的主流成分，应避免逃避环境、脱离环境或被环境边缘化。

2. 情绪情感问题 尽管青年在对客观世界的认识上日益趋向成熟,富有理想,积极向上,但是尚存在着一定的局限性,如青年人常常会认为凡是需要的,就是合理的。当理想与现实出现冲突时,最容易显露的问题就是他们的情绪和情感问题。他们很容易在受到挫折和打击时,出现情绪的低落状态,表现为萎靡不振,自暴自弃。他们在情绪和情感方面状态不稳定,反应波动大,甚至还会在恶劣情绪的影响下伴随认知偏误并做出一些非理性的行为。因此,辅导和训练青年对自身情绪的管理,是一个很重要的心理健康教育内容。

3. 性的困惑问题 由于青年时期性心理的成熟时间相对延缓于性生理的成熟,这就很容易引发性的生理需求与社会需求之间的冲突。社会的性观念以及环境的性心理氛围都将直接影响青年有关性方面的健康成长和发展。青年在性心理健康方面的问题较多,较为突出的问题与应对策略如下。

(1) 对性的好奇和敏感:青年人对性的好奇与对性知识的需求是人生的正常发展现象。但是实际上,一般青年都缺乏系统、规范的性教育,他们会出现两方面的情况。一方面,他们对性的自然属性了解不多,往往对性产生神秘感和可耻感。另一方面,青年对性的社会属性也了解甚少,因而出现性行为随便,越轨及不负责任等现象。对青年的系统、规范的性教育是一项艰巨而又极其重要的工作。尽管近年来在这方面有关教育机构和教师都已进行了不少努力,但是对于我国建立性教育方面的完整体系以及有系统、有结构、有方法的具体实施,还有许多工作有待进一步完善。

(2) 对性欲冲动的困扰:性冲动是男女青年正常的心身反应。在一部分青年中出现的性幻想、性梦与手淫等,属于青年人正常的性自慰活动,具有一定的缓解性冲动、性紧张的作用。但是在手淫问题的有益功能上尚存在不同的观点和争议。有些青年则相反,对于性冲动产生一种畏惧感、羞愧感及自责感,他们为之感到苦恼、困惑和厌恶,于是便构成对于性的压抑。有的青年因此构成了性问题方面的“吸引”和“拒绝”之间的冲突,导致了异化,形成了一些病理性的性行为及异常性心理反应。医疗关怀是不可缺少的一个重要环节,通过心理咨询或心理治疗,青年人能够增加有关性健康方面的知识,并掌握一些保持性生理及性心理健康的相关方法。这样才能消除对于性方面的各种纠结和困扰。

(3) 与异性的交往问题:随着青年人性功能及性心理的日趋成熟,异性之间便自然产生了好感和爱慕之情。男女之间的正常交往不仅能促进性心理的健康,而且对于人生的全面发展也将产生积极的促进作用。在男女的交往过程中,青年人也逐渐形成了自己的性观念,包括对性行为、性伦理、性文化等的认识及态度,也包括恋爱观和婚姻观的建立。由于每个青年之间的个体差异,他们在异性交往方面的认知也存在一定的差别及个体特征。有些青年之间的交往适度、平稳、和谐。但也有一些青年沉迷于异性间的接触,在交往中不断发生矛盾和争执,有的甚至出现对立及多方冲突。

青年人异性之间的交往需要给予正确的培养和引导,家庭、学校、社区是他们获得社会支持的重要来源。良好的家庭氛围,父母及家庭其他人员之间的和谐沟通模式都将促进青年沟通方面能力的提高,并具有很重要的示范异性之间交往的作用。青年人的异性交往是一个不断实践和逐步完善的过程。在交往过程中,通过规范的教育和指导,他们会悟出道理,稳定态度,端正观念,向性心理成熟的方向发展。

三、中年心理卫生

中年期是指35～55(60)岁这段时期。其中,中年后期,即进入到老年期前的一段过渡时期又被称为更年期。

(一) 中年期心身发展的特点

当人们步入中年期后，其生理功能由强壮转向衰退，尤其在进入中年后期以后，随着机体各器官和系统生理功能的退行，患各种生理疾病的可能性也会日益增加，然而在心理方面却处于继续发展和相对稳定的状态。因此在心身方面会显现出以下五方面的特点。

1. *智力的最佳状态* 在中年阶段，人们的观察能力、认知能力、记忆能力、逻辑思维、联想推理以及综合分析能力等诸方面都达到了相当高的水准。所以中年期是出成果、成就事业的主要阶段。

2. *个性的成熟独特* 人到中年以后，由于个性的成熟、自我意识的确立以及稳定的社会化，所呈现出的个性特征就更加鲜明和独特。他们有自己较为坚定的信念，有特有的处事方式和人际关系相处方面的固有模式。因此在社会适应以及应对困难及挫折方面都会表现出坚毅稳妥，并具有各自的风格。

3. *情绪的稳定平衡* 与青年人相比，中年人更善于控制自己的情绪，较少出现失控的冲动。同时由于社会经验的积累，资历和阅历的提升，自身在知识及继续学习方面的积累也更加扎实和丰厚。在应对各种社会生活事件时也具备了良好的心理素质及求实的策略和方法，情绪的调适能力也提升到相当的高度。因此，在稳定、平衡的情绪状态下，在实现个人人生目标的道路上能够把握方向，孜孜不倦，理性地努力实现自我的价值。

4. *意志的坚定明确* 在意志及自我意识方面中年人已经有较为客观的认识及自我评价，一般都能有自知之明，会根据自己的实际情况和客观的社会状态来定位自己的生活需求和追求的目标。中年时期是人一生中价值体现的高峰期，同时又承担着家庭和事业的多种责任。对于他们，无论是在工作方面、家庭负担方面还是社会责任等方面都存在着沉重的负担。

5. *角色的多重繁复* 中年人的多重角色是这一年龄段的显著特点。他们是工作岗位上的骨干，是家庭中的顶梁柱，又是社会系统的中坚力量。这些繁复多重的角色很容易引起各种心理负担和心理压力，从而引发心理问题或心理障碍。因此中年人是心身健康问题较为高发的人群，切不可忽视这一客观现象。

(二) 中年期心理卫生的注意要点

中年人中常见的心理卫生问题需要全社会的关注，同时也需要一些切实可行的应对策略和措施。

1. *建立心理健康监测体系* 可以由医疗保健部门、社会保险以及心理咨询机构联合形成一整套新型的心理健康保健制度和监控体系，及时地关心和发现中年人群的心理健康问题。加强社区医疗卫生服务，提高中年人对维护心理健康的意识，在对中年人进行体检时不可忽视心理健康项目的检测，尽早发现中年人群中所存在的心理问题，并做到及时干预和持续随访。

2. *掌握自我心理保健方法* 对于一般中年人，掌握自我心理保健方法仍是一项十分困难的项目。虽然大家都开始意识到心理健康的重要性，但是如何具体掌握心理保健的方法在我国仍是一处较大的空白。中年人对于心理健康有一定的向往，但是要学习心理保健知识，操作心理的自我维护，确实存在不少的困难。尽管有些理念大家也都理解，如“退一步，海阔天空”，要淡泊名利，陶冶情操，要活在当下，快乐生活，等等，但是大家都缺乏具体可行的操作方法。虽然在一些科普读物中有自助的内容，但是光靠阅读、宣讲，而没有专业的实践指导,还是达不到解决问题的实际效果。因此,心理咨询师和心理医生应该充分发挥专长,成为中年人群的心理健康教练员,详细教会大家国内外成熟的,符合我国国情的心理调整方法,让更多的中年人能简洁明了地掌握自我心理保健的好方法,达到保持良好心态的客观效果。

四、老年心理卫生

个体称为老年,一般都以 60 岁为界限。世界卫生组织近年来又把 60～74 岁的老人称为低龄老人,75～90 岁的老人称为中龄老人,90 岁以上的老人则称为长寿老人。老人问题已经成为全球人口老龄化的普遍问题。据统计,我国 60 岁以上的老年人口已近 1 亿,约占全世界老年人口的 22%,占亚洲老年人口的 50%。一个国家平均寿命的增长是体现这个国家政治安定、经济繁荣以及医疗卫生保障水平的重要指标,但是人口的老龄化无疑也给社会和家庭带来了许多新的问题。

(一) 老年期心身发展的特点

传统的观念认为,人到了老年期,在身心方面都开始逐渐衰退。但是从 20 世纪 70 年代以来,欧美一些国家提出了机体的"毕生发展观",认为人的一生都处于发展之中,只是在发展的速度和内容方面,不同的年龄阶段有其不同的特点。老年人在心身发展方面的特点主要表现在以下一些方面。

1. **生理的衰老** 人到了老年以后,全身器官、系统的生理功能都逐渐衰退。感官功能下降,变得眼花耳聋,肌肉萎缩,肌力下降,平衡失调,应变迟钝,随之变得体弱多病,活动范围缩小并单调。

2. **认知的退行** 由于老年人的大脑结构有所萎缩,使得大脑的功能也随之下降。最为明显的是老年人认知功能的下降,有的表现为对外界事物反应的迟钝和淡漠,有的出现不同程度的认知障碍。老年人的智力水平开始下降,记忆力明显减退,痴呆的发生率也有相应的上升。

3. **情绪的滑落** 老年人的情绪状态一般以低落为主。他们容易产生消极,伴有失落感,同时感到孤独、抑郁和悲伤等。"丧失"是构成老人情绪低落的最主要原因,健康、容貌、体力、经济、地位、成就、荣誉等都会滑坡,逐渐丧失。但是有些老人能理性地对待各种"丧失",开始新的追求,以一种崭新的生活方式来重新建构老年生活的内容,因而情绪就得到了调整,走向了一种平静、悠闲、规律、充实、淡定的新格局。

4. **性格的变化** 老人的性格基本上是稳定的,他们有较固定的思维模式和行为模式,显得有些保守和固执,但是也存在着微妙的变化。在日常生活中,他们常会表现为做事刻板、格外谨慎、喜好怀旧、乐被关爱。这些特征一般被称为"老小孩化"。尽管他们的反应欠灵活,思维显缓慢,谈吐偏沉默,但是老人仍具有很多优势,如经验丰富,判断准确,办事老成等。所以对待老人的性格变化需要理解,也需要尊重。

5. **死亡的恐惧** 上了年龄的老人对于死亡多少存在一些恐惧。有资料显示老年人对于不治之症的态度是:81.1%的老人认为应不惜一切代价进行治疗,12.6%的老人认为应给予一般的治疗,只有 6.3%的老人认为可以放弃治疗。由此可见,老年人对于自己生命的存在抱有很高的期望。有一项调查显示,70.6%老人认为自己可以活到 80～90 岁。2007 年上海市民政局、上海市统计局发布了有关老年人口的统计信息。上海人平均寿命 80.97 岁,其中男性 78.64 岁,女性 83.29 岁;100 岁及以上的老人有 680 人。总之,我国人口的平均寿命还在继续上升，因此，作为老年人对于自己长寿的心理预期也在逐年增高，而对于死亡的接受却相应增加了难度。

（二）老年期心理卫生的注意要点

对于老年人，在心理方面都会存在一些冲突和压力，如社会地位的转变与角色转换之间的矛盾，强烈的参与欲望、生活夙愿的实现与身心衰老、力不从心之间的矛盾，老有所养与经济保障之间的矛盾，安度晚年与意外事件的不良刺激所产生的矛盾，等等。因此维护老年人的心理卫生是提升老年生活质量的重要基础。对老年期心理卫生需要从以下几方面重点进行关注。

1. **增强社会适应** 适应是个体对自己的行为进行自我调节和控制，以达到与环境一致的过程。老年人的社会适应需要多方面的调整，这样才能增强自我的适应能力。老年人在观念的调整方面需要适应，老年人对于日新月异的社会发展会感到陌生或不习惯，会产生排斥感和拒绝感，实际上这正是需要努力适应的一个方面。老人如何活在崭新的现实中，这正是老年生活中的一大课题。

2. **加强脑体活动** 保持适当的脑力活动能延缓老年人的脑功能衰退。老年人可以通过继续学习、操练思维、强化记忆、获得信息等使思维保持在正常运作状态。所谓老有所学、老有所为都能锻炼老年人的思维，防止思维的非用性衰退。

3. **保持愉悦心情** 老年人要保持愉悦的心情，因为只有这样才能达到身心健康的目标。要保持愉悦的心情，老人在摆脱烦恼的同时，还需增加新的幸福的体验。保持与家人的和谐关系对老人的心情至关重要。除了老夫妻的关系需要认真调整以外，老夫妻和子女及孙辈的关系也需要很好的定位。由于社会形态的变化、环境的变化以及客观需求的变化，老年人，尤其是低龄老人还在充分“发挥余热”。他们可能会放弃自己原有的角色而成为子女养育孩子的助理或帮手。这些琐碎的家事理应为老人增添天伦之乐，但是对于许多老人却成了沉重的负担。他们有的成为“留守老人”，有的成为“专职保育员”，而且在经济方面还要承受“啃老”的“义务”。老人要做到保持愉悦的心情并不容易，需要在认知方面进行调整之外，在应对实际问题的策略和方法方面也应做好恰如其分的抉择。

4. **调整认知看法** 认知理论认为，认知是情绪和行为的中介，理性的认知能够使人的情绪良好和行为适应。因此调整认知对于老年人保持心身健康是一种有效的方法。现代科学已经证实，人体的神经系统、内分泌系统以及免疫系统都与大脑边缘系统的结构与功能有关，而合理的、理性的认知正是大脑边缘系统获得有效调整的一种可靠途径。尽管对于老年人来说，改变稳定的固有认知模式确有一些困难，但是调整认知，并通过认知的调整获得情绪和行为调整的效果的确是具有实效的好方法。因此要认识到一些功能失调的信念及自动想法可能产生的负面效果，杜绝这些负性认知对自身情绪、行为及生理反应的干扰。

5. **维系健康行为** 世界卫生组织曾经指出：“个人的生活方式，包括饮食、烟草、酒精和药物的消费及运动是决定个人健康的重要因素。”老年人易患的心脑血管疾病、恶性肿瘤、糖尿病等常见疾病都是与不良的生活方式及行为有着密切的关系。所以，老年人应改变抽烟，酗酒，高糖、高盐饮食，暴饮暴食，滥用药物，不爱运动，睡眠无规律等不良的生活习惯，规划好自己的老年生活，真正实现老有所养、老有所乐、老有所学、老有所为的健康长寿的生活。

第三节 病理心理概述

一、病理心理的定义

病理心理的定义很难用只言片语来概括，因为这同样也涉及到个人经验标准、统计分析标准、社会适应标准、心理测验标准及医学诊断标准。

病理心理可以体现在以下三方面的失调上。

1. **心理活动与社会环境的失调** 个体的心理活动是对客观现实世界的反映，故应该和环境保持一致性和协调性，如果这种一致性和协调性遭到破坏，构成对客观世界的歪曲或虚构，则提示病理心理活动可能发生。

2. **心理活动内部的失调** 个体心理过程中的认知活动、情感活动和意志活动应是协调一致的，心理活动与行为也应协调一致，这种统一的心理活动保证了个体具有良好的社会功能，并能进行有效的活动。如果个体的心理活动出现内部相互不协调，甚至出现失衡，就能提示病理心理的发生。

3. **心理活动稳定性的失调** 个体心理活动是遗传和环境交互作用的结果，在人的发展过程中，心理发展及其表现有其自身的内在规律和内在稳定性，每个个体的过去、现在和将来均有着内在和必然的联系。个体的发展过程中，心理活动的变化是稳定和有规律的。如果其稳定性被打破，出现突然的不符合规律的变化，那就提示心理健康的水平下降。

二、不同学派对病理心理的解释

自古以来各派学者对于病理心理持有不同的看法，而这些观点的共同基础是自然论，即他们根据自然事件来解释病理心理和行为，包括心身异常和人际关系障碍。对于病理心理的解释在学术上基本可分为医学模式和心理学模式两大类。

1. **医学模式** 根据医学模式(疾病模式)，病理心理就是疾病。发生病理心理和行为就如生一场疾病，有其病因，有一系列症状，也有疾病的过程，转归及预后。严格地说医学模式认为产生病理心理是一种生物学原因，是由于机体的某种损害而引起的疾病。事实上许多出现病理心理的个体并没有发现其真正的医学原因。虽然不少学者并不认同所有的病理心理都产生于机体的生物学原因，但他们还是倾向用医学模式思考，习惯使用医学术语如症状、病因、诊断、综合征、治疗、治愈等来表述病理心理的各种现象。更有甚者对于那些缺乏生物学原因的病理心理个体采取药物和其他相关生物学方法的治疗。

虽然当今医学模式十分普遍，渗透于整个病理心理学术领域，但也有不少学者对此表示质疑，他们认为大多数病理心理至今未找到客观的生物学原因，因此把病理心理与生病等同是错误的结论。他们认为把病理心理和行为贴上生病的标签不仅是对个体与社会冲突的曲解，也免除了个体对于自己不适应、不和谐的所作所为的责任感，所以医学模式客观上强化了对社会及他人产生负面影响的病理心理行为。

2. **心理学模式** 心理学模式是医学模式的补充，它将病理心理归于个人在和环境相互作用中的心理过程，而不是生物学方面的功能损害。这样解释病理心理现象的角度就更加拓展，如忽视教育、创伤经历、认知曲解及应激压力等都可成为病理心理产生的根源。关于心理学模式主要有以下一些学派。

(1) 心理动力学:认为病理心理是潜意识中的心理冲突,这些冲突渊源于童年时期成长的凝滞。

(2) 行为主义:认为病理心理源于不良的学习,适应不良的行为得到强化,而适应良好的行为却没有得到强化。

(3) 认知理论:认为病理心理是因个体对于自己、环境及将来曲解的看法和想法以及功能失调的信念所致。

(4) 人际关系理论:认为病理心理是人际关系紊乱引出的结果。

(5) 社会文化理论:认为病理心理是社会和文化的产物。

(6) 人本存在理论:认为病理心理的产生是由于个体的内心世界被局限,精神生活被枯竭,潜能发挥遭阻滞,人生价值不能够完全得到体现。

三、病理心理的治疗

探讨研究病理心理的原因无非是为了治疗病理心理,改变病理心理。治疗使用何种方法往往取决于对病理心理的理论解释。医学模式推崇于医学治疗,药物应用、住院治疗、电击治疗、手术治疗等方法都很普遍。心理学模式则提倡心理治疗。据统计心理治疗方法多达一千多种,但客观上真正有效的,能被世界各国学者认同的心理治疗方法并不多。其中精神分析、行为治疗、认知治疗、来访者中心疗法及系统治疗等受到广泛的认同。这些方法从个别治疗形式推广应用到小组治疗、家庭治疗、夫妻治疗等多种形式。考虑到病理心理产生原因的复杂性及治疗的实效性,近年来各国学者倾向于综合治疗的模式,常把医学治疗与心理治疗结合,以达到最佳的治疗效果。

参与病理心理干预的专业人员通常有三种:精神科医生、临床心理学家及社会工作者。精神科医生专长于诊断和医学治疗,最常用的方法是药物治疗。临床心理学家在我国可分为心理咨询师和心理治疗师,他们是通过结构式谈话方法与来访者沟通,实施帮助和治疗。他们虽然没有处方权,但心理咨询和心理治疗的效果在一定范围内同样能与药物治疗媲美。社会工作者也接受过心理咨询方面的专业训练,但他们的工作范围主要是基层,更多地服务于病理心理人群的康复工作。

四、病理心理的预防

所谓病理心理的预防即防止病理心理的发生。预防的目标放在改变环境、家庭和个人。例如对于条件不好的社区儿童、青少年开展丰富有益的活动,通过父母学校教会家长如何养育好子女,协助家庭的成长和发展,辅导个人如何合理地应对各种挫折、应激及困扰等。

Kaplan 于 2000 年提出了三级预防的模式。

1. **一级预防** 面对所有的人群,重点放在最初阶段预防心理疾病的发生。通过营造心理健康的环境,增强个人的自身力量,教会他们应对压力的技巧,避免发生病理心理及心理疾病。

2. **二级预防** 其重点是预防特定疾病的高危人群发病。例如青少年品行障碍,成年后可能具有反社会性,二级预防试图找出这些有问题的青少年,对他们进行早期心理干预。目标是预防他们朝反社会人格障碍方向发展。

3. **三级预防** 疾病刚发生就及时进行规范的治疗,控制疾病发展程度,尽早治疗,尽快治愈。

第四节　常见病理心理的主要表现

一、心境障碍

心境障碍又称为情感性精神障碍，是人群中很常见的一种心理问题，一般人群的3%～5%患有此病症。它一直受到医学家的关注和重视，对于抑郁的识别与治疗十分重要，直接关系到众多人群的心身健康及生活质量。需要指出的是我国在CCMD-3中把原来分类在"神经症"中的抑郁划归到了心境障碍范围，因此对于抑郁的理解需要更注重其实际的表现。

（一）抑郁的主要表现

抑郁是一种以情绪低落为主的常见的心理障碍，其症状可表现在情绪、认知、躯体症状及人体征象等方面。

1. **情绪表现**　情绪低落，心情压抑沮丧，无愉悦感，兴趣下降明显，与外界情感交流缩窄，回避人际关系，反复出现想死的念头或有自杀自伤行为等。

2. **认知表现**　有自责自罪感，对人生无望，厌世无助，难以专心，注意困难，优柔寡断，犹豫不决，记忆力下降，少数伴有幻觉和妄想等。

3. **躯体表现**　精力减退，疲劳乏力，失眠或多睡，经常早醒，厌食或多食，体重明显下降，精神运动性迟滞或激越，腹泻便秘，性欲下降，经常出现昼重夜轻的规律性状态波动等。

4. **人体征象**　躯体弯腰曲背，动作呆板迟缓，面容悲凄伤感，皮肤干燥无光，舌苔厚腻，口臭等。

（二）躁狂的主要表现

躁狂表现为心境高涨，可以从一般的高兴愉快到欣喜若狂，这种心绪的高涨状态虽然与患者的处境极不相称，但旁人往往予以正面理解而不能意会到问题所在，其社会功能可以毫无损害或者轻度损害。

1. **情绪表现**　兴奋激动，欣快高涨，情绪不稳，容易激动，缺乏耐心，行为鲁莽，以自我为中心，好要求别人等。

2. **认知表现**　自我评价过高，虚拟夸张标榜，思维奔逸，语速很快，联想翩翩，意念飘忽，判断失误，杂乱无章，偏执狂妄等。

3. **躯体表现**　精力极度充沛，睡眠需求减少，性欲亢进等。

4. **人体征象**　精神运动性兴奋。

（三）干预的相关问题

1. **心理及生物学假说**　精神动力学理论认为抑郁症患者所感受的是一种强烈的失落，失去的是曾经既爱又恨过的某些客体，这种失落有的具有现实性，有的是处在臆想层面。这种失落感来自于潜意识中的冲动反应却反向地指向自我，构成了对自我的贬低，导致了整体的抑郁。认知学说认为个体的核心信念系统中如果存在负性的成分，就会构成一些维护性行为来支持相应信念及衍生的规则。一旦遇到激发性社会生活事件，其信念及规则便会启动负性自动想法，曲解地感受、体验、评估和预测"自我"、"环境"及"将来"，产生了非现实的过低的评价，从而导致抑郁。生物学学说都关注在人体大脑中的儿茶酚胺（去甲肾上腺素NE等）和5-羟色胺（5-HT）。多年的医学研究虽然有一些收获，但结果尚未被一致认可。儿茶酚胺学说提出大脑的低NE水平可导致抑郁，而NE的增高则会产生躁狂。5-羟色胺学说认为大脑中 5－HT 低水平引发抑郁，反之则产生躁狂。

应该指出，无论是大脑中的儿茶酚胺还是 5－HT 的水平高低都不是指绝对的量的多少，而是指大脑某些部位的神经递质在神经细胞突出间隙传递中，递质在细胞间前膜对后膜的作用的大小。尽管这些理论是一种假说，但目前医学中抗抑郁抗躁狂药物的作用机制都支持这些假说而获得可靠的临床治疗效果。

2. *心理干预*　心理咨询和心理治疗对于抑郁患者有很重要的价值。心理支持能给予患者温暖、关注、理解及同情，认同他们的抑郁感受，帮助他们认识致病的因素和调整他们的误解，有助于患者理性地认识抑郁，引导抗抑郁的需求，接纳心理干预。

认知行为治疗（CBT）对于抑郁症的疗效早已为各国专家学者所公认。认知行为治疗结构严谨，操作性强，老少皆宜，疗程较短（一般 8～12 周），易为我国患者接受。认知治疗有个别治疗、小组治疗、家庭治疗、夫妻治疗等多种形式。由于治疗是通过调整患者深层的负性信念以及浅层的曲解自动想法达到调整抑郁情绪及不适应行为的效果，有助于预防复发，所以具有治本的疗效。近 10 年来的大量临床实践和研究成果表明，功能性磁共振成像（fMRI）能通过检测大脑结构某些区域成像的改变来确认认知行为治疗的客观疗效。所以，以往在认识上停留于医患沟通和语言交流干预的有效方法如今已能通过磁共振成像检测技术来肯定心理干预具有可靠的生物学基础。为了达到治疗的最佳效果，各国学者都认为在有条件的情况下实施认知行为治疗，配合药物治疗，是抑郁症治疗的理想方案。

3. *药物及其他治疗*　抗抑郁药物对抑郁症的治疗效果是肯定的，其有效性达到 70%～80%。三环类抗抑郁药是传统的药物，近 10 多年来新药的使用在我国也非常普遍，SSRI（选择性 5－HT 再摄取抑制剂）、SNRI（儿茶酚胺和 5－HT 双重再摄取抑制剂）都在临床中取得了很好的效果。药物治疗同样需要科学地、人性化地考虑疾病与个体的综合因素，并非长期服药就是治疗抑郁症的常理。

锂盐可用于复发的双相型障碍躁狂症，也可用于急性双相抑郁症和少数单相抑郁症。在临床中抗抑郁药物和锂盐可联合使用。

电休克可作为选择性的治疗方法，对于有强烈自杀念头和行为倾向的患者，对于抑郁又出现某些精神症状的患者，对于不能耐受药物治疗的患者都可使用电休克治疗，其疗效能达到 90%以上。

二、广泛性焦虑

（一）广泛性焦虑的主要表现

广泛性焦虑是指一种以缺乏明确对象和具体内容的提心吊胆及紧张不安为主的担忧状态。慢性轻度的焦虑可表现为紧张，担心，轻度烦恼和容易激动。这些症状往往与所处的环境因素有较密切的关系。慢性中度焦虑除了有紧张不安，提心吊胆之外，持续时间可超过 6 个月甚至长达数年。患者伴有明显的自主神经性反应，如心动过速、恶心、腹泻、尿频、手脚冰凉、出汗。同时还可出现失眠（以入睡困难为主）、注意力集中困难、疲乏、叹息、发抖、易惊等。广泛性焦虑有家属性发病倾向。

（二）干预的相关问题

（1）鼓励患者建立自信，让他们参加有创意的活动，调整他们曲解的认知都是有效的心理干预方法。放松训练是常用的行为干预技术，有的可通过腹式呼吸、放松操、气功、瑜伽或催眠来达到机体及情绪放松的效果。生物反馈也是一种很有效的放松训练方法，它利用现代生物反馈仪器，将人体的生理功能放大并转换成声、光等反馈信号，使患者根据反馈信号学习调节自己体内不随意的内脏功能及其他躯体功能，达到治疗的目的。

(2) 由于广泛性焦虑无明确对象和固定内容，暴露疗法及系统脱敏技术对于消除焦虑无法操作，故不能采用。

(3) 在心理干预的同时配合使用抗焦虑药物能起到更好的治疗效果。

三、惊恐障碍

(一) 惊恐障碍的主要表现

惊恐障碍是以反复的惊恐发作为主要原发症状的神经症。这种发作具有不可预测性，也不局限于某种特定的环境。这种发作并不是广泛性焦虑的程度延续，也不是广泛性焦虑所能诱发，但有些患者可伴有广泛性焦虑。惊恐发作有它的"自限性"，即发作的过程到最后有自主缓解的倾向。

惊恐发作发病突然，不可预测，所出现的症状往往只有患者自我感受，他人难以想象和体验。症状主要表现为强烈的自主神经反应，如心悸、胸闷、胸痛、震颤、窒息、腹痛、出汗、眩晕，此外还可以出现解体感、错乱感、恐慌感、发疯感和濒死感等。

出现惊恐发作的患者往往是极度焦虑和害怕，又感到束手无策，一般情况下会想方设法去求医。求医都有一个程式，从急诊挂号、候诊、诊疗、检查到医学处理需要一段时间，由于惊恐发作有其"自限性"，所以当就医过程结束，患者的发作症状也往往自趋缓解，有的甚至不经医学处理就能回家。患者常常为自身的"严重症状"和医生的一般处理而感到不满和无奈。但以单纯生物医学模式为主的医护人员确实难以与患者构成贴切的理解和同感。

(二) 干预的相关问题

(1) 认知行为干预是心理干预的有效方法，尤其对于急性患者，心理支持更显得及时和有效。由于认知行为干预不能完全消除症状，所以常常需要与药物治疗联合应用。

(2) 药物治疗是惊恐障碍的基本治疗方法。常用的药物是抗抑郁药和抗焦虑药，也可配合抗惊厥、抗癫痫药物。但是每个人都有个体差异，所以用药需要因人而异，不能使用单一模式。

四、恐惧症

(一) 恐惧症的主要表现

恐惧症是一种以过分和不合理地惧怕外界事物或处境为主的神经症。有恐惧症的患者体验到的是持续的和不断强化的恐惧。虽然遭受的刺激并非严重，但其感受却大大超过刺激的强度。尽管所面对的场所情境和物品对象无足轻重，但患者还是感到十分的害怕、畏惧，出现回避反应。恐惧和回避的交织使患者感到无奈和压抑，感到羞愧和沮丧，同时他们的社会功能也明显下降，有的能力下降，有的放弃机会，有的萎靡退缩，有的推脱重任。

恐惧症可在数月或几年内逐渐形成，形成的过程往往是不知不觉，逐渐加重。严重的患者症状可持续长达 10 年之久。有的在疾病发展过程中，恐惧的内容可能出现泛化，把对个别事物的恐惧泛化成对一组事物的恐惧，不仅是范围的扩大而且在程度上也不断强化和加重。恐惧症根据恐惧对象的不同，通常可分为场所恐惧症、社交恐惧症和特定恐惧症等三类。

1. **场所恐惧症** 场所恐惧有两种，一种是无惊恐障碍史的场所恐惧，另一种是有惊恐障碍史的场所恐惧。前者大多是畏惧开阔或封闭的场所，人群多的地方，陌生的地方，独处的地方。在这种场合患者感到无安全感，有时会联想翩翩，假设出许多莫名其妙的畏惧内容，越想越感到害怕和恐惧。有些患者会在恐惧的同时出现人格解体（感到自己不真实或被分离）和现实解体（感到周围环境不真实），还可伴有抑郁情绪。后者是因曾经发生过惊恐障碍所引起的对某些场所的恐惧。有的因在某个环境中出现过一次突如其来的惊恐发作，以后便对所有类似的场所都产生害怕，回避这些场所，生怕再度引发惊恐发作的痛苦感受。他认为自己的回避行为有益于预防惊恐的发作，客观上惊恐不再发作与他的回避行为无本质上的联系，却被他误认为是回避行为有效地防止了惊恐的发作，从而回避场所的行为无形中被不断地强化。

2. 社交恐惧症　社交恐惧表现为在与别人的谈话中或在公共场合被别人观察到自己的“不自然状态”或“怪异的失控状态”，从而认为这会有损于自己在别人心目中的良好形象。确实社交恐惧的患者往往客观上存在一些容易发生的诸如脸红、出汗、目光漂移、手足无措等反应，这与他们的生理状态以及不习惯于与人交往的焦虑情绪有关。但是担心被人注意和目光对视的情况常常发生，因为他们的不自然状态以及症状性的表现会无意地被旁人发现，别人感到好奇，随意地用目光扫视或略加关注。但常常发生巧合的是这些目光会被极度敏感的患者所发觉，这就构成患者恐惧害怕的依据及理由。这里并非是患者的猜疑，更不是他们的“幻觉”。事实上社交恐惧的由来真是从偶然的很小的现象被泛化而成。典型的社交恐惧一般在青春期发病，占人群的3%～5%，女性多于男性。近年来发现成人发生社交恐惧也并非少见。

3. 特定的恐惧症　这是对某单一特定事物的恐惧。常见的恐惧事物有动物（如昆虫、老鼠、蛇）、高空、雷电、暴雨、尖刀、血液，等等。

（二）干预的相关问题

（1）目前对于惊恐障碍的心理治疗，各国最广泛应用的是认知行为治疗。治疗的关键是调整患者认知系统中被曲解的恐惧信念以及对恐惧对象进行暴露。系统脱敏法是对于恐惧的对象通过逐步分级的交互抑制过程来抗衡对刺激原的恐惧，最后使患者能直面恐惧的事物，消除恐惧的情绪以及回避性行为。满贯疗法是一种快速暴露法，让患者一下子直接面对他所畏惧的事物，而不给予做出回避反应的可能以及机会。患者不得不暴露于某些对象及情境中，使患者很快地接受和适应所恐惧的事物。虽然满贯疗法的操作直接并有一定的效果，但对于某些有器质性疾患（如高血压、冠心病等）的患者采用此方法需要特别谨慎，因为过快的暴露会超出患者机体的承受度，引发潜在的躯体疾病。心理支持及少量的抗焦虑药物能帮助心理干预产生更好的效果。

（2）SSRI、SNRI、抗焦虑药物以及β受体阻断剂都是临床中治疗恐惧障碍的常用药物。

五、强迫症（OCD）

（一）强迫症的主要表现

强迫症是一种以强迫症状为主的神经症。患者出现重复的观念、臆想和行为。他们意识到这些想法和冲动的重复存在，知道来源于自我，并非与愿望一致，也渴望终止这些重复的观念和行为，但要做到却十分困难，为之感到十分压抑和沮丧，严重影响情绪及社会功能。

强迫症的表现形式主要有两类：强迫思想和强迫行为。

1. 强迫思想　包括强迫观念（如：“4”的谐音是“死”，是一个倒霉的数字，我要尽可能避开所有的"4",否则我会闯祸),强迫回忆(如:反复追忆一个只记得姓却忘记了名的小学同学),强迫性对立观念(如:一边在走路一边在想我不会走路怎么办),穷思竭虑(如:世界上到底是先有鸡还是先有蛋),害怕丧失自控能力(如:怀里抱着婴儿,脑子里却反复冒出一个念头,我会不会失控把小孩从窗口扔出去)等。

2. **强迫行为** 包括反复洗涤(如:洗手、擦地板、洗衣服、洗澡等),反复检查(如:检查煤气开关是否关,检查抽屉是否锁,检查房门是否关,检查书包里的东西是否遗失,检查衣服是否被脏水污染等),强迫核对(如:边做作业边反复核对是否有出错),强迫计数(如:走楼梯数台阶,过马路数斑马线等),强迫仪式动作(如:走进房间一定要用右脚跨入,走在大厅中绝对不能踩到地砖的边线,回家必须在门口跳 3 次等)。

(二) 干预的相关问题

(1) 心理支持及认知行为干预是常用的方法,其中对于仪式性症状,暴露和反应性防卫(阻断强制性行为)相结合的技术有较好的效果。对于着魔状态的患者,可用意象暴露法,即通过想象可能要发生的体验,来降低对着魔状态的心理依赖。森田疗法对于强迫症也有一定的疗效。

(2) 心理治疗和药物治疗(抗抑郁、抗焦虑药物)的联合应用对于中等程度的强迫症有较为理想的改善效果。药物能较快地帮助缓解症状,心理干预则能从心理机制方面重塑患者的信念及行为模式。

六、躯体形式障碍

这是一种持久性地担心或相信自身各种躯体症状的优势观念为特征的神经症。患者因感受到各种症状而反复就医,各种医学检查的阴性结果以及医护人员的反复解释均不能打消患者的疑虑。即使有时患者确存在某种躯体障碍,却不能合理解释患者诉说的症状的性质、程度,或其痛苦的优势观念。患者经常伴有焦虑和抑郁情绪。尽管患者所体验到的持续性症状与不愉快的生活事件、困扰或冲突密切相关,但患者却常常否认其心理因素的存在。在躯体形式障碍中,最为常见的有躯体化障碍、疑病症、躯体形式自主神经紊乱和持续性躯体形式疼痛障碍等。

(一) 躯体化障碍的主要表现

这是一类多种多样、经常变化的躯体症状为主的神经症。其特征是有各种症状,但体格检查和实验室检查都不能发现躯体疾病的证据,医生无法用器质性疾病的判断依据来解释患者症状的严重性、变异性、持续性和伴随的社会功能受损。常见的躯体症状表现如下。

1. **消化系统症状** 恶心、呕吐、腹胀、反胃、腹痛、舌苔厚腻、嘴里无味、口臭、大便次数多、大便不成形,糊状或水样大便等。

2. **呼吸系统症状** 胸闷、胸痛、气急、气短、咽部梗塞感等。

3. **泌尿生殖系统症状** 尿频、排尿困难,生殖器周围不适,频繁遗精、异常多量的阴道分泌物。

4. **皮肤或疼痛症状** 出汗、瘙痒、肿胀感、异样不适、麻木、刺痛、局部疼痛或周身疼痛。

(二) 疑病症的主要表现

患者坚信并担忧自己患有严重的躯体疾病,为此反复就医。虽然各种医学检查的结果均为阴性,医生对患者并未患有严重的躯体疾病做了详尽的解释,但是仍然很难打消患者的患病观念。患者甚至以各种假设来怀疑医护人员在诊治过程中的失误或漏诊。

（三）躯体形式自主神经紊乱的主要表现

这是一种主要受自主神经支配的器官系统（如心血管、胃肠道、呼吸系统）发生躯体障碍所致的神经症样综合征。患者在自主神经兴奋症状的基础上（如心悸、出汗、震颤），又发生了非特异的，更有个体特征和主观性的症状。但是经医学检查，都不能证明器官和系统存在有器质性病变及障碍。

（四）持续性躯体形式疼痛障碍的主要表现

这是一种不能用生理过程或躯体障碍予以合理解释的持续性的严重疼痛。患者的情绪冲突或心理社会问题往往直接导致了疼痛的发生，医学检查未发现相应主诉的躯体病变。此病程持续迁延，不同程度地影响患者的社会功能。

（五）干预的相关问题

心理干预对于治疗躯体形式障碍是十分重要的环节。无条件的积极关注和真诚的同感是一种有力的心理支持。患有躯体形式障碍的患者往往都能从内心的深层面挖掘出引发心理问题的心理社会根源。去除压力源虽有一定的效果，但更为重要的是调整患者应对压力的认知和行为模式，提高应对能力及应对效果。

药物的配合应用是提高治疗效果的重要方面，但治疗的过程需要医生在排除器质性疾病的基础上摆脱治疗躯体疾病模式的局限性而考虑使用精神类药物。通常使用的是抗焦虑和抗抑郁药物，能产生明显的效果。

七、急性应激障碍

（一）急性应激障碍的主要表现

急性应激障碍又称为急性应激反应。在急剧、严重的精神打击下，立即（在 1 h 内）就产生心理障碍。此时表现为强烈的恐惧，胆战心惊，异常激动，辗转不安，行为盲目。有的则表现为全身瘫软，无所适从，不知所措，甚至出现短暂轻度的意识模糊。

（二）干预的相关问题

急性应激障碍的发生与应激源严重的精神打击有关，如果应激源被消除，症状往往历时短暂，缓解较快。由于每个人的心理素质不同，对客观刺激的认知及应对模式也不同，所以对于构成急性应激障碍的刺激源（常常是突发性的社会生活事件）也存在较大的个体差异。有时刺激源在常人的眼中可能是很普通的小事情，但对具有高度敏感性特征的个体，这些事件却能够引发他们强烈的心理障碍。

所以在心理干预中，应给予积极的关注和充分的同感，理解患者的处境和他们的刺激源，尽可能及时地帮助患者消除他们特定的刺激源。

八、创伤后应激障碍（PTSD）

（一）创伤后应激障碍的主要表现

这是一种由于异乎寻常的威胁性或灾难性的心理创伤所导致的延迟出现及长期持续的精神障碍。这种精神障碍有以下特征性表现。

1. *反复闯入性体验*　患者的心理创伤来自可称为天灾人祸的遭遇、事件及处境，其灾难性超过了一般的日常生活事件，其沉重打击越出了一般常人的承受度。在应激障碍发生后，患者会出现反复闯入性的重现创伤体验，会不由自主地回想遭受打击的经历及过程。经常做噩梦，其内容都与创伤性的事件有关。反复发生错觉或幻觉，似乎事件中的场景和人物又呈现在自己的面前。尤其是当目睹创伤事件中死者的遗像、遗物或旧地重游时都会触景生情，给心理带来极度的悲伤。在此痛苦时往往伴有心悸、心慌、出汗、脸色苍白等明显的生理反应。

2. **持续的警觉性增高** 患者十分警觉，过分担惊受怕，一直处在惶惶不可终日的状态，因而导致入睡困难或睡眠不深。平时患者的注意力难以集中，无名火大，容易激惹，显得十分焦躁。

3. **持续性的回避** 患者对相似于创伤性经历的情境或人物都尽可能地回避。为了不让痛苦再起，尽可能地避开与人交往，回避参加群体活动，对他人显得十分冷淡。封闭自己，对周围所发生的事情熟视无睹，似乎力求在忘却与创伤性事件相关的所有一切。

4. **对未来失去信心** 患者不仅对于自我、环境的评价很低，对于将来也感到十分无望，他们看不到自己有光明的前景，往往把创伤后所残留的萎靡状态看作为以后生活的永久格局，因而一直处于抑郁状态。

(二) 干预的相关问题

很多创伤后应激障碍的患者并没有清晰的主诉，70%～80%的患者都因难以在心理干预中再次承受对创伤的体验，所以都回避接受心理咨询和心理治疗。心理干预的常用方法是教育、支持和认知治疗。因为患者的配合程度不尽如人意，所以在干预实施中常常会出现一些阻抗。药物治疗对患者有一定效果，但用药需要十分谨慎。有些药物会使患者唤醒或被动再体验创伤性体验，使疗效适得其反。很多学者都主张给患者药物治疗的同时需要配合心理干预，这样能提高治疗的效果。

九、适应障碍

(一) 适应障碍的主要表现

适应障碍是指患者在有一定人格缺陷的基础上由于应激源或困难处境，产生烦恼和抑郁，同时伴有行为适应不良和生理功能障碍以及社会功能缺损的心理障碍。适应障碍主要表现有以下一些特征。

1. **诱因明显** 产生适应障碍都有明显的社会生活事件为诱因，尤其是生活、学习、工作环境的改变或社会地位的改变。有些生活事件初看来不起眼但这些变化的内容都可以成为适应障碍的引发因素。

2. **人格基础** 人格基础和特点在构成适应障碍中往往起到很重要的作用。人格特点决定了生活事件被激活为适应障碍的中介因素。遇到雷同生活事件的个体，有的能直面应对，有的不屑一顾，有的却产生了适应障碍，这是因为不同的个体有不同的人格，不同的反应便产生了不同的结果。

3. **不良情绪** 适应障碍的情绪反应主要有抑郁、焦虑和害怕等。表现为情绪低落、兴趣缺乏、动力不足、进取受限、焦躁不安、容易激惹等。

4. **行为障碍** 主要表现为萎靡不振、拖拉懒散、得过且过、不修边幅、交往局限、话语减少、反应冷淡、偶有攻击等。

5. **生理反应** 生理功能反应表现最多的为咽部不适、心悸胸闷、入睡困难、半夜早醒、食欲不振、多便溏薄、周身疲乏、月经不调等。

(二) 干预的相关问题

不要以为此障碍有自行缓解的可能性就放松了对患者的心理干预。适应障碍的心理干预贵在预防，心理健康专业人员应加强人群的心理健康教育，提高他们对环境及生活事件的应对能力。及时发现在适应过程中的各种反应及相应表现，进行支持、引导、咨询等干预。充分调动潜能，激发他们自身的资源及动力来克服适应中遇到的各种问题及困扰。

十、进食障碍

（一）进食障碍的主要表现

进食障碍是一组以进食行为异常为主的精神障碍，主要包括神经性厌食、神经性贪食及神经性呕吐。拒食、偏食、异食症等多见于儿童。

1. **神经性厌食** 多见于女性青少年。她们为了自己设定的目标，大多数是为了害怕发胖、减肥或向往苗条漂亮故意限制饮食。她们为了达到控制体重的目的，对食物的营养成分十分关注，了解也会很多。她们的减食有一个过程，先是少吃主食，逐渐对一些蛋白质、脂肪含量较高的食品排斥，用蔬菜和水果替代，食量会逐渐减少，即使到了营养严重不足，人体极度消瘦的状态她们还是固执地坚持自己的行为方式。

神经性厌食的患者体重比正常平均体重轻15%以上，在青春期达不到躯体增长标准，甚至出现发育延迟或停止。可出现下丘脑-垂体-性腺的广泛内分泌紊乱。女性表现为月经失调或闭经，男性表现为丧失性兴趣或性功能低下。

患者常常故意运用自我诱发呕吐、自我导泻、过度运动、服用厌食剂和利尿剂等来消耗自己。

患者的认知方面功能失调，持续地存在异乎寻常的害怕长胖的强烈信念，他们给自己限定了一个过分的低体重界限，这些标准远离正常健康的医学标准。他们对于胖瘦程度的评估有双重标准，即对于别人胖瘦程度的评估尚比较客观，但对于自我评估却完全失实，即使已经十分消瘦，如同皮包骨，但还会觉得很丰满而自我欣赏。

2. **神经性贪食** 这是一种持续性的，反复发作的，难以控制的摄食欲望及暴饮暴食行为。少数患者因多食而出现病理性肥胖，体重剧增。但多数患者是神经性厌食的延续者，他们对于发胖有强烈的恐惧，所以常用引吐、导泻、禁食等方法来抵消超量的摄食，实际上他们的体重都明显低于正常值。

神经性贪食患者的年龄较神经性厌食者略高，在认知方面存在明显的曲解和功能失调。他们把消瘦看作是形体美，越瘦越美。把暴饮暴食视为满足口福的补偿，把能够引吐作为对付暴饮暴食的有效手段，在他们看来这是“两全其美”。因此暴食—呕吐—暴食—呕吐成了他们的行为模式。通常他们都能认识到自己行为的过分及异常，但亲朋好友的劝说都难以改变他们的想法和做法。

（二）干预的相关问题

对于进食障碍患者的心理干预是一项十分重要又十分艰难的工作，不仅需要良好的医患关系，需要充分的耐心，同时还需要精湛的技术。尽管干预的目的是为了调整和改善患者的心身厌食状态，但在干预过程中却不宜简单反复强调饮食障碍对身体可能产生的近期和远期的损害性影响，也不宜用强制的手段或过分迁就的方法来控制患者的进食。因为这些方法虽然看上去都是为了患者的健康利益，但这些缺乏真诚同感的简单方法，会破裂咨询和治疗关系，反而会引出适得其反的对立和阻抗，使心理干预难以深入。

应深入挖掘他们潜在的心理机制，搞清楚他们的核心信念、规则、假设及应对模式，也需要了解他们产生心理行为问题的激发性社会生活事件。只有真正地调整了他们信念系统中的功能失调性成分，才能有效地转变他们的情绪和行为。

充分发挥家庭及社会支持系统的功能是帮助患者走出障碍的重要力量。所以在心理干预中不可忽视改善家庭气氛，调整好亲子关系。配合使用抗抑郁、抗焦虑药物有助于改善患者的情绪，营养补充及机体支持治疗都是预防和应对患者的营养不良或机体的极度虚弱状态的必要措施。

十一、人格障碍

（一）人格障碍的主要表现

人格是每一个个体所特有的较易被识别的持续的行为模式。所谓的人格障碍是指具有明显特征的人格类型，或是一种突出的，由来已久不易改变的行为模式，这种模式体现为偏离一般社会文化准则，难以被他人所接受，从而导致了为人处世方面的格格不入状态。人格障碍患者多数表现为几种适应不良个性的混合。这种状态长期存在，给他人的印象是"本性难改"，有的患者也因他们的社会不适应状态及行为的不良后果而感到苦恼和无奈。每个人都会隐含地存在一些人格方面的缺陷成分，尤其在遇到显著压力时会暴露出人格方面存在的问题。但这不能与人格障碍相提并论，因为人格障碍是明显的病理状态，其严重程度远远超过了正常人群中会出现的一般问题。

绝大部分的人格障碍是从儿童期开始形成，到了 20 岁左右基本定型。有一部分人格障碍患者可能是生物因素所致，包括存在遗传因素。常见的人格障碍有偏执性人格障碍、分裂样人格障碍、反社会性人格障碍、冲动性人格障碍、依赖性人格障碍等。

1. **偏执性人格障碍** 偏执性人格障碍患者的情绪十分冷漠，对小问题过度敏感，警觉性很高，其猜疑、妒忌、敌视、误解的态度难以为周围人所接受。患者喜欢自吹自擂，夸夸其谈，自我炫耀，同时又十分固执、无情、刻薄、好争执。有过分自负和以自我为中心的倾向，总感到被压制或迫害，把周围发生的事件都解释为对自己不利，会吃大亏。执意追求远离实际情况的不合情理的个人权益，不厌其烦地上告、上访、投诉，不达目的不肯罢休。

2. **分裂样人格障碍** 患者给人的总体感觉是异样和另类。他们的观念、行为和外表装饰是明显奇特。个性明显内向，表现为孤独、被动和退缩。与家人和社会疏远，除了非常亲近的家人外，基本上不同他人主动交往，缺少朋友，过分沉湎于幻想和自省。他们表情呆板，情感冷漠，不通人情，不能表达对他人的关心、体贴或不满、愤恨等。缺乏愉悦感、信任感、亲密感，无论对于表扬还是批评都几乎是无动于衷，不知好歹。

3. **反社会性人格障碍** 反社会性人格障碍的最主要特征是行为不符合社会规范，无视法规和纪律。患者男性多于女性，往往在童年或 18 岁前就出现品行问题，18 岁后其习性更加固定，屡教不改。

患者表现为无视社会规范、准则、义务，反复出现违反社会规范的行为。行为冲动，无计划，漠视客观现实，撒谎成性，欺骗他人以获取个人利益。对他人漠不关心，无责任感，无丝毫感恩之心，难以与他人维持长久的一般关系。当行为与社会利益发生冲突时，会恬不知耻地为自己辩解。容易被激惹，对受挫的耐受度很低，区区小事便可引发冲动，甚至出现暴力行为。当损害别人、损害公益而遭到惩罚时缺乏内疚感，无动于衷，难以从深刻的经验中吸取教训。

在 18 岁前的学生中更多表现为学习环境中的品行问题，主要表现为反复违反校纪校规，说谎成性，偷盗财物，逃学逃夜，吸烟酗酒，破坏公物，欺负同学，虐待动物，挑衅殴斗，过早性活动等。

4. **冲动性人格障碍** 这又称为攻击性人格障碍。主要表现为情感容易爆发，易与人发生争吵和冲突。有明显的冲动性行为，难以自控。对待事物的计划和预见能力很差，只顾一时痛快，不顾产生的后果。情绪反复无常，极不稳定。自我形象、目的及内在偏好紊乱，对其奖惩缺乏持久效果。容易产生极度紧张的人际关系，时常出现情感危机。有自杀和自伤的倾向或行为。

5. **依赖性人格障碍** 过分依赖是依赖性人格的基本特征。患者要求他人为自己生活的内容承担责任，将自己的需要附属于所依赖的人。过分服从依赖人的意志，即使是合理要求也不愿意向所依赖的人提出。沉湎于被遗忘的恐惧之中，感到自己无助、无能或缺乏精力，要求别人不要远离自己。与他人的亲密关系结束时，有无助、无望和被摧毁的感受。遇到挫折时，习惯把责任推卸给他人。

(二) 干预的相关问题

人格障碍的心理干预十分重要，但客观上存在一定的难度。认知治疗对人格障碍的疗效较为公认，但某些人格障碍，如偏执性人格障碍等没有被列入其适应证。人格障碍的心理干预宜早不宜晚，对于幼儿及小学低年级学生进行心理干预能起到较好的效果。

药物干预以对症处理为主，客观疗效因人而异。

十二、精神分裂症

精神分裂症是最常见的精神病性障碍，在全世界范围至少1%的人有可能在其一生中发生此心理障碍。精神分裂症大多起病于青壮年，尤其是生活在大城市或是贫困地区的学生发病率较高。对于精神分裂症的识别和诊断需要全面的观察及多种方法的确诊，了解患病前后的整体详细过程是帮助诊断的重要依据。此心理障碍的病因尚不清楚，它是由多种因素综合影响下所产生的非特异性症状。尽管如此，大量的生物学、遗传学以及现象学的研究资料都表明这是一种病理心理现象，是一种精神疾病。所以精神分裂症的诊断是一种"临床"性的诊断，识别和判断都需要依靠"临床过程"。

(一) 精神分裂症的主要表现

绝大部分精神分裂症患者在表现出典型症状之前其实都已经处于多年的"隐性"状态。在此期间可能表现为退缩、孤僻或与众不同，通常称作为"怪兮兮"。他们的思维和语言令人费解，对外界事物的兴趣减少或反应怪异，要么觉得对于周围一切都没有感觉，要么认为自己的所作所为是别人驱使的结果。有些患者认为自己非同于一般人，具有特殊的能力和才华，有"神秘"和"超感"的体验。他们在人际交往中情感冷漠、平淡或不适切，但由于意识清晰、智力正常，在学习的效率和成绩上都一时显示不出明显问题。上述"怪兮兮"的状态可以持续数年，隐含地在逐步恶化，直到精神障碍首次发作前异常的思维和行为这才较为明显地表现出来。

精神分裂症患者具有思维、情感、行为等多方面障碍以及精神活动不协调。

1. **思维障碍** 思维形式障碍和思维内容障碍是精神分裂症常见的思维障碍的两大类型。

(1) 思维形式障碍：表现为思维的令人费解和逻辑紊乱。常见的特征性表现形式如下。

1) 联想松弛：患者思维漫不经心，概念模糊，言语的组成经常出现不连贯，离题或来回跳跃，使得听者感到稀里糊涂，搞不清脉络。

2）思维破裂：患者在语言表达中刚讲了半句话就突然停止，过一会儿，或过了几分钟又开始表达，但话题却是另起炉灶，前言不对后语，情绪也伴有纷乱。患者在讲话的停顿过程中是被闯入的思维所干扰，以致中断。

3）语词新作：患者会自己编造一些词汇，与众不同，由他本人赋予这些词汇特定的含义。其他人都无法听懂和领会这些怪怪的词汇。

4）随意作答：患者在回答别人问题的时候不能顺应话题有逻辑地进行回答，而是牛头不对马嘴地跑题乱答。如问"你饭吃过吗？"答"我已经把事情办好了。"

5）思维贫乏：患者的语言极少，不仅是话少，说话的内容也十分贫乏。

6）模仿言语：患者用类似哼小调或唱曲子的样子不断地重复某些话语，但实际上没有想与别人交谈和诉说的愿望。

7）思维凝结：患者的智商正常或比一般人还高，但是抽象思维极差，构成鲜明的反差。

（2）思维内容障碍：妄想是思维内容障碍中最典型的一种形式。妄想是一组坚定的病理性信念，内容怪异离奇。尽管对患者的妄想用事实进行质疑，但患者坚信自己的观念和想法，不作改变。妄想的内容结构是杂乱的、无系统的，但也有可能包括一些不可知论或无法证伪的内容，使常人无法与他们争辩出结果。妄想常见于较重的精神障碍。常见的特征性表现如下。

1）影响妄想：认为自己受到了一种无法抵御的影响。如被一种不明物体所发出的射线所干扰引起周身不适，无所适从，无法排除。

2）关系妄想：患者确信自己和某些人和事物有着"特殊的联系"。虽然他人都否认或不信这种联系的存在，但他坚信不疑。如认为自己是某个高层领导人的非公开子女。

3）被害妄想：患者认为有些人和组织对其不善，有陷害他的意图和迹象。如认为有人一直在跟踪、监视自己，想达到某种不可告人的恶意目的。尽管周围的人都难以确认患者所述现象的真实性，但往往被他的生动的描述和倒霉的处境激起感动和动情。

4）思维被广播妄想：患者觉得自己的思考和想法在没有开口表达之前就已经被别人得知和了解了。

5）思维插入妄想：患者相信某些人已经把他们的想法插入在自己大脑的思维中，所以自己的想法和思考已经不是真正的自我思维。

2. 知觉障碍 在知觉障碍中最常见的是幻觉。幻觉是指没有相应客观刺激作用于感官时出现的知觉体验。患者信以为真，行为也受到幻觉的支配和影响。在幻觉中，患者最常见的是幻听，也有幻视、幻触、幻味、幻嗅等。幻听表现为一个或几个声音不停地在患者的耳边发声，此声音有的是在告诉他某些情况，有的是在指挥他去干些事情，有的则是在贬低或威胁他。所感知的声音一般来自耳外，也有的表现为来自自己的头脑内，是一种出自颅内的声音。患者对于幻听的感受是清晰真实的，但有时他们对声音的性别和年龄的分辨也存在困难。

患者也可以有错觉，人格解体，即感到似乎自己和躯体已分离，自己是从外部来观察自己，现实解体，即整个世界都显得极其不真实，以及自己的躯体正在出现某种奇怪的变化等幻觉。

3. 情绪障碍 精神分裂症患者的情绪往往是极不稳定，喜怒无常，难以捉摸。有的患者表现为情感冷漠或平淡，几乎没有热情，在各种场合都显得没有情绪，麻木不仁。有的患者表现为情感不真切，尽管有情感的表露，但无法与其思维和语言相关联和协调，显得牛头不对马嘴。也有的患者表现为情感在短期之内急剧地变换，起伏很大，反差也很大，令人无法理解和接受。

4. *行为障碍* 精神分裂症患者的行为是异常的，其特点是怪异和不适切。如不可思议的怪相和姿势，膜拜样动作，过分的愚蠢，激动不安，或不恰当的性表示。这些异常的表现形式繁复，形形色色，有的十分明显，有的却有些模糊。

(二) 干预的相关问题

对于精神分裂症的干预主要有三种方法，即生物学方法、心理学方法及社会学方法。

1. *生物学方法* 药物是治疗精神分裂症的有效方法。经典的药物如氯丙嗪一直被精神科医生广泛地应用。一些新药如利培酮(维思通)、奥氮平(再普乐)等疗效肯定，副作用更小。电休克治疗对于少数患者也是一种有效的生物学治疗方法。

2. *心理学方法* 对于精神分裂症患者实施心理治疗的疗效不如药物治疗肯定和有效，但对于需要长期接受治疗的患者仍是一种十分有帮助的治疗方式。与患者的有效沟通很重要，这将影响到医患关系及患者的依从程度。各种理论的心理治疗都涉及到沟通交流、心理支持及行为塑造，所以心理干预的实施不能因为药物的应用而随意放弃。患者小组治疗的治疗目标是心理支持及进行现实性检验，这有助于患者恢复社会功能，增强人际交往的能力。大量研究证实小组治疗对于处于康复阶段的患者有很大的帮助。家庭治疗也是常用的心理治疗形式，在家庭的环境中家人和患者共同介入治疗，这样不仅患者得到帮助，患者的家人也能从治疗的参与中懂得对患者的接纳和理解。

3. *社会学方法* 精神卫生疾病控制中心对精神分裂症患者的定期随访有助于了解患者的康复情况及存在的复发倾向。社会性技能训练有助于避免疾病对患者的过重压力，激活患者融入社会，尽可能地发挥其社会功能。

十三、性心理障碍

(一) 性心理障碍的主要表现

性心理障碍又称为性变态，其特征是有变换自己性别的强力愿望(性身份障碍)，采用与常人不同的异常性行为满足自己的性欲(性癖好障碍)，对于常人无法引起性兴奋的事物或人物有强力的性兴奋作用(性指向障碍)。除此之外，与之无关的精神活动都无明显异常和障碍。

1. *性身份障碍* 性身份障碍的表现男女略有区别。女性表现为持久和强烈地为自己是女性而感到痛苦，希望自己能成为男性。坚持穿着男性化，有“男子气”，固执地厌恶女装。否认自己的女性生理结构，抵触乳房发育或月经来潮。执意认为自己迟早会长出阴茎。男性同样排斥自己的男性身份，专注女性生活方式，有“娘娘腔”，强烈渴望和参加女性的娱乐活动，偏爱女性穿着。拒绝参加男性的常规活动。小便采用坐式。厌恶自己的阴茎和睾丸，希望有朝一日阴茎会萎缩消失。

2. *易性症* 对自己性别的认定与解剖生理上的特性呈逆反心理，持续厌恶身体性别的解剖结构及生理特征，有转换性别的强烈愿望，愿意接受外科手术或激素治疗把自己改造成为异性。

3. *恋物症* 几乎仅见于男性。在强烈的性欲望与性兴奋的驱使下反复收集、依恋和使用异性的物品。所恋物品都是女性贴身的衣物，如胸罩、内裤等，他们通过抚摸、嗅闻、摩擦所收集的衣物获得性兴奋，同时伴以手淫达到性满足。由于用同样的异性物品难以产生多次性兴奋，故患者会不顾一切地想方设法到处偷盗女性的衣物。

4. **异装症** 表现为对于异性衣着特别喜爱，有反复穿戴异性服装的强烈欲望和行动。患者穿戴异性服装是为了获得性兴奋，此行为受到抑制时会出现明显的情绪焦虑反应。尽管患者的穿着异性化，但并不要求改变自己的性别和解剖生理特征。

5. **露阴症** 常见于胆怯的男性（往往起始于十几岁）。表现为通过在无防范的女性成人或女孩面前暴露自己的生殖器而获得性唤起和性兴奋，他们很少具有侵犯性。患者在暴露的过程中可能同时手淫，若女方出现惊慌失措的反应便从中获得性满足。

6. **窥阴症** 反复窥视异性的下身，裸露的身体或他人性活动，以产生性兴奋，获得性满足。有的患者在窥视的同时手淫或者在窥视过后想象当时的情境进行手淫以获得性满足。患者几乎都是男性。观看淫秽影像制品或色情形体表演而获得性满足的人不属于窥阴症。

7. **同性恋** 这是一种性指向障碍。患者在正常的生活条件下，从少年时期就开始对同性有持续的性爱倾向，包括思想、情感及性行为。有的对异性虽然可有正常的性行为，但性爱倾向明显减弱或缺乏，因此难以建立和维持与异性成员组成的家庭。当前已不再将同性恋视为精神障碍。但同性恋会因为长期压力而产生抑郁、焦虑和羞愧。此压力来自外界对其行为及长期持久的性改换意向所采取的内在否定态度。

（二）干预的相关问题

对于性心理障碍，实施心理咨询和心理治疗存在较大的难度。行为矫正和认知治疗对于突出表现在偏离行为方面的性心理障碍有一定的效果。药物治疗能起到暂时的缓解作用，如用雌激素、孕激素等，也可用抗抑郁和抗焦虑药物，但只能治标而难以治本。

十四、习惯与冲动控制障碍

（一）习惯与冲动控制障碍的主要表现

习惯与冲动控制障碍是指在过分强烈的欲望驱使下，采取某些不正当行为的精神障碍。在学生中较多发生的是病理性赌博及病理性偷窃。

1. **病理性赌博** 患者对于赌博具有难以控制的强烈欲望及浓厚兴趣。在赌博前有紧张或焦虑，但在赌博后会感到特别的轻松。他们虽然有自控的想法或努力，但难以改正，难以停止赌博。他们经常专注在赌博的思绪中或者想象赌博的情境及过程，从而得到心理满足。患者的赌博目的并非在于获得赌博获取的利益，但其赌博行为对自身及社会都会产生严重的负面影响。

2. **病理性偷窃** 患者有难以控制的强烈的偷窃欲望及行为，陶醉在思考偷窃及对于偷窃情境的想象及回忆之中。他们的动机不是为了所偷得的财物，但偷窃过程使他们产生一种特殊的满足感。尽管他们清楚，偷窃行为对自己、对他人、对社会都会产生不良的后果及影响，但难以放弃其反复偷窃的行为。

（二）干预的相关问题

一般的说教和劝告对这些患者的作用很有限。心理干预的关键是调整患者的认知，从根本上转变他们的功能失调的核心信念，从而改变他们的情绪和行为。

十五、儿童孤独症

（一）儿童孤独症的主要表现

儿童孤独症多见于男孩，起病于婴幼儿期，主要表现为不同程度的人际交往障碍，兴趣狭窄和行为方式刻板。主要的表现如下。

1. **人际交往存在质的损害** 患者十分孤独，对集体的欢乐缺乏共鸣，对集体活动不感兴趣。缺乏人际交往的基本技巧，不能以适合其年龄的方法与同龄人建立伙伴关系。自娱自乐，缺乏相应的观察和情感反应。不会运用恰当的肢体语言与别人交流。模仿能力很低。既不能向别人表达关心，也不会寻求同情和安慰。

2. **语言交流存在质的损害** 口语发育延迟或不会用语言表达，也不会用手势、模仿等肢体语言与人交流沟通。对语言的理解力很低，常听不懂指令，不会表达自己的需要和痛苦，很少提问，对别人的谈话也缺乏反应。学习语言十分困难，常有无意义的模仿语言。经常反复使用与所处环境和情境无关的言词或不时发出怪声。即使有的患者有一些语言能力，但不能主动与人交谈，维持语言交流。语言的声调、重音、速度、节奏等方面都存在异常。

3. **兴趣狭窄和活动刻板重复** 患者兴趣局限，只专注少数生活内容。活动过度，来回走动、奔跑、转圈等。动作姿势刻板重复，拒绝改变，否则会出现明显的烦躁和不安。过分依恋某种气味或某个物品的局部内容，从中得到一定的满足。强迫固定于某些仪式动作或活动，但这些行为内容都毫无实际意义。

（二）干预的相关问题

轻度的儿童孤独症在护理性的教育及环境的支持作用下可能会有一定的进步，但成效往往难以预测，成功概率偏低。患儿需要进行家庭治疗，心理咨询师和心理治疗师需要对家长及其他家庭成员所表现出的不满、排斥、否认、过分保护和控制等认识及相应的情绪和行为方式进行必要的调整。对于有精神病性症状的患者可配合应用精神药物。低剂量的抗焦虑药物有助于改善行为方面的问题。

十六、多动障碍

（一）多动障碍的主要表现

多动障碍多发生在3岁左右的儿童，与同龄儿童相比表现为明显的注意力集中困难，注意持续时间短以及活动过度。

在注意力方面的表现是他们在学习时很容易分心，容易被外界的任何声音所吸引。常常是东张西望，心神不宁或发呆不吭声。有的做作业是边做边玩，作业做错或是漏做，又脏又乱，拖拖拉拉。大大咧咧，不顾细节，粗心大意，毫不在乎。不爱惜物品，穿着邋遢，损坏文具，杂乱无章。做事难以持久，常常是一事未成又去干别的事情。与其交流时总是心不在焉，似听非听，答非所问。

在多动方面，主要是在需要静坐的场合难以静坐，上课时做无意义小动作，玩东西。话多，好插嘴，随意同周围同学说话，十分喧闹。难以遵守集体的秩序和纪律，干扰他人的正常活动。易被激惹，易与同学争执、闹纠纷，不受同学欢迎。容易兴奋和冲动，做出过激的行为，好冒险，易出事故。

（二）干预的相关问题

对于儿童及小学生的多动障碍的心理干预主要是行为干预，除了专业人员的努力之外，也需要任课教师及家长的配合。药物治疗也是常用的方法，需要根据专科医生的治疗方案规范地进行治疗。药物的选取有多种搭配，医生将根据患者的实际病情而决定。

十七、品行障碍

（一）品行障碍的主要表现

品行障碍的主要特征是反复持久的反社会性、攻击性或对立性品行。

1. *反社会性品行障碍* 表现为经常无意义地说谎，好发脾气，暴怒。怨恨他人，报复性严重。与父母或老师对抗，拒绝或不理睬家长、老师的要求和规定，长期严重地不服从。经常故意欺负或骚扰他人，把自己的过失或不当行为归咎于他人，甚至责怪他人。在小学阶段就经常逃学。不是因为避免责打或性虐待而擅自离家出走。参与社会上的不良团伙干坏事，经常挑起事端，参与殴斗。故意损坏公共财物或他人财物。多次在家中或外面偷窃贵重物品或大量钱财，勒索或抢劫他人财物，强迫他人发生性关系或有猥亵行为。经常虐待小动物，反复欺负同学或其他人，用凶残的方式虐待他人，甚至持凶器故意伤害他人。故意纵火。

2. *对立违抗性障碍* 多见于10岁以下儿童，主要表现为明显不服从、违抗或挑衅性行为，但没有更严重的违法或冒犯他人权利的社会性紊乱或攻击行为。表现为非逃避惩罚性经常说谎，脾气暴躁，易发怒，经常怨恨他人，怀恨在心，存有报复之心。拒绝或不理睬成人合理的要求和规定，长期严重不服从。经常与成人争吵，与父母和老师对抗。推卸自己的过失，把责任强加于别人。经常故意干扰别人。

（二）评估中的注意要点

品行障碍的行为可严重违反相应年龄的社会规范，与普通儿童相比显得更调皮捣蛋，与一般少年相比其行为显得严重逆反。品行障碍是一种持久的行为模式，单纯的反社会性或犯罪行为不属于此障碍范围。评估中需要排除反社会人格障碍、躁狂发作、抑郁发作、广泛性发育障碍或注意力缺陷与多动症等。严重程度至少持续6个月以上。

（三）干预的相关问题

对患品行障碍学生的心理干预需要教育、心理咨询、心理治疗相结合，需要教师、家长和周围同学相配合。对他们需要更多的耐心和时间，要理解他们在调整的过程中容易出现的反复。尽管药物配合使用也会有一定的效果，但由于患者的年龄段偏小，所以在一般情况下用药需要特别谨慎。

十八、儿童社会功能障碍

（一）儿童社会功能障碍的主要表现

这是一组起始于发育过程的社会功能异常，与广泛发育障碍不同，没有器质性的原发特征。一般认为引起此障碍的关键原因是异常的生活环境。男女发病的比率相当。常见的有选择性缄默症和儿童反应依恋障碍。

1. *选择性缄默症* 起病于童年早期，平时在一般场合言谈自如，语言表达能力正常，但是在学校等特定场合或陌生人面前却沉默寡言，甚至拒绝说话。缄默时常伴有焦虑、退缩和违抗等情绪。

2. *儿童反应依恋障碍* 这是一种长期的以社交关系障碍为特征的儿童精神障碍。一般在5岁前就出现障碍，表现为过度抑制、过分警惕，有明显的矛盾反应。如对于养育自己的父母或亲人既亲近又冷淡，既回避又对抗。明显缺乏情感反应、退缩和情绪紊乱，对自己或他人的痛苦表现出攻击性反应，或者过度警觉和恐惧。有时也能与正常的成人进行交往，有一定的社交和应答反应。

（二）心理干预的相关问题

儿童社会功能障碍的形成与家庭教育环境及养育方式有密切的关系，因此改善家庭环境，使家庭环境充满和睦、温情和融洽，对孩子给予充分的关爱，与他们经常平等地沟通，了解他们的心理反应，去除心理困惑，都有利于孩子的成长及心理障碍的调整。

十九、童年和青少年行为障碍

（一）童年和青少年行为障碍的主要表现

童年和青少年行为障碍的表现形式多样，较常见的有非器质性遗尿症、喂食障碍、异食癖、刻板性运动障碍、口吃等。

1. **非器质性遗尿症** 这是指年龄在5岁以上，智龄在4岁以上的儿童发生于白天或晚上的排尿失控现象。每月至少2次尿床或尿裤，而且持续3个月以上。

2. **喂食障碍** 表现为在食品充足，养育方式比较满意，又没有器质性疾病的情况下超出了正常范围的进食困难，体重不增加或有所下降至少1个月。

3. **异食癖** 这是一种进食障碍，特点是实际年龄超过2岁的儿童喜欢吃不可作为食物的东西，如泥土、石灰、肥皂，等等。爱吃异食每周至少100 g，持续1个月以上。本症并非是其他精神疾病或智力障碍所致，而且这样的进食行为并不符合当地的习惯和传统。

4. **刻板性运动障碍** 这是一种随意的、反复的、无意义的、呈节律性的运动（动作），表现为摇躯体、晃头颅、拔毛发、捻头发、咬指甲、吮拇指、挖鼻孔等。这些行为不是由于任何其他精神疾病或行为障碍所致。

5. **口吃** 这是一种较为常见的口语障碍。讲话的特征为频繁地重复或延长声音、音节、单词，或频繁出现抽搐或停顿以致破坏讲话节律。这种状态已严重到妨碍讲话的流畅性，明显影响语言表达的顺畅。有部分儿童在童年早期出现轻微的、一过性的讲话节律问题不能归入此障碍。

（二）干预的相关问题

童年和青少年行为障碍的干预应以行为干预为主，通过行为矫治的方法来塑造他们的行为方式或行为习惯。在使用行为治疗技术中应考虑儿童和青少年的个体特征及环境特征，不能千篇一律。在实施某种技术中也要注意患者对强度的承受能力，应该循序渐进，避免操之过急，这样才能达到行为重塑的良好效果。

（方贻儒　张海音）

第四章

心 理 应 激

应激(stress)最早是物理学中的概念,指作用于物体的外部压力或应力。自 20 世纪 20 年代以来,随着人们对应激概念及其理论的发展和引申,应激一词已被广泛用于各个领域。心理应激主要是从生物、心理、社会学方面对应激进行研究和探讨,关注应激对人类身心健康的影响。在现实生活中,我们每日都面临着诸多的问题,如噪声、拥挤、竞争、患病以及其他人为的紧张环境等,应激已成为人们生活中不可避免的现象。它既可影响人的生理功能又可影响人的心理活动,并且与疾病的发生发展密切相关。Pelieter 于 20 世纪 70 年代提出"现代人类疾病一半以上与应激有关。"因此,研究应激、熟悉应激是我们生活和健康的必备。

第一节　应激概念的发展

虽然人们对应激的认识不尽相同,但从 20 世纪 30 年代以来人们主要是从三个角度对应激进行研究和探讨:①应激是一种刺激,即应激是影响个体的刺激、事件或境遇。②应激是一种反应,即应激是对不良刺激或应激情境的反应。③应激是一个过程,即关注应激源、应激反应以及人和环境之间的相互作用,强调刺激和反应之间的中介过程。应激概念在研究过程中不断深化和完善。

1925 年,哈佛大学著名生理学家 Cannon 将应激概念引入人类生理学研究,在其应急理论(emergency theory)中首次使用了"应激"一词,应激指超过一定临界阈值后,破坏机体内环境平衡的一切物理、化学和情感刺激。他并提出了"稳态"的概念,即指由于体内存在明显的、复杂的缓冲系统和反馈机制,在交感神经系统发生障碍后,体内产生一种促使个体恢复稳定状态的持续性倾向。Cannon 认为战斗/逃跑(fight/flight)是一种适应性反应和行为。各种刺激(突发、强烈、出乎意料、预期紧张的刺激)可引起丘脑特异性反应,并作用于神经中枢,引起肾上腺髓质兴奋,分泌去甲肾上腺素和肾上腺素,导致交感神经系统兴奋,从而影响机体的稳态,引起各种躯体症状,如颤抖、恶心、晕厥、四肢发软、口干、尿频、呼吸和心率的改变等。肾上腺素是应激反应的主要激素。应激反应使人体采取行动重新获得稳态,保持平衡,包括生理的、情绪的平衡。

1936 年,加拿大生理学家 Selye 在 Cannon 工作的基础上提出了应激学说,为现代应激研究奠定了基础。早在 Selye 还是二年级医学生的时候就观察了许多临床现象,发现不管患者情况如何,不同患者表现的很多症状和体征都非常相似,如晚期癌症、大出血、感染的患者,都可以出现食欲、体力、精力的减退,体重的减轻,面部出现病容。于是,他对自己提出了这样一个问题:为什么各种不同的疾病会产生类似的临床表现? 当时他认为对于这个“为什么”一定可以找到科学的答案。后来,Selye 成为一个年轻医生的时候,再次碰到了这个问题。当时 Selye 正在寻找一种新的性激素。他给大鼠注射牛的卵巢提取物,结果发现了三种变化:①肾上腺皮质肥大;②胸腺、脾脏、淋巴结以及其他淋巴组织都缩小;③上消化道出现深度溃疡和出血。这三种变化的严重程度与注入的提取物的量成正比,但其他的“对照”物质也可引起相同的反应。当时 Selye 很失望,他试图发现一种新的性激素的梦想破灭了。但在接下来的研究中,Selye 联想到了学生时代的临床发现,其实可以换一种角度来思考,这些实验不过是复制了疾病的共同变化。实验发现,当外部的刺激的需求超过机体适应的应对能力时,则动物通过形式复杂的生理反应来适应这些需求,这种反应与需求的来源无关。Selye 将这种现象称为“对需求的非特异性反应”,并且将应激定义为机体对任何需求所引起的非特异性反应。这种非特异性反应被称为“一般适应综合征”(general adaptation syndrome, GAS)。GAS 是 Selye 应激学说的核心,而实验中的三种生理变化也成为应激研究中的客观指标。

Selye 认为 GAS 与刺激类型无关,而是机体通过兴奋腺垂体-肾上腺皮质轴(后来发展为下丘脑-垂体-肾上腺轴)所引起的生理变化,是机体对有害环境刺激所做出防御反应的普遍形式。他将 GAS 分为三个阶段:警戒期、抵抗(适应)期和衰竭期。实验中,Selye 尝试了各种应激源如饥饿、手术应激、寒冷、惊吓、监禁等对机体的影响。第一次将应激和健康联系在一起,第一次探讨了各种不同的应激源产生相同的效应。只要刺激足够强、持续时间足够长或具有不确定性,都会成为应激源。在生理学方面,Selye 和 Cannon 一样,都强调肾上腺的作用,但他关注的是肾上腺皮质,下丘脑-垂体-肾上腺轴的活动。那么,是什么来促发非特异性的 GAS 呢,什么是第一个介导物质呢? Selye 认为可能是血液中的某种物质,也可能是儿茶酚胺的一种。

近 50 年来的研究显示,Selye 的应激理论存在很多不足。首先,Selye 过分强调机体在有害环境刺激下所产生的非特异性生理生化反应。实际上现代的应激研究表明,应激时的神经内分泌变化不仅仅局限于垂体-肾上腺皮质系统,Mason 在研究中注意到还有交感-肾上腺系统,肾素-血管紧张素-醛固酮系统以及多种神经肽及其他下丘脑-垂体-靶腺轴的参与。不同的应激源是否引起相同的非特异性反应,随着各种精细复杂的实验技术的发展而受到质疑。其次,Selye 的应激学说忽略了应激的心理变化。20 世纪 60 年代后期,Mason 在研究中注意到内分泌系统对心理因素的影响极为敏感,并证实心理不适在中介生理应激反应中的重要性。

Mason 指出,一切有效的应激源都伴有心理成分,心理因素在生理应激反应中起着重要的中介作用。这为应激从生理过程转向心理生理过程开辟了道路。Mason 在实验中发现,被剥夺食物的猴子在看到其他猴子进食时,尿内的皮质类固醇水平升高。如果给予无营养价值的拟似食物以满足其心理需求,则皮质类固醇水平降低。与此同时,他还测定了不同内分泌腺的反应,认为不同的应激源各自优先激活特殊的激素反应系统,这种系统再促使许多激素释放。这一结果与 Selye 提出的 GAS 不同。

心理应激的研究显示,刺激若不被人们察觉具有威胁性,很难引起应激反应。研究者认为,除了某些环境刺激(极端的温度、污染及噪声)之外,引起人们应激反应的大多数事件是被判断为具有潜在威胁性的事件。

Marianne 和她的同事的研究证实,肾上腺素和去甲肾上腺素的水平可以明显地影响被试的情绪性和认知性的活动，而引起分泌的原因纯属心理事件，如随着动物对电击的控制减少，则肾上腺素和去甲肾上腺素分泌增加。研究还发现刺激减少或刺激过多都伴有这两种激素的增加。可见，在应激反应中，心理因素起着重要作用。

现代心理应激概念已经完全不同于Selye当时所提出的应激概念，而逐渐被视为一种涉及生物、心理、社会因素的个体和环境的相互作用过程。20世纪80年代Lazarus和Folkman在综合了前人研究成果的基础上提出现代心理应激的相互作用理论，将心理应激定义为：是人对外界环境有害威胁、挑战经认知、评价后产生的生理、心理、行为反应。也就是说，是个体在实际或认识上的要求（或需要）与满足这些需求的能力不平衡时倾向于通过心理和生理反应表现出来的作用过程。这是环境需求超过了应对能力引起应激，并干扰了稳态。环境需求或应激源是一些要求机体或系统做出适应性反应的要素或境遇，可以是生理的、心理的和社会的。所产生的需求大小取决于应激源的强度、严重度和多重性，以及持续时间的长短和出现的频度。应激可表现为心理、行为和生理反应。应激反应的大小和广度决定了应激反应的严重性。

特定环境需求对个体或系统的作用并不相同，受到认知、行为和社会因素的中介。需求可以是真实的（如超出个体控制能力之外的事，地震、空难等自然灾害、飞机及公车的出发时间等），也可以是感知的（如个体是如何看待这一处境的，是否在他的控制或影响范围之内）。类似的能力可以是真实的（事实上的资源）和感知的（想到的和想象的）。个体能力资源主要包括以下三个方面：身体能力，即健康、力量和灵活度；智力能力，即进行复杂思维和问题解决的能力；情感能力，即正确地识别感受和建设性地满足需要的能力。对环境需求和个体应对能力的认知评价是应激的主要决定因素。个体主要是对潜在应激源的认知评价做出反应，而不是其本身。Lazarus提出了对潜在应激源的三步评价：第一步，初步评价，判定应激源有无威胁；第二步，继续评价，确定个体能否应对威胁；第三步，认知再评价，即对前两次评价的信息进行认知再评定，并决定这种潜在的应激源是否成为一种现实的应激源。可见，同样的刺激或变化，并不都引起同样的应激反应，只有当个体觉察到或者估计到威胁存在的时候才出现应激反应。

行为和环境的相互作用会影响个体与环境需求和应激反应过程相互作用的可能性和程度。应激状况经常是个体自身活动的产物。应激体验不可避免地导致应对行为，这些行为可能是针对环境本身或其引起的应激反应。社会关系可通过减少环境需求、降低对其敏感性、增加可利用的应对能力来缓解应激。

应激是复杂的个体和环境相互作用机制的产物，包含了个体和环境之间的互为因果关系。应激作用过程可以说是个体对环境威胁和挑战的一种适应和应对过程（图4-1）。

了解了什么是应激，那么对于人类来说，应激是否都有害呢，它和人类的健康关系如何？事实上，应激是一切生命为了生存和发展所必需的。如果应激可以用一种压力计测量的话，指示计的刻度将永远不会是零。没有与“渴”有关的应激，我们将会因脱水而死亡。没有与体内高碳酸血症有关的应激，我们将死于酸中毒。如果与维护自尊有关的应激缺乏，我们在学校学习就不能成功。甚至在睡眠时，应激仍然是体内各器官协调工作以维持内稳态所必需的。因此，应激不一定是需要回避的东西。事实上，完全脱离应激也是不可能的，除非已经死亡。正是由于应激反应，机体提高了准备状态，有利于机体的运动、战斗或逃避。正是有了应激反应，人类才能在漫长的自然进展中得以生存下来，并且不断发展。运动员准备起跑时，机体要把能量输送到最需要的机体部位，此时的应激产生了一系列的生理反应，以适

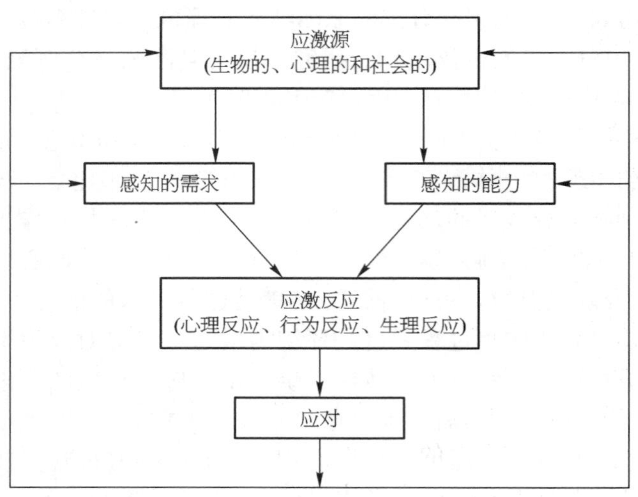

图 4－1 心理应激作用过程示意图

应客观的要求。在精神紧张状态时(如讲演或辩论时),适量的应激有利于机体应付环境。但是,如果应激源太强或太弱,应激反应过强或持续存在,致身体不能做出适当的调整,则会出现问题,从而使机体受到自己应激反应的损害,最后可能引起疾病。如一个人正在出血,机体做出各种方式的反应,以尽可能有效地维持血液循环。但如果失血过多,身体不能充分调整,则会出现血压下降、心率加快,甚至发生循环衰竭而死亡。如果与饥饿有关的应激太弱,那么人可能会营养不良,甚至饿死。有人做过动物实验,结果显示,在早期生活没有受到刺激的动物,长大后则变得胆小和行为异常。由此可见,幼年时一定程度的应激对于长大后正常的适应性行为发展是必需的。

目前,心理应激的研究主要涉及以下几个领域:①生理和社会环境应激源;②应激性生活事件和社会支持中介的影响;③应激伴随的生理过程和对健康的损害;④应激的认知和个性中介因素;⑤应对过程和适应;⑥缓解应激的策略。

第二节 应 激 源

应激源(stressor)是指引起应激的因素,包括各种来自外部物质环境、人体内环境和心理社会环境等方面的因素。应激源对个体提出各种需求,经个体认知评价后引起心理和(或)生理反应。生活中,应激源大量存在,不同学者有不同的分类。但在对人类的研究中,不良应激大致分为三类。

慢性应激源:指应激源持续无限或反复出现,如角色过多而紧张。如肿瘤、糖尿病等慢性疾病,长期生活或工作在拥挤的环境,长期的工作超负荷或负荷不足,长期的家庭关系不和睦等。

主要生活事件或急性应激源:指应激源公认的严重生活事件或者突然发生的事件,如丧偶、退休、离婚、失业,严重疾病如威胁生命的肿瘤,自然灾害如台风,人为灾害如战争等。

日常烦恼:生活中不愉快的临时事件,如不愉快的购物经历、掉了钱包、被上司批评、考试失败等。

一、应激源的特征

任何一件事或处境都有其特征，并决定了是否起作用以及作用的大小。应激源的特征包括：①应激源的意义：事件对个体来说的重要性（如死亡、考试失败、失恋）以及我们所经历变化的程度。事件越重要，变化程度越大，那么应激源的影响也越大。②持续时间长度：如果应激源持续的时间很长，所导致的应激水平也越高。如疲劳、睡眠时间不足。长时间持续失眠就比仅仅一个晚上的失眠会引起更强的应激反应。③累积效应：指当应激源经过一段时间累积后没有通过适当的途径来降低或释放。如两人之间的长时间轻微的激惹和烦恼会导致暴发强烈的争执。④多重性：指同一时间多种应激源会引起较强烈的应激反应。如同时经历与父母的争吵、考试失败、失恋等，这要比经历单一事件的应激反应要强得多。⑤与最终期限相隔时间：指如果一项要求在最终期限前几周或几个月，那么应激的程度会随着期限的临近而增加。如几个月前布置的一个项目，可能看来离完成任务还有很长一段时间，但当最后期限接近时，工作还没有完成，那么应激水平就会增加直到工作完成。

二、对应激源的感知

每一个人对应激源的感知是不同的。对应激源的感知以及引起的应激反应的大小决定于自我概念、机体对应激的耐受、年龄和外部资源等因素。

1. **自我概念** 人际需要理论指出，每个人都有身份唯一性及其所包含的价值和重要性的需要，有对所做的及所发生的事有能力控制或影响的需要，有和他人交往、爱和被爱的需要。这些需要，只有通过他人能满足。生活中重要的人物可以影响我们成为什么样的人和影响我们对自我的感受。当这些需要通过健康的途径得到满足，我们会觉得自己有价值和能力，感觉受到尊敬、爱戴和支持，那么其结果是正性的自我概念和自尊。当这些需求没有满足，其结果是我们感到负性的自我概念和缺乏自尊。那么自我概念与应激有什么联系呢？不良自我概念可以引起在面对挑战时自己无能力感。当面对那些需要应对的处境时，我们感到威胁，这就造成应激。我们把境遇看成是危险，对自我价值的虚弱感，使我们会感到焦虑害怕，因为我们不能确定自己是否有能力处理好这样的境遇，即使事实上是有能力处理好这一境遇的。而如果我们有很强烈的自我价值感，有对自己能力的信心，那么我们在面对应激源时就会有动力推动我们去应对。正性自我概念作为内部资源，在处理应激境遇时可以加以利用，使得我们有能力应对应激而恢复稳态。

2. **机体的应激耐受性** 指机体能耐受多大的应激量而不至于崩溃。与个体当时的躯体状况有关。也就是说，身体是否健康，感觉是否舒适，都是影响我们对应激耐受性的因素。

3. **年龄** 人生的每一个发展阶段都有其一系列的应激源。婴儿时期，主要的发展任务是建立自我的感觉和获得由家庭满足的社交/情感的需要。在儿童及青少年时期，重心从家庭成员转移到了以社会和学校生活形式出现的同龄人。很多青少年因追求成功或另类的压力而受到应激。社交方面，如果青少年没有足够的朋友便会受到应激而采用吸烟、服药来寻找或感受另类和流行。在学校，有各种内、外部压力。外部压力来自于家庭和老师，要求他们做好学生。内部压力，青少年要求自己做得多、快、好。对自己没有信心，缺乏自尊会导致应激。对于成年人，应激源在性质上有了很大改变。一个人不得不进行财务处理、生活保障和工作，以及留出时间进行与家庭成员的交往和其他社交活动。很多责任、压力、冲突和挫折都会引起高水平的应激。退休人员主要有三种境遇会引起应激，即健康、地位、工作、独立性、朋友方面的丧失，对他人的依赖增加（经济上、身体上、情感上）以及独处在家中或居住在养老院的可能性。人生的不同年龄阶段，因为不同的处境、需求和生活经历，一些应激会比另一些应激影响大。

4. **外部资源** 即社会支持。当我们不得不应对应激性境遇时（如找工作，家人死亡等），如果能获得来自社会各方面包括家庭、亲属、朋友、同事、社团等组织给予的精神上和物质上的帮助和支援，就会减轻应激的作用。如果我们感觉孤立无助，应对便会变得困难，就会增加应激的作用。

总之，应激源的严重性，直接与应激源的性质有关，也和我们对自己能力的感知和所处的生活状态有关。

三、生活事件

生活事件（life event）指正常生活中人们经常面临的各种问题，是造成心理应激并可能进而损害个体健康的主要应激源。生活事件见于个体的婚姻、家庭生活、工作、社交，以及社会生活的各个方面。按事件范围可以分为以下几类：①全球性事件，如战争、人质劫持、疾病流行。②国家性事件，如领袖被刺杀、民族冲突、全民公决。③地区性事件，如地震、洪水、饥荒。④大团体事件，如罢工、企业倒闭、种族矛盾。⑤小团体事件，如代表队丧失参赛资格。⑥个人事件，如失恋、离婚、失业。

（一）生活事件的定量研究

1967 年，美国精神病学家 Holmes（霍尔姆斯）及 Rahe（瑞赫）编制了可供客观定量评定的“社会再适应评定量表”（SRRS），开创了生活事件的定量研究方法。该量表中列出了 43 项生活事件（表 4－1），并按事件影响人们情绪的程度划分等级，用生活变化单位（life change unit，LCU）进行计量评定。其中，丧偶定为 100 LCU，为最高，其他有关事件的 LCU 量值依次递减，如婚姻为 50 LCU，轻微的违法行为最低为 11 LCU。Holmes 等人的研究发现 LCU 与疾病发生密切相关。

表 4－1 社会再适应评定量表

生活事件	LCU	生活事件	LCU	生活事件	LCU
配偶死亡	100	调换工作岗位	39	个人习惯改变	24
离婚	73	经济状况改变	38	与上级矛盾	23
夫妻分居	65	好友死亡	37	工作时间或条件改变	20
拘禁	63	工作性质改变	36	搬家	20
家庭成员死亡	63	夫妻不睦	35	转学	20
外伤或生病	53	中量借贷	31	娱乐改变	19
结婚	50	归还借贷	30	宗教活动改变	18
解雇	47	职别改变	29	小量借贷	17
复婚	45	子女离家	29	睡眠习惯改变	16
退休	45	司法纠纷	29	家庭成员数量改变	15
家庭成员患病	44	个人突出成就	28	饮食习惯改变	15
怀孕	40	妻子开始工作或离职	26	休假	13
性生活问题	39	上学或转业	26	过圣诞节	12
家庭添员	39	生活条件变化	25	轻微的违法行为	11

1976 年 SRRS 发表后，Holmes 强调对此表使用要注意事件发生与起病相距时间，以及事件对人影响的性质。SRRS 中既包含有良性的、期待的事件，如结婚、休假等，也有不期望的事件，如死亡、监禁等。Homles 认为，不管是否期望的事件或是否不幸的事件都与疾病的发生有关。评定时重点并不在事件的期望或不期望的区别上，而是要看生活事件本身对当事人情绪变化的影响。SRRS 发表后已被广泛引用，并在日本、美国、法国、比利时、瑞士及北欧各国等进行跨文化研究，相关系数为 0.65～0.98。我国郑延平、杨德森以及张明园等先后编制了适合中国国情的生活事件量表。

在评定过程中，SRRS 并没有考虑诸如个体的认知评价、人格特征和生理素质等因素的影响。因此，后续的研究者在 Homles 工作的基础上，编制了各种以被试者自己估计应激强度的生活事件量表。如 Sarason 在 1978 年编制的“生活经历调查表”(life experiences survey, LES)，其特点为：评分分成阳性分和阴性分，由受试者本人评定事件对情绪影响的程度及性质。另外，在生活事件定量评定过程中，存在一些条目的重复计分，例如夫妻不和、分居、外遇等项在内容上有很大的重叠。

(二) 生活事件与健康

流行病学的研究指出，生活事件与高血压、溃疡病、脑血管意外、心肌梗死、糖尿病、癌症等发病率的增高有一定的关系。Holmes 等采用 SRRS 对 5 000 多人进行调查研究发现，LCU 与 10 年内的重大健康变化有关。在中等生活变故的人群中，37%有重大的健康变化。有重大生活变故者中，70%呈现重大健康变化。Holmes 等研究发现，若 1 年内经历的各种事件评分不足 150 LCU，提示来年基本健康。若评分为 150～300 LCU，来年有 50%的可能性患病。若在 300 LCU 以上，来年有超过 80%的可能性患病。1976 年根据进一步的回顾性和前瞻性调查，他们发现心脏性猝死、心肌梗死、结核病、白血病、糖尿病、多发性硬化等与 LCU 升高有明显关系。其他研究者也有类似发现。有人采用 LES 评定生活事件，对 87 例乳腺癌患者进行回顾性病例对照研究，并在术后随访 8 年。研究发现，病前患病组较对照组有较多的生活事件遭遇。在控制临床因素后，前者的生活事件的分值，患者所处社会阶层等与疾病的康复有明显关联。国内的学者也在生活事件和疾病关系方面做了很多工作，并有一些类似发现。如 1993 年范振国等研究发现，老年期抑郁状态的生活事件的发生率与对照组有显著差异。生活事件单位分值越高，生活事件越多，性质越严重，对老年人的情绪影响越大。对老年人情绪影响较大的负性生活事件有严重的躯体疾病、外伤、家庭纠纷、经济收入减少等。

很多研究者注重具体的生活事件对健康的影响。众多研究结果表明，伴有心理上丧失感(feeling of loss)的心理刺激，对于健康的危害最大。这种丧失感可以是具体的事或物，例如亲人死亡等，也可以是抽象的丧失感，例如工作的失败等。其中尤以亲人(如配偶)死亡的影响最大。有些研究工作者指出，丧失或亲人的死亡能引起个体一种绝望无援(helplessness)，束手无策的情绪反应，此时个体不能从心理学和生物学上来应付环境的需求。在这一方面，已经作了许多调查研究。如有人对新近居丧的 903 名男性进行 6 年的追踪观察，并与年龄、性别相仿的对照组进行比较。结果显示，居丧的第一年对健康的影响最大，其死亡率为对照组的 12 倍，而第二年、第三年的影响已不甚显著。另有研究发现，中年丧偶者与同年龄组相比，对健康的影响更为明显。有一调查还发现，不仅是配偶死亡，而且子女或其他近亲的死亡也有相当大的影响，1 年内的死亡率为对照组的 5 倍。当然这些生活变故对于不同个体的影响也不同。

第三节 应激的生理心理反应

一、生理反应

Cannon 开创了应激生理反应的研究。他从动物的“搏斗或逃跑”(fight/flight)反应中发现,同化(副交感,胆碱能)功能的抑制和异化(交感,肾上腺素能)功能的激活,这两个过程的结合保证了动物在遭遇紧急情况时能量的需要,从而提出了交感-肾上腺髓质系统在应对剧变时“移缓济急”的生理原则,与此有关的各种内脏及躯体活动变化都遵循这一原则。自 Cannon 时代以来,自主神经系统一般被认为是应激生理反应的中枢。这一系统调节机体的心脏、胃肠道、肌肉、消化系统、汗腺以及一些特定的内分泌功能。激活自主神经系统中的交感神经系统可动员机体对威胁进行反应的能力。副交感神经系统亦很重要,它与消化、恢复和放松有关。

Selye 进一步发展了 Cannon 在生理心理相关自主神经功能和激活方面的工作,提出了一般适应综合征(GAS)。包括以下三期。

警戒期:又称为动员期。机体在应激状态下,动员体内的整体防御能力。表现为交感-肾上腺系统激活的一系列反应。如心率加快、心脏收缩力量增强、血压升高、呼吸加快、体重减轻、肾上腺皮质增大、淋巴结增大、肾上腺素增加等。

抵抗期:又称为适应期。持续暴露于有害刺激之下,机体就转入抵抗期,通过增加合成代谢来增强对应激源的应对能力。主要表现为体重恢复正常、肾上腺皮质变小、淋巴结恢复正常和激素水平保持恒定。

衰竭期:如果继续处于有害刺激作用之下或有害刺激过于严重,机体会丧失所获得的抵抗能力,进入衰竭期。此时,警戒期的症状可再次出现,而且成为不可逆。表现为肾上腺增大后衰竭、体重减轻、淋巴结增大、淋巴系统紊乱和激素增加后衰竭。可造成疾病状态,甚至死亡。

受到刺激如果机体的某一部分产生非特异性反应,则称为局部适应综合征(local adaptation syndrome, LAS)。表现为一过性血管收缩,血管扩张或充血,发红或发热以及局部肿胀,白细胞向该部位转移,毛细血管的通透性降低,白细胞吞噬细胞碎片及异物,白细胞在局部形成一个纤维素包围,并在纤维素环内白细胞大量积聚,骨髓产生大量白细胞,特别是多核细胞。例如皮肤或结缔组织的局部损伤(物理性的或化学性的)都可表现为 LAS,发生局部炎症,坏死或伴有再生现象。但是,强烈的 LAS(如感觉器官或脑部)也可以影响全身,进而形成 GAS。

一些生理学家对 GAS 的三个阶段反应模式提出了相应的生理学假设。涉及两个传递系统,即神经系统和心血管系统。神经系统作为一个快速作用系统,通过神经递质(肾上腺素/去甲肾上腺素、5-羟色胺、多巴胺、胆碱等)快速传递信息。而心血管系统输送物质的速度较慢,但持续时间长,血液中释放的激素作用于细胞和内分泌腺。两个系统的信息传递和作用过程可相应分为四个阶段。

1. ***启动阶段*** 下丘脑接受强信号,刺激神经细胞释放突触囊泡中已经存在的神经递质,如多巴胺等。这些递质促发交感神经系统的快速激活,刺激肾上腺髓质,使其产生更多的肾上腺素和去甲肾上腺素进入血液。虽然贮存的神经递质在数分钟内就耗竭,但血液中的激素可以在神经递质耗竭的早期维持机体兴奋状态。

2. **持续阶段** 肾上腺髓质对来自于下丘脑的神经刺激做出持续反应，释放肾上腺素和去甲肾上腺素，耗时 15～30 s。通过心血管系统将肾上腺素传递到各个器官和细胞。但随着刺激暴露时间的延长，肾上腺髓质的活动需要更多的能量来维持系统的运转，因为肌肉运动、大脑活动等均需要血糖。

3. **强化阶段** 脂肪转变成葡萄糖。垂体释放促肾上腺皮质激素(ACTH)作用于肾上腺皮质，使其释放氢化可的松，使脂肪转化为能量。

4. **耗竭阶段** 神经递质的耗竭，产生神经递质能力的耗竭和维持能量所需的氢化可的松的耗竭。如果适应综合征的持续时间极度长，也会出现脂肪贮存的耗竭。

GAS 的基本结构目前尚无异议，但一些心理内分泌学家对 Selye 提出的 GAS 的非特异性提出了质疑，认为缺乏对心理社会因素的考虑。Frankenhauster 在 1975 年的实验中发现，肾上腺素和去甲肾上腺素的释放与躯体状况、精神压力和情绪状态相关。1975 年，Mason 的研究提供了与 Selye 的非特异性反应相反的证据。当暴露于应激源时的心理反应，如紧张、焦虑等得到控制时，在人及猴子的试验中都没有非特异性触发的肾上腺激素的反应。Mason 还发现当刺激处于一定范围时，神经内分泌反应没有统一的模式。目前认为，心理应激的神经内分泌反应因人而异，与所处情境、社会角色、群体中的地位相关。由于害怕丧失控制产生的“战斗/逃跑”的起动与杏仁核有关，与群体隔离或行动受挫所致抑郁，可能与海马及肾上腺皮质功能有关。

应激的生理反应对于人类具有重要意义，主要体现在三个方面。首先，生理反应可造成机体稳态平衡的破坏，生理反应过强或持续时间过长与心脏、胃肠道、肾脏、胰腺疾病和骨骼肌疼痛等疾病过程相关。如急性心理生理反应已被证实是心血管疾病的危险因素。其次，研究发现，高度激活的生理状态损害个体的作业能力，且两者间呈现一个倒置 U 形关系。这一概念最早在 1932 年就由 Duffy 提出，并被 Spence 和他的同事应用于焦虑驱动研究中。另外，生理反应可引起一些情绪反应，如害怕、焦虑和愤怒等，由此产生的负性情绪与个体的不适应行为方式相关。如恐惧时出现反复回避，愤怒时出现冲动行为等。负性情绪反过来会加重应激的损害和延缓个体对应激的适应。

二、应激的情绪反应

当人们处于应激时，不仅有生理反应，还伴随着各种心理行为反应；机体是以整体的方式做出反应的。临床上，感染性疾病的患者除了有体温升高、脉搏加快和呼吸增快的生理反应外，同时还体验患病的感觉、身体活动受限、失去学习和工作时间。如果需要住院，还要和家庭分离等。反之，恐惧时机体也会产生一定的生理变化。因此，我们讲应激的时候，既有生理成分，又有心理成分，两者共同发挥作用、不能分割。只是为了叙述方便起见，我们将两者分开讲述。

以下是应激状态下常见的情绪反应。

1. **恐惧(fear)** 是一种预期将要受到伤害或极不愉快的情绪反应，通常产生回避行为，即避免进入恐惧的情境或从威胁性环境中逃走。当人们觉得恐惧的时候，交感神经兴奋，全身动员准备逃避伤害性刺激。引起恐惧的原因通常是面临真实危险的事物。感到恐惧的人，常常意识到危险存在，知道自己恐惧的原因，但对自己战胜危险的能力没有信心。没有恐惧似乎是理想的，但是，如果真的没有它，生命也许将变得更不安全。有时有了恐惧，反使生活质量提高。例如，驾驶汽车的人，由于害怕发生意外，会更加注意行车的安全。但有时患者虽有恐惧，却不愿意暴露，因为他们怕被别人认为胆小，不聪明。一个住院患者在其他患者用早餐时得不到早餐，却有人来给他抽血，他会产生恐惧反应，以为自己病情恶化，或即将开始某种治疗。如及时给予解释，这种恐惧就可避免或减轻。

2. **焦虑(anxiety)** 人们对环境中一些即将来临的可能会造成危险和灾祸或者要作出重大努力的情况进行适应时，主观上引起紧张和一种不愉快的期待情绪，就是焦虑。与恐惧不同的是，恐惧在面临危险时发生，而焦虑在危险或不利情况来临之前发生，这是一种期待性情绪反应。焦虑程度严重时，则变为惊恐(panic)。焦虑是一种普遍现象，人们在考试前、接受医生检查前、等待一次重要会见时，常有焦虑体验。因为有这种焦虑反应，人们会力图避开引起焦虑的不利情况，积极参加能减轻焦虑的活动。从这个意义上说，焦虑也是一种保护性反应。但焦虑过度、不适当或无明显原因时，就成了一个医学问题。焦虑的典型表现是紧张不安的期待情绪，严重者表现惊恐，面容绷紧、愁眉锁眼、无法安静，两手做无意义的小动作，如握拳、弄指，且动作刻板重复。焦虑的生理反应是交感神经系统激活，出现心率加快、呼吸加快、血压升高、出汗等。由于焦虑的人对其焦虑原因缺乏内省力，常集中注意焦虑的生理性症状，如疲乏、失眠、腹泻、恶心、呕吐、厌食、多汗以及心悸、胸闷等，常常有"气透不过来"、"心脏像要跳出来"等感觉。如果焦虑变为慢性而持续，则有必要采用心理治疗。焦虑的患者为了缓和内心的紧张不安，常产生复杂的行为反应，如咬指甲、来回踱步、反复翻弄东西、以手指敲击桌子或沉默不语等。有的患者反复向医务人员询问某一问题或对自身健康状况表示过分关切，也常常是焦虑的一种行为反应。

3. **过度依赖(over-dependency)和失助感(helplessness)** 过度依赖是以超出正常程度的失助感为特征的情绪反应。失助感是指不可避免地要发生不愉快体验的感觉。患病的人，依赖性和失助感都会增强。对他人过度依赖的患者可能是有恐惧感存在。例如，从心肌梗死中恢复的患者，害怕体力活动增加时会诱发另一次心脏病发作。另一种过度依赖性患者可能是怀有愤怒感者，或因疾病或外伤使他成了伤残人，他甚至因此而指责健康人，对抗那些可帮助他发挥身体潜能的努力。过度依赖和失助感有时会达到对患者造成伤害的程度，应注意观察并研究这种现象的动机，帮助患者加以克服。

4. **抑郁(depression)** 是指情绪低落，表现为心境悲观，愉快感丧失，自身感觉不良，对日常生活的兴趣缺乏，性欲抑制，常有自责倾向，自我评价降低，睡眠与食欲障碍。研究表明，灾害性的生活事件(如亲人丧亡)可产生抑郁反应，失恋、被诬陷、失业等也可形成抑郁。抑郁反应的发生从心理学角度常与素质有关。一般说来，中年以后抑郁倾向增大，抑郁发生后也较为持续，尤其是一个勤奋的人到达中年以后没有取得他所期望的成就时，抑郁反应就可能发生。抑郁患者常萌生消极自杀念头，故对有抑郁情绪的患者都应当深入了解其有无消极厌世观念，严密观察与抑郁有关的心理生理症状，防止自杀意外。对于久治不愈躯体疾病、慢性疼痛、预后不良疾病如癌症等患者，尤应警惕其并发抑郁的可能性。

5. **愤怒(anger)** 是与挫折和威胁斗争有关的情绪反应。由于有目的的活动受到阻止，自尊心受到伤害，为了排除这种阻碍或恢复自尊，常可激起愤怒。愤怒发生时，心跳加快，血液重新分布，细支气管扩张，肝糖原分解，肾上腺分泌活动增强。愤怒时运动反应多具攻击性，以利于排除面临的阻碍和威胁。如经适当疏导，愤怒被成功表达出来之后，患者的情绪常有好转，焦虑、不愉快的体验也相应减轻。愤怒也可能被掩盖而以其他方式表达出来。如咳嗽、咽痛的孩子可能会把玩具摔坏，因为他患病后不能上学，从而对母亲或自己生气。有些患者因为疼痛找不出原因，从而对陪护他的人生气、不耐烦。对于愤怒的患者，医务人员应当向他说明这种情绪是不正常的，不利于健康，然后和他一起寻找引起愤怒的原因并加以处理。

6. **敌意(hostility)** 是指不友好和憎恨的情绪，有时与攻击性的欲望有关。敌意常与愤怒、想伤害或想羞辱别人的欲望一同出现。敌意的强弱不能由外表行为做出可靠判断。而且由于存在把敌意转变为其他行为的倾向，所以认识敌意的原因也不容易。例如，一个表面安静、不与人交往的患者，其内心也可能是极端敌对。他之所以这样表现，是因为公开说明他的敌意可能使他觉得难堪、不适。因此他可能向医务人员表现那样的"安宁"、"老实"。他的敌意也可能是针对其亲属的，是因他们在他生病后对他漠不关心。讽刺和辱骂常是敌意的表现。提出不合理或过分要求的患者，或具有攻击性、争论性的患者也常常显示敌意的存在。

7. **自怜(self-pity)** 是对自己感到惋惜、怜悯的情绪。患者往往感到悲哀，认为自己被人愚弄，缺乏安全感和自尊心。常独自哀叹，并有很多申诉。自怜包含对自身的焦虑和对自己的愤怒两种成分。持续时间长短不一，独居、对外界环境缺乏兴趣的人常持续较长。单纯教育患者不要自怜是无效的。较好的做法是听取患者的申诉并提供适当的支持，特别是当这些申诉看来是合理的时候，以增强患者的安全感。

上述情绪反应的体验取决于反应的强度和持续时间。这些反应也可导致情绪和生理的危象，增强应对的困难。

三、应激的行为反应

尽管与生理、情绪和认知相比，人们对外部行为的关注较少，但行为反应，如逃跑和攻击，一样是应激反应的重要方面。伴随应激的心理反应，机体在外表行为上也会发生改变，这是机体为缓冲应激对个体自身的影响，摆脱心身紧张状态而采取的应对行为策略，以顺应环境的需要。在一定的情绪反应下，会出现各种各样的行为反应。如在恐惧情况下，会出现回避和逃避的行为。在愤怒和敌意的情绪下，会出现攻击性行为。失助感增强时则会表现退化和过度依赖的行为。另外进食、睡眠也会有改变。物质滥用也是常见的行为反应。以下是常见的应激行为反应。

1. **逃避(escape)与回避(avoidance)** 都是为了远离应激源的行为。逃避是指已经接触到应激源后而采取的远离应激源的行动。回避是指事先已知应激源将要出现，在未接触应激源之前就采取行动远离应激源。两者的目的都是为了摆脱焦虑和恐怖情绪，排解烦恼。

2. **退化(regression)与依赖(dependence)** 退化是当人受到挫折或遭遇应激时，放弃成年人应对方式而使用幼儿时期的方式应付环境变化或满足自己的欲望。退化行为主要是为了获得别人的同情、支持和照顾，以减轻心理上的压力和痛苦。有了退化行为，必然就会产生依赖，事事处处依靠别人关心照顾而自己不去努力完成本应自己去做的事情，多见于病情危重经抢救脱险后的患者。这与此类患者的失助感增强有关。

3. **敌对(hostility)与攻击(attack)行为** 这两种行为的共同心理基础是愤怒。敌对是内心有攻击的欲望但表现出来的是不友好、漫骂、憎恨或羞辱别人。攻击是指在某些应激刺激下，个体以攻击方式作出反应。攻击对象可以是人或物，可以针对别人也可以针对自己。例如临床上某些患者表现为不肯服药或拒绝接受治疗，表现自损自伤行为，包括自己拔掉引流管、输液管等。

4. **失望**(holplessness) 是一种无能为力、无所适从、听天由命、被动挨打的行为状态，通常是在经过反复应对不能奏效，对应激情境无法控制时产生，其心理基础包含了一定的抑郁成分。失望使人不能主动摆脱不利的情境，从而对个体造成伤害性影响，故必须加以引导和矫正。

5. **物质滥用**(substance abuse) 某些人在心理冲突或应激情况下会以习惯性的饮酒、吸烟或服用某些药物的行为方式来转换自己对应激的行为反应方式。尽管这些物质滥用对身体没有益处，但这些不良行为能达到暂时麻痹自己，摆脱自我烦恼和困境的目的。

6. **睡眠和进食问题** 应激造成的焦虑、兴奋和恐惧等情绪反应均会导致入睡困难、浅睡多梦或间断性睡眠。另外，躯体不适、轮班工作、飞行时差等应激事件也可直接影响睡眠，出现各种睡眠障碍。在应激状态下，进食也会受到影响，如抑郁时会出现食欲下降，而焦虑可能带来进食增加。

第四节　心理应激对健康的影响

随着医学模式由单一的生物医学模式向生物-心理-社会医学模式的转换，心理应激与健康的关系日益受到重视。心理应激在人类生活中不可回避，越来越多的临床实践和研究结果证实心理应激与疾病的发生、发展和康复关系密切。Pelieter 于 20 世纪 70 年代就提出“现代人类疾病一半以上与应激有关”的观点。现代社会的疾病谱和死亡谱的数据显示，造成人类死亡的主要疾病是心脑血管疾病、癌症及意外死亡等。这些疾病的发生与现代人类生活中的一些不良行为方式如吸烟、酗酒、药物滥用、多食、少运动、肥胖及对社会压力的不良反应等有着密切关系。而这些行为因素又是应激的直接后果，说明应激确实可以损伤人类的健康。随着社会的发展，现代化程度更高，竞争更激烈，人际关系更复杂，这对人类也提出了更高的要求来适应环境。

当人们的机体处于应激状态时，可通过一系列神经系统、神经生化、神经内分泌及免疫系统等变化影响机体内环境平衡，从而对健康产生双重作用。有利方面是可动员机体的适应系统，产生对疾病的抵抗，增强体质和适应能力。不利方面是适应机制失效会导致不同程度的心理、行为及躯体障碍。在综合性医院就诊的患者中约有 2/3 与心理应激有关。生理和心理反应以症状和体征的形式表现于临床，成为人们身体不适和精神痛苦的根源。

一、应激的心身中介机制

研究证实，心理应激和许多疾病相关，如心脑血管疾病、肿瘤、溃疡病、感染、性功能障碍等。心理应激影响健康有其特殊的中介机制。

目前所知，应激对健康的影响主要有两个途径：①影响健康相关的行为。包括产生一些适应不良行为，如吸烟、酗酒、食欲下降、药物滥用等。另外症状评价过程的改变，人们如何解释躯体症状(高警觉性、低警觉性)，也影响健康相关的行为(求医行为、治疗依从性等)。②影响健康相关的生理过程。心理应激的生理反应可以分为两种类型：急性应激反应和慢性应激反应。急性应激反应可能仅持续数分钟，相当于 GAS 的警戒期，此时机体快速积蓄能量准备行动。消化系统其他脏器停止活动，而肝脏成倍地工作，转换糖、脂肪、蛋白质等所有可利用的能源进入备用状态，配置丰富的能源。内分泌系统通过肾上腺髓质分泌儿茶酚胺而参与这种能量的动员。心血管系统泵送血液向各需能组织提高氧和能源的供应，从而使神经系统能快速传递信息。肌肉可以快速有力地收缩和运动。瞳孔散大伴眼球扫视使视野宽阔、清晰。不论处于怎样的应激情境，这些生理反应的后果是机体的疲劳。随着基本的营养、运动及足够的休息的平衡，机体得到恢复而免遭伤害。中等量的短暂应激对健康的影响微不足道。但应激足够强烈或长期持续存在，人们不能通过动员起来的能量消除或应对应激时，生理反应对机体有损耗作用。内分泌、肌肉、消化、心血管及免疫系统过分紧张，功能减退并逐渐损坏，由此会对健康造成影响。

应激的生理反应及其最终影响健康的心身中介机制主要涉及神经系统、神经生化、神经内分泌系统和免疫系统。

1. ***神经系统*** 急性应激状态下，不管是来自外部还是机体内部的，生理的、心理的或社会的应激刺激，经过中枢神经的接受、加工和整合，将冲动传递到下丘脑，使交感神经-肾上腺髓质轴被激活，释放大量儿茶酚胺，引起肾上腺素和去甲肾上腺素的大量分泌导致中枢神经兴奋性增高。其中网状结构对刺激更敏感，会增强机体的警觉性和敏感性，使骨骼肌紧张度增强。由于交感神经的激活，机体出现了一系列的生理变化，如心率、心肌收缩力和心排血量增加，血压升高，瞳孔扩大，汗腺分泌增多，血液重新分配，脾脏缩小，皮肤和内脏血流量减少，心、脑和肌肉获得充足的血液，分解代谢加速、肝糖原分解、血糖升高、脂类分解加强、血中游离脂肪酸增多等，为机体适应和应对应激源提供充足的功能和能量准备。必须指出，如果应激源刺激过强或时间太久，也可造成副交感神经活动相对亢进或紊乱，从而表现心率变缓，心排血量和血压下降，血糖降低，造成眩晕或休克等。神经系统功能的变化直接影响到神经内分泌、中枢神经递质及免疫系统的功能变化。

2. ***神经内分泌系统*** 内分泌系统包括人体内分泌腺及某些脏器中内分泌组织所形成的一个体液调节系统，在不同外界条件下，维持个体内环境的相对稳定。目前比较肯定的下丘脑-垂体-靶腺轴调节系统有三类：即下丘脑-垂体-肾上腺轴、下丘脑-垂体-甲状腺轴、下丘脑-垂体-性腺轴。这三类下丘脑-垂体-靶腺轴不仅存在着靶腺之间的复杂关系，相互影响，相互调节，而且通过腺体分泌与中枢神经系统的正反馈和负反馈机制，调节释放激素及促激素的抑制或兴奋作用。靶腺激素不仅能抑制相应的促激素分泌，还可抑制垂体的其他激素，以维持体内平衡。当处于应激状态时，丘脑下部促肾上腺皮质激素释放因子（CRF）的分泌增加，随之垂体前叶的促肾上腺皮质激素（ACTH）分泌增多，进而造成肾上腺皮质激素分泌亢进，生长激素有时分泌也增加。但是这些内分泌活动的变化与应激源种类及强度有关。

急性应激可促使实验动物排卵，慢性应激可抑制月经。在寒冷刺激时，促甲状腺素（TSH）的分泌增加。疼痛刺激时，抗利尿激素（ADH）急剧上升。人体在精神刺激下，可使促性腺激素异常，垂体的催乳素分泌增加。幼儿的情感剥夺会使生长激素分泌减少。相反，若使幼儿处于紧张环境下，则生长激素分泌增加。

对应激的内分泌变化，有人提出是分解-合成或异化-同化过程，即属于蛋白分解效应的内分泌激素有可的松、生长激素、肾上腺素、去甲肾上腺素，属于蛋白合成效应的内分泌激素有性激素、胰岛素。当机体处于应激状态时，各种不同激素相互作用，通过激素的分解-合成效应，而获得能量来源和保证内分泌系统平衡。这些内分泌激素除受下丘脑-垂体-内分泌轴和自主神经调节外，也受大脑皮质功能的调节。

3. ***中枢神经递质系统*** 神经生化的进展，提示了人类和动物的警觉、情绪和行为与某些中枢神经递质的功能有关。目前公认的中枢神经递质有：胆碱类、单胺类、氨基酸类、神经肽类。如去甲肾上腺素（NE）能和多巴胺（DA）能神经元与交感神经兴奋有关。这类神经元兴奋时，对保持大脑的兴奋性和警觉状态起主要作用，并能使机体活动增加，机体行为明显。5-羟色胺(5-HT)能神经元兴奋时，其功能与去甲肾上腺素(NE)能神经元相拮抗，机体便呈现安静。在一般情况下，这两个功能相拮抗的系统是平衡的。但在应激状态下，中枢神经递质会产生变化而出现不平衡。应激引起的中枢神经递质的改变，同样也与应激因素的种类和强度有关。在中等程度应激状态下，可见大脑中的NE开始升高，短时期后降到比原来更低的水平。同样，NE合成与分解都能加速。在严重应激状态下，则出现NE的耗竭。在弱刺激下，血中5-HT水平增高，其代谢物5-羟色胺酸的排出增加。在强刺激下，整个大脑的5-HT有轻度耗竭，如正中隆起、杏仁核、海马、扣带回、背中缝核等的5-HT耗竭，以丘脑下部最为明显。但与甲状腺素(T4)能神经元比较，5-HT能神经元不那么敏感。在从事不同紧张程度的工种对儿茶酚胺分泌功能影响的研究中发现，工作后儿茶酚胺的分泌均有增加，但增加的程度不同。情绪影响越大，儿茶酚胺(NE、DA)增加越明显。此外，让志愿者看不同情节的电影，儿茶酚胺的水平亦受到影响。轻松喜剧性电影或带有攻击性的电影只会引起肾上腺素分泌增多，极端恐怖的电影除使肾上腺素分泌增多外，NE的排出亦增多。可见，心理社会因素能够引起交感-肾上腺髓质系统活动及肾上腺素的分泌，分泌的程度与情绪紧张的程度呈正相关。

4. *免疫系统* 人类免疫功能有非特异性免疫与特异性免疫两类。非特异性免疫是指先天性或天然免疫，受遗传因素的控制，具有相对稳定性。特异性免疫又分为体液免疫和细胞免疫。免疫系统并非一个功能自主的单位，而是与中枢神经系统进行着双向性调节。近十余年来，应激对免疫系统的影响倍受重视。

小鼠在实验性逃避-学习应激状态下，对病毒的敏感性增高，对急性过敏性反应的易感性亦增高，提示其免疫功能下降。另外，动物在不良环境下，如噪声、强光照射、过度运动、拥挤环境下喂养等，也会出现原发与继发性抗体反应抑制。但若将动物暴露于低电压重复性刺激下，则可见抗体反应增强。由此可见，应激对免疫功能的影响是双相的，既可降低免疫功能，也可增强免疫功能。这种双相反应与刺激的性质、持续时间、强度及机体的生物学等特点有关。一般认为，短暂而不太强烈的应激不影响或略微增强免疫功能。例如Weiss等观察到轻微的应激对免疫应答呈抑制趋向，中等度的应激可增强免疫应答，而强烈的应激则显著抑制细胞免疫功能。但是，长期较强烈的应激会损害下丘脑，造成皮质激素分泌过多，使内环境严重紊乱，从而导致胸腺和淋巴组织退化或萎缩，抗体反应抑制，巨噬细胞活动能力下降，嗜酸粒细胞减少和阻滞中性粒细胞向炎症部位移动等一系列变化，从而造成免疫功能抑制，降低机体对抗感染、变态反应和自身免疫的能力。

人类外科手术作为一种典型的应激刺激，可导致血浆中激素和细胞因子浓度的变化，如促生长素(GH)、T4及白细胞介素-2(IL-2)等降低，而GC及白细胞介素-6(IL-6)升高。这些变化可被前列腺素(PG)合成阻断剂吲哚美辛所阻断，淋巴细胞对植物凝集素(PHA)的反应降低。儿童脑损伤后，血中淋巴细胞减少，以辅助性T细胞(Th)及抑制性T细胞(Ts)的减少为最明显，同时白细胞的吞噬能力下降，IgM降低，而IgA含量上升。机体缺氧后，首先引起外周血淋巴细胞增多，CD16+细胞增加，NK细胞活性及受刺激后的活性均上升，随后伴有细胞数目的减少。

心理因素对人免疫功能的影响较为显著。如观看外科手术电影构成被动应激，可降低淋巴细胞对伴刀豆球蛋白(ConA)的反应，减弱B细胞对PWM刺激的增殖反应，但以进行紧张心算作为主动应激时，仅表现出淋巴细胞对ConA所致的增殖反应下降。

孤独感强或易激惹等个性心理特征能明显影响分裂原对淋巴细胞的促增殖反应，同时白细胞介素-2受体(IL-2R)表达水平下降。丧偶是严重的生活事件，应激强度亦很高。对妻子患乳腺癌的一组丈夫进行前瞻性观察发现，妻子丧亡后丈夫的T、B淋巴细胞刺激反应均降低，但居丧1年后随访，大多数鳏夫淋巴细胞刺激反应均已回复到居丧前水平。考试压力及婚姻不和等情感性应激刺激常伴有血中抗HSV、抗EBV或抗巨细胞病毒的抗体滴度上升，CD4+细胞及NK细胞的百分比率及活性也相应降低，提示应激可能降低免疫力，使体内潜伏病毒激活。另外，精神疾患伴有免疫功能失调亦是公认的。

各种应激可能通过下丘脑-垂体-肾上腺轴系统的激活、交感-肾上腺髓质系统的激活、脑内各种神经递质、激素的分泌、血清中免疫抑制因子的产生等途径对免疫功能产生影响。

心理应激与许多人类疾病的发生和发展关系密切。如在回顾性或前瞻性调查研究中发现，儿童型糖尿病、Crohn's病、类风湿关节炎、眼葡萄膜炎、Graves病及上呼吸道感染等疾病与各种应激性事件有不同程度的关联。突出的有亲人去世、离婚和失业等生活变故。

近年来许多研究证实，中枢神经系统、内分泌系统、中枢神经递质与免疫系统间存在着复杂的反馈调节关系，形成了一个心身调节的网络系统。

二、应激与疾病

应激和健康的关系密切。目前，人们所关注的应激和健康的关系主要有三个方面，即应激是否会直接导致疾病(如高血压、冠心病等)，是否延缓疾病(如流行性感冒、意外事故等)的康复，是否增加机体对疾病(如感染、肿瘤等)的易感性?

大量的试验和临床研究表明，无论是短暂还是持续的应激都可能导致躯体疾病和精神障碍。急性应激引起的眩晕、焦虑、紧张、失眠、神经质和肌肉痉挛等均可导致慢性的健康问题。从长远来看，通过心身中介机制，应激可影响心血管系统、免疫系统、消化系统等组织和脏器的正常功能，从而影响疾病的发生、发展和康复。

1. *心血管疾病* 对应激是否真的能显著影响机体的心血管系统功能存在不同的观点。研究显示，在一些个体，应激和血压升高有关。但无论是否应激引起，心脏有问题，本身对个体和其家庭来说都是应激性的。机体频繁的应激反应会在分子水平对健康心脏有潜在危害。应激会延缓低密度脂蛋白和其他一些脂类如三酰甘油的处理和清除过程，它们会沉积而增加动脉硬化和其他心脏疾病的危险性。对于日常应激的反应，严重的反应可表现为心悸和血压升高。据临床研究，可逐渐损害冠状动脉和心脏。即使是躯体因素引起的应激，如旺盛的身体活动和锻炼能增加那些已经遭受冠脉阻滞或虚弱个体的心肌的负担。心脏冠状动脉缺血加重无法满足机体供血需求的情况。缺血心肌会导致胸痛或心肌梗死。有一半在锻炼时心肌缺血的患者在精神应激时也会出现缺血，而这些患者出现心脏功能损害的可能性更大。已经证实，生活在慢性应激状态下的人更多地会吸烟、酗酒和物质滥用。有进食障碍或不健康的进食习惯，也会出现内动力缺乏。这些应激相关行为对冠状动脉疾病的发展具有直接影响。

人体的血压随着年龄而波动。年龄增长，血压也会逐渐升高。研究已证明，急性或慢性应激所引起的情感和心理困扰会促发血压升高。

2. *免疫相关障碍* 众所周知，应激会使得很多免疫相关的疾病恶化，包括糖尿病。在应激状态下氢化可的松产生可抑制机体的免疫反应，从而增加感染性疾病的易患性。近期的研究显示，应激性生活事件能加快获得性免疫缺陷综合征（AIDS）患者的疾病进展。又有研究显示，具有严重生活应激，缺乏社会支持系统，负性态度作为应对机制和氢化可的松水平升高的患者，AIDS进展更快。研究还提示，频繁或慢性的应激会增加细菌感染的机会，如结核分枝杆菌感染、A型链球菌感染（GAS）等。尽管大多数链球菌感染病情较轻，但在少数情况下，可以引起严重的终末期疾病，被称为侵入性A型链球菌感染。这种情况发生在细菌通过感染机体的防御而进入体内通常不能发现细菌的部位，如血液、肌肉或肺部等处时。有两种侵入性GAS疾病最严重，但非常少见，它们是坏死性筋膜炎（破坏肌肉、脂肪和皮肤组织）和链球菌中毒性休克综合征（引起血压迅速下降和肾脏、肝脏、肺脏功能衰竭）。流行性感冒、肺炎和常见感冒的发作均直接与应激性生活状态有关。另外，哮喘患者中，应激状态可使得气道高反应而促发哮喘。

3. *溃疡和消化道疾病* 严重应激状态下，胃部的血供受限，妨碍正常的消化功能。并且由于肠道功能部分直接受神经系统控制，而神经系统又直接受应激影响，故而会出现溃疡、肠易激综合征等胃肠道障碍。如果个体已经患有这些胃肠道障碍，则应激会加重病情。慢性应激引起平滑肌紧张，结合胃酸高水平及唾液分泌的减少，亦可导致各种消化道障碍。那些处在慢性应激状态而又有消化道障碍的遗传倾向者表现更为显著。

4. *癌症和神经元变性障碍* 20世纪90年代早期，有一个突破性的研究显示，应激可致体内T淋巴细胞减少而引起癌细胞转移增加。之后，对女性乳腺癌患者的研究得到了类似结果，并证实应激导致机体自然杀伤细胞水平下降。慢性应激可影响与癌症发生发展相关的机体氧化剂和抗氧化剂之间的平衡。研究还显示，应激、认知评价、应对与偏头痛相关。

第五节 应激的应对及其控制策略

一、应对概念

在人类社会中，应激源普遍存在，任何人都无法避免。对应激处境采取不同的对策，会产生不同的后果。因此，应对（coping）成为心理应激研究中的一个热点。人们对应对的认识也不断深入。应对又称对付，原意为有能力或成功地对付环境挑战或处理问题。20世纪60年代，Murphy（墨菲）将应对视为一种适应过程。Friedman和Hamburg则把在对应激的适应过程中，与这一适应直接有关的心理活动定义为应对策略（coping strategies）。20世纪70年代，应对被认为是一种行为，Joff和Bast指出，应对是反映人对现实环境有意识的、灵活的、有目的的调整行为。到了20世纪80年代，应对被视为是人的认知活动和行为的综合体。

尽管迄今为止，对于应对的认识还存在分歧，但就其本质而言，可将应对定义为：个体在应激环境或事件中，对该环境或事件及其所致自身不平衡状态所采取的认知和行为措施。应对的直接目的是预防、处理或减轻应激。应对适当与否可直接影响应激后果，即对健康的影响。

根据目前对应对的研究，应对具有以下五个特点。

1. *应对具有跨情境性* 应对反应取决于具体的应激境遇。应对随境遇改变而改变。

2. *应对与应对结果分离* 一种应对在不同境遇会产生不同的应对结果。成功的应对要求符合多个标准，一个特定的人、境遇类型、结果类型（道德、社交功能、躯体健康）。没有一种应对是绝对好的或不好的，如否认和压抑，当没有什么可做时，否认可以是正性的。

3. **现实境遇中人们往往采用多种应对策略** 例如策略 A 是寻求情感的社会支持，为了情绪调节的目的；策略 B 是使用计划、积极应对和指导性社会支持。一个人在解决现实问题时可以既采用策略 A 又使用策略 B。

4. **应对是过程指向** 在任何成功的经验中，应对总是随着境况不同而不同。评价—应对—再评价—再应对。应对不仅能减轻负性情绪，也可产生新的情绪。

5. **人们是不自觉地在应用应对反应** 在应用应对反应时人们往往是不自觉的，也可能是习惯性的或者是受潜意识支配的。

二、应对方式

（一）根据应对的针对性分类

一般来说，应对的功能具体体现在两个方面：调节应激性情绪和改变应激性境遇。相应的有两种应对方式：针对情绪的应对和针对问题的应对。Lazarus（拉查洛斯）和 Folkman 在 1984 年对两者的区别进行了探讨。

1. **针对情绪的应对（emotion-focused coping）** 这是解决自身情绪反应的应对活动，以安定与应激有关的情绪反应，帮助个体恢复情绪平衡。属于针对情绪的应对有如下一些方法：①积极再评价。即尝试从积极的方面看待应激境遇。如期末考试不理想，可以了解自己不足的地方，有了下次改正的机会。②接受。即接受现实，学会带着问题去生活。如遭遇车祸导致残疾是一个无法改变的事实，那么接受事实是一种应对方式，并带着残疾去生活。③否认。即认为已有的问题不存在，不相信所发生的事。如一些肿瘤患者，即使在医生确诊后仍不相信，继续上其他医院检查或当成是其他较轻的疾病。④情感疏泄。即关注和表达自己的感受。如一个遭遇家庭或事业不幸的人会痛哭一场。⑤寻求情感支持。即从他人那里获得情感上的安慰。如一丧偶女性向亲人、朋友诉说自己孤独寂寞的感受，以期获得亲人朋友的同情和安慰。

2. **针对问题的应对（problem-focused coping）** 这是直接解决应激事件或缓解应激为特征的应对活动。属于针对问题的应对也有很多方法，如：①制定计划。考虑如何来处理应激源，考虑怎样能最好地处理所面临的问题。如某学生转学到外地，可使之处于应激处境。要改变、要适应，得根据具体存在的问题选择最佳处理方法。如因存在方言不通、同学老师陌生等问题，则可考虑如何来学习方言，如何使自己和同学老师尽快熟悉起来，可采用哪些具体的方式方法。②积极应对。即采取积极的措施消除应激源，采取行动解决问题。如前面所举的转学的例子，可以通过实施多听多练方言、多与同学交谈、多参加集体活动增进同学交往等具体的行为措施来解决问题，以适应新的环境。③寻求社会支持。可从他人那里寻求指导性帮助，包括别人的建议、经济上的帮助等。如一工人面临下岗，可以从亲人、朋友那儿获得一些建议或经济资助进行再创业等。④对抗。以带有竞争的态度试图改变应激处境。如在人际关系处理中，以对抗某人来改变大家对自己的看法。

（二）根据应对的表现形式分类

Billings 和 Moos 在 1980 年根据自己的研究也提出应对方式的三种类型：①积极的认知应对：个体希望以一种自信有能力控制应激的乐观态度来评价应激事件，以便在心理上能更有效地应对应激。②积极的行为应对：个体采取明显的行动，希望以行动解决问题。③回避应对：个体企图回避，主动对抗或希望采用间接的方式，如过度饮食、大量吸烟等来缓解与应激有关的情绪紧张。Feifel 的医学应对量表(MCMQ)通过因子分析,将患者对疾病的应对表现形式分为:面对、回避和承受。

(三)根据应对的阶段分类

个体做出应对可以在应激性事件发生前、发生时(如疾病进展期)或事件之后。Beehr 和 McGrath 在 1996 年根据不同的境遇提出了五个不同阶段的应对:①预防性应对。发生在应激性事件出现或可能出现前。如一吸烟者为避免患肺癌的危险而成功戒烟。②预期性应对。见于预期事件即将出现时。如在等待外科手术前,一些人会服用镇静剂。③动态性应对。出现在事件正在进行时,如通过分散注意力以减少慢性疼痛。④反应性应对。发生在事件出现之后。如断肢后改变自己的生活方式。⑤残留性应对。在事件发生很久之后,对抗事件的长期影响。如在遭受严重创伤数年之后,控制当事人的闯入性思维。

另外还有多种分类方式,如根据应对活动有形无形分类:动作性应对方式,应对的方式以动作行为形式表现出来,如攻击、逃避、回避等。意念性应对方式,如想象、幻想等。

三、应对相关因素

没有一种应对是绝对适当或不适当的。在应激状态下,个体出现自身的不平衡状态,并出现各种应对,以缓解应激的作用。应对适当与否,取决于个体通过应对是否具有满足应激境遇产生的需求的能力,使自身恢复平衡状态。如爱人逝世情况下,最好的应对是否认和随后的接受。考试成绩差,则最适当的应对是制定计划和积极应对。成功的应对基于很多因素,受具体境遇、既往应对经历、个人和社会资源等因素的影响。

1. *应激境遇* 可分为可控性境遇和不可控性境遇。可控性境遇,也就是说,个体可控制的,通过自身努力可改变的境遇,如居住条件差、人际关系紧张、升职受挫等。在这种情况下,采用积极应对是适当的,而接受、否认则是不恰当的应对。而当个体处于不可控性境遇时,即某些不以人的主观意志为转移、无法控制的境遇,如地震、洪水、空难、战争等,则接受、否认反之成为适当的应对。同一种应对在应激境遇的不同阶段,其效果也会不同。Lazarus 和 Folkman 对学生考试应激进行研究发现,考前准备阶段,积极应对是适当的,而淡化则是不恰当的应对。但在考后等待分数阶段,淡化又是有利的。

2. *既往经历* 从学习理论角度来说,既往成功的应对经验,在再次遇到相似应激境遇时会被继续使用,这是强化的结果。反之,若为失败的经验,则个体在今后的实践中会调整应对。Coyne, Aldwin 和 lazarus 在 1981 年的研究中发现,当个体多次积极应对不可控制的应激境遇失败后,则会放弃积极应对而采取接受现状的应对方式。

3. *个人资源* 健康、富裕、能干、乐观的个体往往可利用的资源丰富,因此生活中的抵御应激的能力较强。有能力处理应激性境遇是最重要的,但真实能力并不是充分的先决条件,当个体低估他行动的潜能,就会采用不适当的策略。因此,感知的能力是关键。这种感知的能力被 Bandura 称为感知的自我效能或乐观的自信。

一般来说,对某一行为的控制性越大,则改变这一行为也越容易。如果人们相信某一行为可有效解决问题,则他们会更倾向于这样做,而且对此判断确信无疑。感知的自我效能属于个人行动控制或中介。当一个人相信自己能够控制这一事件时,他们的生活就会比较主动且自主。“我能做”代表了一种对环境的控制感,反映一种信念,即采用合适的行动能满足具有挑战性的要求。这也被认为是对自己处理应激的能力的一种乐观态度。不同的自我效能在人们的感受、观念和行为上均有所不同。感受方面,自我效能低与抑郁、焦虑和失助相联系。这些个体往往自卑，对自己的成绩和个人发展充满悲观想法。在观念方面，有强的能力感的人，促进认知过程和学术造诣。自我效能的水平可提高或阻碍行动的动机。高自我效能的人往往选择有挑战性的任务，他们给自己设立较高的目标，且锲而不舍。行动在人们的脑海里重新勾画，基于他们自我效能的水平，他们或悲观期望或乐观期望。当付诸行动时，高自我效能的人往往是投入更多的努力和坚持更长的时间。当挫折发生时，他们会恢复得更快和继续为达到目的而努力。自我效能也允许人们选择挑战性境遇，开拓他们的环境或创造新的境遇。可通过自己的亲身经历、他人的经历、言语的劝说或生理反馈来获得有能力感。自我效能和积极的幻想、不切实际的乐观不同，它是基于经验，且不是毫无根据的冒险行为。它是引导在自己能力范围内的冒险行为。

一些研究探讨了自我效能和健康之间的关系。如自我效能和手术恢复与对慢性疾病的适应等。结果显示，高自我效能的患者能较好地控制疼痛。自我效能还可在应对挑战性或威胁性境遇时影响血压、心率和血清儿茶酚胺水平。对类风湿患者进行认知治疗可提高他们的效能而减轻疼痛和关节炎症、提高心理功能。乐观、自信已被证明对慢性阻塞性肺疾病患者的康复有影响。显然，感知的自我效能可预测很多情况下治疗的效果。

4. *社会资源* 社会支持(social support)是指个体获得的来自社会各方面包括家庭、亲属、朋友、同事、伙伴、党团、工会等的精神上或物质上的帮助和支援，反映了一个人与社会的密切程度和质量。社会支持有助于应对，是在应激的应对过程中，个体可利用的社会资源，对人类健康有益。社会支持有多种形式，如情感支持(给予保证)、信息支持(提供建议)、实物支持(捐助物品)等。1989 年 Kulik 和 Mahler 在对进行冠状动脉搭桥术的患者的研究中发现，社会支持有利于这些心脏外科手术患者的康复。那些经常有配偶探望的患者，出院较早。长期随访研究发现，术后情感支持具有正性作用。Fontana 和 King 等学者也有类似发现。个体与社会群体以及各种社交关系的亲密程度和支持强度与健康有关，和他人保持亲密的人际关系在一定程度上可防病和早逝。大量的事实证明，社会交往有利于健康。Berkman 和 Syme 于 1979 年进行的一项基于八个社区的流行病学调查显示，缺乏社会交往和发病率及所有原因的死亡率有关。对于各种疾病，社交隔离是高危因素。大量的研究提示，社会支持良好或缺乏会影响疾病的发生、发展和康复。Ruberman 等曾在 1984 年研究了 2 320 位男性急性心肌梗死存活者，发现那些社会隔离的患者在之后的 3 年期间死亡率比有良好社会支持的患者多 2 倍。Williams 等在 1992 年对 1 368 名患者进行研究显示，冠心病的发病和随后的死亡与婚姻状况有关。那些未婚或没有知己的患者比那些有亲密知己或已婚患者在 5 年内死亡的可能性高 3 倍。有五项研究是关于危机事件后的存活时间的。显然，恢复的过程会受到社会支持网络的影响。

归属感和亲密感使得应对过程更具有适应性。作为一个易化的潜在途径，有生理和行为机制两个方面。1991 年，Ader、Felton、Cohen 在多种生理途径中，研究了免疫和神经内分泌的关联。通常丧失和剥夺后会出现免疫抑制，尤其是会危及自然杀伤细胞的活力和细胞免疫功能，降低整个机体的抵抗力。因此，个体对疾病(包括感染和肿瘤)的易患性强。Kiecolt-Glaser 在 1997 年指出，社会关系的质量，如婚姻质量被认为是免疫功能的预测。一般来说，社交应激倾向于抑制免疫功能。神经内分泌系统与强烈的心血管反应和生理唤起紧密相关，这些被认为是心血管意外的预兆。1994 年，Seeman 等对老年人的研究中，情感支持和神经内分泌参数如尿中肾上腺素、NE 和可的松有关，和情感支持的联系比仅仅是社会融合度或硬件支持的联系强度强。Cohen 在 1988 年指出，行为途径方面，提示社会网络可刺激健康行为，能预防疾病的发生，延缓发展，或影响疾病康复。如社会支持可使戒烟容易。一个被社会接纳的人其酒精(乙醇)的消费也较低。McAuley 在 1993 年指出，与社会融合和社会支持有密切联系的健康行为是身体锻炼。感知家庭和朋友的支持可帮助发展有意识地进行体育锻炼和促发这样的行为，长期进行锻炼或保持自我训练可能更需要真实的有效的帮助支持。他和 Duncan(邓肯)的研究发现，社会支持间接地通过提高个体的自我效能而影响锻炼行为，自我效能的提高可能是这一过程的重要调节因素。不仅是感知的归属感和亲密感具有支持作用，而且，言语的劝说和良好的社会示范行为也是社会支持影响健康的原因。

四、应激控制的一般原则

没有应激的生活并不是我们的目标。应激的应对并不意味着试图生活在无痛和无问题之中，而是学会如何伴随着疼痛和问题生活。事实上，每个人在生活中的某些时候都会经历到一些超过其应对能力的应激事件或境遇。一项调查显示，89%的人在生活中遇到严重的应激。应对技能的学习提高是一个终身过程，不仅对健康有利，而且能培养个体在生活中走向成功的能力。

当应激影响到我们的健康时，需要采取一定的措施来缓解应激及其造成的损害。以下是应激控制的一般原则。

1. *及时寻求专科帮助*　应激可以是多种躯体或情绪障碍的影响因素，这些都需要专科治疗。许多应激症状轻微且能控制，可以通过自己服药来控制，如阿司匹林用以治疗紧张性头痛。但躯体症状异常者，特别是那些病情严重者需向内科医生咨询。对无法控制的急性应激或是严重焦虑或抑郁症患者，须向精神卫生专家咨询。短期治疗通常能够解决应激相关的情绪问题。

2. *选择合适的应对策略*　在选择特定的策略时，需要考虑多方面的因素：①单一方法不可能始终有效，综合治疗通常是最有效的。②对某个患者有效的方法未必适用于另一个患者。③应激对人也有正面影响。适当的可控制的应激能使人产生兴趣、兴奋和动机，从而获得效果，而缺乏应激可导致厌倦和抑郁。④应激可使人们易患某些疾病。如伴有心血管症状、明显疼痛、焦虑或抑郁症，应该向内科或精神科医生咨询。

3. *克服缓解应激的阻碍因素*　通常人们能够在短期内缓解应激，但由于外界压力、自己的习惯等原因，又会反复到以前的应激状态。这就需要克服这些阻碍因素。斗争或逃跑的生物欲望是缓解应激的一个主要障碍，因为放松让人觉得失去保护而有威胁感。另外，许多人因为采取缓解应激的行为有利于自己，而怕被人认为自私。其实，如果自我牺牲导致情绪不愉快，躯体不适，那么这种自我牺牲是不合适的，甚至是有危害的。不良认知也是阻碍适当应对应激的一个因素。一些人认为某些应激情绪反应(如愤怒)是天生的不可改变的个性特点，研究表明，通过认知行为治疗，可以改变对应激的心理行为反应。

4. *应激控制和疾病治疗同时进行*　应激的缓解并不能治愈疾病，任何应激控制过程都不能替代标准的医学治疗，但应激控制是整个治疗中的一个重要组成部分。近年的一些研究显示，降低心理痛苦的缓解应激的措施能对心脏疾病患者产生长期的影响。一些证据表明对心脏疾病患者进行应激控制，其心脏疾病发作危险性能降低 75%。另有一些研究发现，控制应激比体育锻炼能更有效地预防心脏疾病。对慢性紧张性头痛的患者用三环类抗抑郁剂治疗 1 个月的效果优于应激控制技术，把两种方法结合在一起效果更好。到了第 6 个月，应激控制和抗抑郁剂一样有效。

五、应激控制的常用方法

（一）健康的生活方式

健康饮食是缓解应激的基本要素之一。有规律的锻炼，摄入多种谷物、蔬菜和水果，避免过量酒精、咖啡因、烟草可提高保持健康和抵抗应激的能力。

锻炼与其他一些应激控制技术相结合可以非常有效地减少应激。锻炼可以减少对应激事件的注意力。有调查还发现，积极生活方式的员工比长期久坐不动的员工请的病假少。更为重要的是，锻炼使人的心血管系统功能增强，肌肉、韧带和关节更加强壮和灵活，从而使得机体应对应激的能力增强而保持健康。

锻炼要逐步开始。对不适应的人来说，过度的锻炼是危险的，而且锻炼项目应当和保健医生讨论。保持锻炼的持续性，关键在于寻找一些令人兴奋的、具挑战性的、让人满意的锻炼方式。很多锻炼养生方法有趣而容易坚持。例如：①参加健身馆的有氧操训练。②步行，是很好的有氧运动，甚至短距离的步行也能够缓解应激。③游泳，孕妇、有哮喘者均能参加。④瑜伽或太极，能够结合呼吸运动、肌肉放松等，可改善焦虑、头痛、高血压和哮喘。

锻炼要做好相应的计划。先从小量开始，如每次 10 min，1 周 3 次；逐渐增加到每次 30 min 以上，隔日 1 次。

（二）认知行为矫正

认知行为治疗是减轻应激最有效的方法，包括明确应激源、调整优先活动、改变对应激的反应、寻找控制和降低应激的方法。当应激源是慢性疼痛或者其他慢性疾病时，这种方法尤为有效。

1. ***明确应激源*** 记录日常生活事件和活动的日记。通常几个简单的带时间标记的词句就足以记录重要的事件和活动。记录的内容包括：①记录那些花费精力的、恼怒的和焦虑的事，产生负面生理反应的事（如胃酸痛、头痛）。②记录正性事件。如使人躯体或精神振奋、产生成就感的事。1～2 周以后，设法明确 2～3 个明显让人不安或受打击的事件或活动。通过分析事件的可控性以及遭受挫折的程度明确应激源的强度和性质。

2. ***调整优先活动*** 增加生活中能减轻应激的活动。如给自己一个假期调整。如果应激源在家里，可计划离开一段时间，哪怕只有 1 h 至 2 周。腾出娱乐的时间，可以简单到去付账单或购物。消除全部应激事件不切实际，但有很多途径可以减少它的冲击。一项研究表明，增加愉快的日常活动比起减少应激性负性事件对免疫系统有更多的正性效应。在很多情况下，日常生活中一个很小的改进决定可以使得应激性负性事件被改造成愉快的、富有创造性的正性事件。

3. ***表达情感*** 如果愤怒或沮丧的情绪没有以适当的途径表达出来，会导致敌意，感到无助、抑郁。情感的表达并不意味着对服务员、下属或无聊的朋友发泄情绪或自怜、堕落。事实上，一些长期怀有敌意的人愤怒时，血压会骤然升高，治疗师建议不要简单地发泄愤怒，说话就是最好的方法。

情感表达的主要目的是尽可能向所信任的人用积极的方式表达自己的需要。直接的交流沟通并非必需，也可以写日记、诗歌或写不寄出去的信。学会倾听、移情，做出理解对方的反应对于保持良好关系也很重要，有利于缓解应激和满足情感需要。

4. ***乐观展望*** 关注正性的结果有助于缓解紧张和达到目标。当预期紧张时，可遵循以下步骤来减轻应激：①确定最差的结果。②评估出现最差结果的可能性。③预想期望的结果。④制定一个计划去争取正性的结果。⑤回想过去曾预期不佳却最终获得好结果的事件。

5. **幽默** 研究表明幽默是应对急性应激非常有效的策略，专家建议在困境中保持幽默感。笑不仅释放了被压抑的情感，帮助人保持乐观，同时也产生生理反应，如降低应激激素水平。人们经常会笑着回忆，甚至是在悲伤的事件发生时，经常会记住那些帮助他们耐受悲痛的欢笑。

（三）减少工作压力

现代社会，工作压力增大，竞争增强，产生各种职业应激。日本的一项研究显示，企业内部，对每个员工进行教育和咨询可减少工作压力，降低职业应激。作为个人，减少工作压力的方法有：①与管理者沟通工作压力的问题。用非对立的方式和他们一起改善工作条件，让管理者知道如果能改善工作，工作效率会提高。②建立或加强工作中和业余的朋友网络。③调整优先活动，取消不必要的任务。④学会关注乐观、积极的结果。⑤如果无法忍受工作，计划并且更换工作。发简历到新公司或在公司里更换岗位。⑥丰富业余生活，进行愉快的活动和锻炼。

（四）加强或建立社会支持网络

有些人在生活中虽然面临很多应激，但却能保持愉快、健康，这与他们中多数有很好的关系网络和社会支持有关。研究表明，甚至来自陌生人的支持也能降低处于应激事件中人的血压。

（五）放松技术

放松能降低血压、呼吸频率和心率，放松肌肉，缓解情绪紧张。虽然松弛反应个体差异较大，但有一些放松技术较为有效。综合应用各种放松技术可能疗效最佳。例如，患有适应障碍和抑郁症的儿童或青春期少年，综合应用瑜伽、简单按摩和渐进肌肉放松，焦虑和应激激素水平均明显下降。目前，主要的放松技术如下。

1. **腹式呼吸训练** 应激状态下，呼吸会变得浅和短促。腹式呼吸是一种自动、有效的放松技术。腹式呼吸训练可有意识地强化这一自然生理反应，在应激状态下非常有效，且能在日间维持放松状态。腹式呼吸训练方法为：①缓慢地深深地吸气入鼻，并数 10 下。②确保胃部、腹部膨胀起来，但是胸部并不升高。③缓慢地彻底地呼气出鼻，并数 10 下。④把注意力完全集中在呼吸和每次的数数，以平心静气。⑤重复 5～10 次，养成习惯每日做此锻炼数次，即便没有感到应激。

2. **渐进肌肉放松** 肌肉放松技术经常和腹式呼吸结合在一起。它易学且有助于入睡。训练开始时，最好找人帮助检查是否足够放松，如通过抬起手臂，再松开，手臂应当自由地落下。练习能使训练更加有效，且放松更快。肌肉放松的方法为：①任意舒适的姿势四肢不交叉地躺下，注意力集中在身体的每个部位。②在训练过程中，保持缓慢的深呼吸。③尽最大可能收紧每块肌肉，数 5～10 下，然后完全放松。④感受肌肉彻底放松、失去重量。⑤把注意力从头部开始逐渐向下转移，通过全身的肌肉。⑥确保注意力转移的过程为：前额、耳、眼、嘴、颈、肩、臂、手、指、胸、腹、大腿、小腿、足。⑦外部的肌肉的过程完成后，开始想象收紧和放松身体内部的肌肉。

3. **冥想** 冥想在东方有很悠久的历史，如今被各国广泛地应用为放松技术。不论宗教的还是治疗的冥想，所有冥想程序的目的是使心静下来。经过练习冥想降低了应激的激素水平。训练有素的冥想者，在冥想时能降低心率、血压、肾上腺素水平和皮肤温度。冥想的技术有多种，这里介绍三种：①专注冥想：是把注意力集中在自己呼吸的常见冥想，也是其他冥想的基本技术。冥想时脊柱挺直，坐起，双脚交叉。或是坐在固定的椅子上，两脚着地不交叉。闭眼或两眼看前方几尺处，观察呼吸。当神志涣散时，重新注意到自己的呼吸上。②超验冥想：冥想者不断默读一个词，让思想来来去去。研究显示，超验冥想和体育锻炼一样对提高情绪有效。③小冥想：提高对冥想周围环境的感知。当一个人时，选择一个规则的活动。例如，洗碗时，注意力集中在对水和碗碟的感觉上。冥想时，允许意识漫游在随时出现的感官感受上(窗外的声音，炉子里的味道，房子的颜色)。如果意识开始想过去或将来、抽象的事物或忧虑时，那么把意识慢慢转回来。从思想和忧虑转到感官感觉的大脑活动的这种转向能中断应激反应，从而产生放松。这也使人从已经体验到的简单快乐中，得到情绪和感官上的愉悦。

4. **生物反馈** 在做生物反馈时，电极贴于患者的头部，采用上述几种方法进行放松。测量脑波，a 波出现时产生一个音频信号，频率和深度放松的状态一致。重复此过程，让患者把声音和放松状态联系在一起，从而学会自我放松。

（施慎逊）

第五章

心身疾病

第一节　心身疾病概述

心身疾病（psychosomatic disease），又称心理生理障碍（psychophysiological disease），是一组综合征或躯体疾病，它们的发生、发展和防治都与心理因素密切相关。

一、心理生理障碍的概念

心身医学（psychosomatic medicine），又称心理生理医学（psychophysiological medicine），是一门研究精神与躯体两者相互关系及有关疾病的学科。广义地说，是研究生物学、心理学和社会学的因素在人类健康和疾病过程中相互关系的学科。它涉及医学、心理学和社会学等多种学科，是一门跨学科的边缘科学。狭义的心身医学是指研究心身疾病的发病因素、发病机制、诊断、治疗和预防，阐述心理因素在疾病的发生、发展和防治过程中所起的作用。与心身医学有关的一个特殊领域，在美国称为联络精神病学（liaison psychiatry）。精神病学家在综合性医院为临床各科提供心身疾病及其他有关情况的咨询与指导。有时与内科医生、护士等非精神科医学工作者共同参加研究，以促进这一学科更快发展。

精神紧张能引起自主神经和内脏功能的一系列变化，这种变化是可逆的、生理性的，称为心理生理反应（psychophysiological reaction），又称心身反应（psychosomatic reaction）。当这些心理生理变化发生于某些具有易患倾向的个体身上时，这些变化可持续发展，形成病理性改变，则被称为心身疾病。

现在，一般认为心身疾病应具备以下基本条件：①心理社会应激在发病与疾病发展过程方面有重要的作用；②表现为躯体症状，有器质性病理改变基础或已知的病理生理过程；③不属于躯体形式的精神障碍。

二、心理生理医学的历史

（一）中医学与心理生理医学

心理生理医学虽然形成于近代，但早在两千多年前，我国古代医学对心身关系就十分重视，对心、身的概念及心与身的关系有过许多精辟的论述。如“形神合一”的身心统一学说，认为人的生理现象是不可分割的统一体。中医学还强调，情绪能致病也能治病，即“以情胜情”，如“怒伤肝，悲胜怒，喜伤心，恐胜喜，思伤脾，怒胜思”等。这些形神合一思想、身心统一观为现代心理生理医学发展提供了基础，也是心理生理医学最早的理论假设雏形之一。

（二）心理生理医学的历史发展

1918年德国的精神科医生Heinroth对狭义的身体主义进行批判，首先提出了“心身”的字样，成为“心身医学”概念的雏形。

早期心身医学是心理动力学概念。其代表者Alexander（亚历山大）认为，有病的人存在着特异的、动力性的、潜意识的特征性冲突。他认为十二指肠溃疡的患者有一种企图得到他人喂食和款待的潜意识愿望；有原发性高血压者，害怕他们自己出现攻击性行为，而竭力进行压抑。他还指出，心身症状只发生于自主神经支配的器官，并不像“癔症”等症状具有特殊的精神意义，而是属于潜意识活动的生理伴随物，若持续存在则形成疾病。但他所说的特异性心理冲突的公式则遭到许多人的反对。

1935年起美国的Dunbar（邓巴）研究了患者的性格和疾病的关系，发表了许多有关心身关系的论著，于1938年写出了《情绪与躯体变化》一书。在她的著作中，她把人们的人格特征、气质和习惯与各种疾病相联系，每一种疾病都与较稳定的个体特点有关，强调了患者的行为和个人习惯在疾病的发生、持续发展过程中的作用。1939年Dunbar又主编和出版了《心身医学》杂志。1944年美国诞生了心身医学学会。Dunbar将患者的人格特征和疾病相联系的观点在此后不断发展，使她成为心理生理学研究的代表。

Wolff（沃尔弗）的研究代表了心身医学方向。他采用客观方法把生活中的应激与生理学的反应联系起来，认为持久的生理变化可导致结构的改变，提出生活情境与情绪对躯体疾病有重要影响。而生活事件与疾病的研究源于Selye的应激理论。Holmes和Rahe的社会再适应量表为生活事件的客观定量提供了方便，并同时考虑了个体对生活事件认知评价的特异性以及不同的反应类型。随着脑学科的进展，Magoun确定了大脑皮质、边缘系统、间脑、下丘脑、网状结构和脊髓的解剖生理，从而阐明了心身相关的物质基础。在英国，20世纪50年代后期才开始应用心身医学知识，1956年创办了《心身研究》杂志。前苏联医学界一直坚持巴甫洛夫关于大脑皮质与内脏有关病理生理学说的条件反射理论，最近才重视心身医学在临床上的地位。日本一直保留传统的东方医学心身观点，第二次世界大战后才受到美国心身医学现代体系的影响，1954年成立心身医学会，东京大学建立了心疗科，1961年出版了《精神身体》杂志，后改为《心身医学》杂志。至今，欧洲各国相继成立了研究中心，开始了临床研究。

（三）我国心身医学概况

我国过去对心身医学缺乏重视，至1981年5月，我国卫生部与世界卫生组织协作在北京医学院举办精神病学教学工作讲习班，介绍了行为科学和心身医学的教学课程，增加了精神病学教学大纲中的心身医学内容。随后举办了以心身医学为主的全国综合性医院精神卫生讲习班和全国心理卫生工作骨干训练班。1986年8月成立了中国心理生理医学委员会。1987年创办了《中国心理卫生杂志》以及全国性心身医学学术研讨会，使心理卫生和心身疾病的教学和研究工作受到了各方面的关心。1993年成立了中华医学会心身医学学会。

（四）心身医学与临床医学

现代医学研究表明，影响健康的因素中，生活方式、行为与环境因素已占66.5%。21世纪初，疾病谱及死亡率有很多变化：死于肺结核、白喉、肠道感染、感冒等的比率已由

580/10万下降到30/10万。相反，与心理因素密切相关的癌症的死亡率已上升到178/10万，脑血管病为332/10万。心身疾病在我国并非罕见。复旦大学附属中山医院在对1 108例门诊患者的调查中发现，心身疾病有368例(33.2%)；吉林通化地区内科住院患者2 137例中，患心身疾病439例，占住院患者数的20.5%；另对484名老干部调查，发现有心身疾病者211例，占43.6%。这些说明心身疾病不论在门诊或在住院病例中都占相当高的比例，且门诊患者多于住院患者；年龄越大，心身疾病患病率越高。此外，在躯体疾病中心身关系密切，几乎各科疾病中均有心身问题，涉及面之广、问题之多，都有待于研究解决。

第二节　心身疾病的范围

由于各学者的观点及概念不一，心身疾病的范围差异很大。心身疾病流行病学调查结果也不尽相同。调查一般人群中，曾有过心身疾病症状的占36%～60%，显然差距太大。据美国纽约市曼哈顿区的调查，在基层医疗机构就诊的1 660名患者中，60%有心身疾病症状，其中最多见头痛、肥胖、体重减轻，其次为消化不良、胃痛、腹泻、便秘等胃肠道症状，再次为哮喘和其他症状。

据粗略统计，在综合性医院初诊患者分类中，略多于1/3的患者是躯体疾病，不足1/3的患者是心理疾病，其余1/3是与心理因素密切相关的躯体疾病即心身疾病。可见心身疾病的患病率是很高的。患者中女性高于男性，约3∶2。就年龄来看，65岁以上及15岁以下人群患病率较低，青年人高一些，中年人更高，而以更年期或老年前期为患病顶峰。

心身疾病可按年龄来分类，如成年人、儿童；按学科分类，如妇科、外科、矫形科、眼科、皮肤科等；按各个器官的疾病分类，如心血管系统疾病、消化系统疾病、呼吸系统疾病、神经系统疾病等。所谓典型的较公认的心身疾病有消化性溃疡、原发性高血压、类风湿关节炎、支气管哮喘、荨麻疹等。目前将糖尿病、肥胖症甚至癌症也纳入心身疾病范围内。现将较公认的心身疾病系统地分类叙述如下。

1. **消化系统心身疾病**　胃、十二指肠溃疡，溃疡性结肠炎，肠易激综合征，神经性厌食，肥胖病，神经性多饮，神经性呕吐。

2. **心血管系统心身疾病**　原发性高血压，冠心病，心律失常，神经性心绞痛，低血压，心脏神经症。

3. **呼吸系统心身疾病**　支气管哮喘，过度换气综合征和神经性咳嗽。

4. **皮肤的心身疾病**　神经性皮炎，荨麻疹，瘙痒症，湿疹，斑秃，银屑病，多汗症。

5. **内分泌代谢性心身疾病**　甲状腺功能亢进、突眼性甲状腺肿，糖尿病，精神性烦渴，肥胖症。

6. **神经系统心身疾病**　肌紧张性头痛，偏头痛，抽搐，书写痉挛，痉挛性斜颈，自主神经功能失调。

7. **泌尿及骨骼肌肉系统心身疾病**　遗尿，阳痿，激惹性膀胱炎；月经紊乱，经前紧张症；类风湿关节炎，肌痛，颈臂综合征，腰背部肌肉疼痛。

8. **其他**　妇科心身疾病有功能性子宫出血、性冷淡、不孕症和更年期综合征；儿科有体位调节紊乱、脐周绞痛、精神性发热；外科有手术后肠粘连、胃大部切除后进食障碍综合征；口腔科有舌痛、口炎、口臭等。

第三节 心身疾病的发病机制

一、心身疾病发病的社会因素

在人类生活中，社会因素对于人类的健康和疾病起着一定的作用。人对环境的适应不只是被动产生，而且要在实践中主动地改造环境以满足自身的需求。人在一生中，周围环境变化是很大的，如领导、家庭、邻居、同事间关系及矛盾接踵而来。而人们对自身生存环境的变化往往是无能为力的，被动地适应和主动地适应都是不可抗拒的。适应良好，身心健康；适应不良，以致产生心身疾病。

社会因素对心身疾病的作用可以从流行病学调查结果来说明。胃癌与食管癌以日本人患病率为高，冠心病患病率最高者为美国和芬兰，最低为尼日利亚。这里有种族差异、饮食习惯、人口年龄组成、体力劳动多寡等多种因素的作用。但总体上这些疾病的患病率是发达国家高于发展中国家，城市高于农村，脑力劳动者高于体力劳动者；居住拥挤、生活条件恶劣、要作较多努力者患病率较高。另一种心身疾病患病率较高的群体是移民，在我国，尤以从条件好的国家如美国或西欧过来者发病率较高；而从中东等其他地区迁来者，患病率就较低一些。

从冠心病和动脉粥样硬化的社会心理因素调查看出，生活应激和社会环境作为导致冠心病的社会心理因素，是具有强大说服力的。如“健康保险计划辅助研究（health insuranceplan ancillary study）”，采用问题表形式对 2 320 例第一次患心肌梗死的男性幸存者的社会隔离（social isolation）和最近生活事件、个体经历等项进行了跟踪 3 年的调查，结果发现，社会隔离和生活应激方面积分高的患者心脏性猝死的危险明显增高。以色列曾进行过一项心脏病追踪研究，调查了 10 000 例男性患者的严重心理问题，发现根据家庭方面问题的多寡和焦虑情绪的轻重，能预测 5 年内心绞痛的发病率，有配偶和获得较多社会支持的受试者，其心绞痛发病率较低。从事办公室工作的妇女心绞痛发病的危险性是从事其他脑力、体力劳动妇女的 2 倍，主要因素是办公室工作的妇女缺乏社会支持。

二、心身疾病与心理因素

心理因素指个体本身的心理素质、心理发育和心理反应。生物因素与社会因素是以心理因素为中介而作用于人体的。不良的心理刺激常可导致机体的心理或生理反应即心身反应。一般而言，引起人们产生损失感和不安全感的心理刺激最易致病。

生活事件能引起人们的心理反应，并伴明显的生理应激。有许多研究表明，很多疾病，尤其心身疾病常常由于生活事件引起应激而诱发。为了以定量和定性方法来衡量心理因素对人体健康的作用，1967 年美国 Holmes 编制了“社会再适应评定量表”，测量了不同类型的生活事件对个体的影响。

伴心理上损失感（feeling of loss）的心理刺激对健康危害最大。这种损失感可以是具体的事或物，如亲人死亡，遭受地震、火灾，或抽象的损失，工作失败，荣誉感的损失等，其中以配偶死亡影响最为严重。研究表明，中年丧偶者与同龄者相比，丧偶对健康影响更明显。调查一组新近丧偶者，发现他（她）们在居丧（3 年）中的死亡率比同年龄组高 7 倍。死亡原因中以脑血管病、冠心病、高血压心脏病、全身动脉粥样硬化、肺结核、肝炎和流行性感冒等 8 种疾病最显著，其他如恶性肿瘤、糖尿病和意外倾向的比例也很高。

由于人们的哲学知识、信念、经历和文化教育不同，对同样的生活事件有不同的理解，导致不同的心理反应。例如财产的损失对爱钱如命的人影响特别明显；荣誉方面的打击，却对“要面子”的人尤为重要；父母患病或病亡对于感情亲密的子女能引起强烈的悲痛；深信癌症是不治之症的人，一旦知道自己生了此病，则整日处于绝望、忧伤之中，使病情恶化，日趋严重。

许多学者发现心理素质在发病中起重要作用。心身疾病可能都有相应特征。冠心病的发生与病前性格有一定关系，其性格特征为雄心勃勃、竞争性强、急躁易怒、急于求成的，称为“A 型性格”；与此特征相反者，则为“B 型性格”。美国西部协作研究组最早对“A 型性格”者的冠心病发病率进行前瞻性研究，发现“A 型”个体的冠心病（包括心肌梗死、心绞痛、猝死）发病率是“B 型”的 2 倍。此外，大量临床资料表明，“A 型性格”者同用血管造影术诊断的冠状动脉粥样硬化的程度关系密切，大多数“A 型性格”者和冠状动脉阻塞达 50%～70%或 70%以上的血管数目有关。研究还发现心身疾病与遗传因素也有关，“A 型性格”人的家庭中患同类疾病概率比一般人群高 10 倍。

发展心理学家们发现，早年亲子关系不佳，也是发病原因，实验证明剥夺母爱的小猩猩成年后健康欠佳，常易罹患各种疾病。

三、心身疾病与生理因素

生理始基与生理中介机制是产生心身疾病的两个重要方面。

生理始基，是指心身疾病患者病前的生理特点。不同的生理始基，使个体具有不同的相应心身疾病的易损性（vulnerability）。例如在溃疡病发病中，由于胃蛋白酶增多，消化了胃的黏膜，引发溃疡。溃疡病患者病前胃蛋白酶的前体——胃蛋白酶原含量高，就是溃疡病的生理始基。但仅有溃疡病的生理始基，也不会直接导致溃疡病。有溃疡病生理始基的人群中，心理社会刺激起“扳机”作用。研究还发现三酰甘油是冠心病的生理始基，高蛋白结合碘是甲状腺功能亢进的生理始基。

心理社会因素以及各种信息影响大脑皮质的功能，而大脑皮质则是通过生理中介（mediator）如自主神经系统、内分泌系统、神经递质系统和免疫系统等影响内环境平衡，使各靶器官产生病变。

（一）自主神经系统和中介机制

自主神经系统，即交感、副交感神经系统，与内脏功能有着密切的联系（表 5－1）。由于剧烈、持久的自主神经功能改变，可导致相应脏器产生不可逆的器质性变化。构成心身疾病的发病机制假说为：心理因素→大脑皮质功能变化→自主神经功能变化→内脏功能障碍→内脏形态学改变。

表 5－1　自主神经系统的生理功能

效应器官	交感神经兴奋	副交感神经兴奋
心脏		
心率	加快	减慢
收缩力	加强	减慢

续 表

效应器官	交感神经兴奋	副交感神经兴奋
血管平滑肌		
皮肤、黏膜	收缩	—
内脏	收缩	—
冠状血管	舒张	—
骨骼肌	舒张	—
支气管平滑肌	舒张	舒张
胃肠平滑肌	舒张	舒张
虹膜肌	辐射肌收缩	环状肌收缩
睫状肌	舒张	收缩
汗腺	分泌	—
唾液腺	少量稠液分泌	多量稠液分泌
自主神经节	—	兴奋
骨骼肌	—	收缩

在人类进食及性行为时副交感神经兴奋可引起肠胃运动增加，胃肠腺体分泌增加；交感神经兴奋引起心率增快，血压升高，特别是会阴部充血，若干腺体分泌增加。在焦虑及愤怒情况下，这些自主神经的中介机制可引起自主神经功能改变，如脸色苍白或潮红、呼吸加快、血压升高等。在抑郁症时，可引起继发性自主神经功能改变，如便秘、消化不良、腺体分泌减少等。

（二）内分泌系统和中介机制

内分泌系统是一个非常复杂的系统。靶腺分泌甲状腺素、肾上腺皮质激素、去甲肾上腺素、性激素。而靶腺又受到垂体分泌的促甲状腺素、促肾上腺皮质激素、黄体生成素、促卵泡激素等激素的调节和控制，垂体分泌又受下丘脑控制。下丘脑分泌促肾上腺皮质激素释放激素、促甲状腺素释放素、促卵泡激素释放素和催乳素释放抑制素等，它们调节和控制垂体活动。丘脑下部则受大脑皮质制约。靶腺活动可以影响上一层的内分泌活动，同时靶腺之间也相互制约、相互影响。从而形成大脑皮质-下丘脑-垂体-靶腺轴。

情绪反应时的内分泌变化是全面的。可用 17 -羟固醇的变化来测定焦虑、抑郁等情绪变化。相反，内分泌变化也能引起情绪改变，如甲状腺功能亢进者易激惹，嗜铬细胞瘤患者易产生阵发性焦虑等。因此，在心身疾病中，情绪因素起重要作用。

（三）神经递质和中介机制

神经生化的发展，引起了对神经递质的研究。目前普遍认为，在情绪应激时，有中枢儿茶酚胺增高与 5 - HT 下降。已经证实，在躁狂症时，去甲肾上腺素升高；抑郁状态时，去甲肾上腺素减低。可推测，社会心理应激是通过神经递质为媒介来影响大脑皮质功能的。同时，中枢递质改变，也可继发性导致自主神经功能及内分泌腺功能改变，在心理生理疾病发生中起一定作用。

（四）免疫系统和中介机制

动物实验证明，在回避性学习过程中，动物的被动免疫功能下降。在拥挤环境下生长的动物，对感染的免疫反应减低。临床实践中发现，强烈情绪变化可导致机体免疫功能损失，极度抑郁者容易患传染性疾病，情绪较抑郁的人有较高的患癌率。在癌症患者中，乐观豁达者可调动体内潜力，使免疫功能加强。抑郁组 Hodgkin 病的发病率高于对照组。无症状初期肝癌患者查出甲胎蛋白阳性，如一蹶不振，则很快发生恶化致死。社会心理应激引起的免疫功能改变在自体免疫性疾病及过敏性疾病中起重要作用。

综上所述，在心身疾病的发病机制中，社会因素、心理因素、生理因素交织在一起，共同影响机体内环境的稳定，使机体防御机制崩溃，从而影响机体健康，导致疾病发生。

第四节　常见心身疾病

心身疾病包括的范围很广，可累及躯体各个系统及临床各个学科。限于篇幅，本节仅介绍几种常见的、较公认的心身疾病，如高血压病、冠心病、支气管哮喘、消化性溃疡、神经性厌食、溃疡性结肠炎、肥胖症、糖尿病等。重点从心身方面作扼要阐述。

一、原发性高血压

原发性高血压，又称高血压病。这是最早确认的一种心身疾病。在工业化社会中，高血压病发病率有上升趋势。上海城市血压普查中，确诊为高血压病的占 5.96%，为临界性高血压病的占 1.93%。1987 年上海市疾病普查发现，高血压病已成为第 1 位危害市民健康的疾病。有关冠心病流行病学调查结果表明，本病患病率男性高于女性，城市高于农村，随年龄增长患病率增高。各地区调查结果也一致证明，高血压病患病率工业化国家高于发展中国家，而发展中国家的都市化与工业化程度高的区域又高于其他区域，脑力劳动者高于体力劳动者。

1. **病因**　社会心理因素在高血压病发病中占重要地位。调查表明，生活在工业化的城市，其政治经济及生活方式变化较大的人群，与生活在安定、和外界接触少、经济文化相对稳定的山区的人群相比较，前者发病率高些；繁忙的航空员及闹市区汽车司机中的高血压病发病率较高。据美国统计，有高血压、吸烟、高胆固醇血症的中年男性(30～59 岁)，死亡率比对照组高出 5 倍。

多数研究认为，高血压病与病前性格有关。有人报道 2/3 的患者具有一定性格的特征。一般认为，容易激动、具冲动性、求全责备、刻板主观者，易患高血压病。这种性格很可能与遗传有关。利用 MMPI 或 Borcharch 测验可以区分出这类性格特征。

各种引起精神紧张的情绪因素，特别是愤怒、恐惧、焦虑均可使血压升高；而沮丧或失望时血压的变化相对较轻。焦虑时，血压升高，以收缩压为主，伴皮肤和肌肉电阻、电位增值高；愤怒和敌意时，则以舒张压升高为主，皮肤电阻和电位值也是增高的。进一步研究表明，若焦虑或愤怒情绪外露时，血内去甲肾上腺素浓度可有升高。如有敌意情绪而强制阻抑，血内去甲肾上腺素及肾上腺素水平则明显增高。因此被压抑的敌视情绪可能是导致高血压病的重要心理原因。其生理机制被认为是大脑皮质、丘脑下部和交感-肾上腺系统的激活现象。开始是精神紧张状态下的阵发性血压升高，经过数月乃至数年的血压反复波动，终于形成持续性的高血压病。

社会因素和高血压病发展与预后也有关系。早年丧父母者，一旦发生高血压病，病情常呈持续进行，日后发生卒中及蛛网膜下腔出血的机会高。实验证明，即使切除肾脏的交感神经节，如果仍有较重的社会心理压力，患者的血压仍不会下降，而一旦去除社会心理压力，血压会明显下降。

2. 治疗 心理治疗在高血压病治疗中起重要作用。有人单用心理治疗鼓励患者讨论其生活问题及早年经验，并给予必要的解释，结果在114例血压均高于21.33/12.53 kPa(160/94 mmHg)的患者中，14例血压恢复正常。对有抑郁、焦虑者，可给予少量抗抑郁及抗焦虑药物。支持性心理治疗与抗高血压药物等结合的综合疗法，能取得更满意的效果。

气功疗法对早期高血压病效果颇佳。近年来给予以松弛疗法为主的生理反馈治疗，指导患者松弛，学会自己控制血压，已取得初步成效。

二、冠心病

在工业社会中，冠心病已成为最常见的疾病及成年人死亡的第一原因。在美国，成年人死亡原因的55%属于心血管疾病，男性死亡率比女性高3倍。我国虽是冠心病低发国家之一，但现呈逐年上升趋势。据卫生部统计资料，1957年城市居民死于心脏病和脑血管病者占总死亡人数的10.2%，1985年上升为44.4%；其疾病死亡率由第6位升至第1位和第2位。上海冠心病死亡率1974年为15.7/10万，1984年为37.4/10万，10年中增加了2倍以上。农村冠心病死亡率也呈上升趋势。1983～1985年我国南北以农民为主的几个地区人群监测表明，急性心肌梗死年发病率为10.6/10万，因冠心病死亡人数占农民死亡总数的3.9%。病理解剖研究证明，我国冠状动脉粥样硬化病变的发生年龄较中华人民共和国成立前提早5～10年。

1. 病因 各国科学家对冠心病作了大量研究工作，不同的学科从不同方面进行了研究。研究表明，冠心病是多种因素作用的结果。社会心理应激、精神紧张、噪声等因素，不仅同大量吸烟、高血压、高胆固醇血症、肥胖和不合理的膳食、环境污染等一样，都是冠心病的前因，而且也是重要的诱因。

在不同国家、不同地区，冠心病患病率很不一致，即使同一国家不同社会阶层的患病率也不一致。这可归因于社会环境不同。一般西方国家的冠心病患病率高于东方国家，发达国家高于发展中国家，城市高于农村；中等偏下阶层患病率高。研究表明，社会不稳定，冠心病发病机会随之增高。我国有报道239例冠心病患者中，有明确社会、心理应激发病因素者有84例(35.15%)，主要表现是夫妻关系不睦、工作不愉快、与儿女关系不佳、离婚及丧偶等。

恐惧、愤怒、焦虑、兴奋、激动等情绪变化都可影响心脏搏动的速率、节律与心排血量，而诱发心绞痛、心肌梗死。有人统计54岁以上男子，在配偶死亡6个月之内本人死于缺血性心脏病者，其发生率要比无丧偶的对照组高67%。事业上受挫与失败也是重要因素。有人发现，事业中有过4次或更多次重大挫折者，比未受重大挫折者的冠心病发生率高4倍。近代研究表明，心理刺激导致情绪反应可影响中枢神经系统，激发垂体、肾上腺和拟交感能的儿茶酚胺释放增加，心肌内钾离子减少、血压升高和局部心肌缺氧增加，从而使有冠心病素质或原先心肌供血不足者产生冠心病的症状。

1959年Friedman与Rosenman首先提出A型性格的人容易发生冠心病，此后，在1977年国际心、肺及血液病学会上得到公认，确定A型性格是引起冠心病的一个独立危险因素，至少与高血压、高血脂和重度吸烟同样重要。A型性格内容包括：①过分的抱负和雄心壮志。②过重的工作要求。③情绪易波动。④有闯劲(aggressiveness)，表现好斗、敏捷、有进取性。⑤过分竞争性与好胜性。⑥常见时间紧迫感与匆忙感。⑦变动不定的敌意

(free floating hostility)。⑧习惯做艰苦紧张的工作,即便休息时也难以松下来。⑨不耐烦。⑩常同时进行多种思维与动作。⑪言语与动作的节奏快。B型性格以性情温和,言语与动作节奏较慢,缺少竞争性为特征。1983～1984年有人用Herman与Friedman等标准随机对各种职业的3 661人进行性格类型与冠心病相关性调查,结果发现冠心病239例,总患病率为7.1%。其中A型与B型性格的人冠心病患病率分别为9.36%与3.70%,A型者为B型者的2倍以上。Buell指出A型性格的人遇不良情绪应激,尤其是压抑、愤怒时,就构成A型行为,表现出恼火、激动、发怒和急躁。此时,血与尿中儿茶酚胺增高,明显超过B型性格者。过量去甲肾上腺素分泌持续过久,引起血液黏度增高,血小板黏附力和聚集性增加,同时使血栓素A2与前列腺素之间动态平衡失调,加速血栓形成,甚至可以引起急性心肌梗死。Pintenfass认为血液黏度增高是联系A型性格与冠心病的纽带。Timmis和Altura等人认为,A型性格在应激时,可引起儿茶酚胺与促肾上腺皮质激素的过量分泌,使血压波动,血脂增高,长期可导致游离脂肪酸的水平过高。因此完全的A型性格对冠心病的猝死有预测价值。

2. *治疗* 冠心病能给患者、家庭、社会带来一定负担,因此,对研究证实致病的各种危险因素应采取综合性措施,如定期与患者接触,帮助患者制订休养计划,帮助患者调整生活习惯,限制脂肪和进食量,减少吸烟与戒烟,进行改变A型性格的行为治疗,尽早恢复正常生活和工作,等等,对于冠心病的预后与康复肯定是有良好作用的。

三、消化性溃疡

消化性溃疡包括胃、十二指肠溃疡,是一类最常见的疾病。在一般人群中,预期的终身患病危险率可能高达10%。第二次世界大战期间,受到严重空袭的英国伦敦与克拉斯哥(Clasgom)地区,胃、十二指肠溃疡穿孔的发病率均有上升。一次严重空袭后,胃、十二指肠溃疡出血的住院患者立即增加。1973年Enitinger等研究了在德国及日本集中营里出来的幸存者,他们的胃肠功能紊乱和溃疡病发病率增高。

人们很早便认识到,消化性溃疡与精神紧张有关,属于心身疾病的范畴,特别是十二指肠溃疡,与社会心理因素作用尤为密切。1956年Engel等对一名15个月的幼儿通过胃瘘观察胃黏膜变化3个月,发现幼儿面对熟悉的实验者、出现喜悦或愤怒情绪反应时,都有胃酸增加;而面对生疏的实验者,或无人接触时,胃酸分泌停止。另有学者通过胃瘘观察成年人的胃黏膜变化,同样发现在愤怒时胃酸分泌增加,而在抑郁、失望、退缩时胃酸分泌减少。同时实验证明,过去有高胃蛋白酶原血症者,在心理刺激下易产生溃疡病。而高胃蛋白酶原血症者,往往具有一定的性格特征,表现为过于自我抑制或竞争性过强等。

有人报道,当患者出现应激反应时,通过下丘脑→脑垂体→肾上腺通路,分泌了较多的肾上腺皮质激素,使胃酸分泌增加,从而抑制黏膜上溃疡面的愈合过程,产生胃、十二指肠溃疡。应激同时,血管活性肠激素、胃抑制因子和胃运动素等内分泌改变,也是导致溃疡病发生的主要中介机制。Piper等(1977)用EPQ对比研究发现,溃疡病患者具有内向及神经质特点。国内张氏等发现溃疡病组LCU(生活变化单位)超过200的人数多于对照组,($P<0.001$),EPQ中的P、N分值明显高于对照组,而E分则明显低于对照组($P<0.01$)。

心理分析专家特别强调儿童早年的母子关系在发病中的作用,认为溃疡病形成是婴儿期的紧张—发泄—满足的表现。如果"婴儿口部需要(oral need)"较高,而母亲未能满足,婴儿可能产生吮指、咬指甲等其他形式的行为,以补充其口部需要,过强而未满足的口部需要常导致溃疡病的发生。

四、支气管哮喘

支气管哮喘是一种变态反应性疾病，但精神因素诱发或加重哮喘发作是屡见不鲜的，因此很早认为它是一种心身疾病。对一个具体病例来说，也许只是生理与心理因素在不同程度上起主要或次要作用。

1. 病因 Williams（1958）研究 487 例不同年龄的各种哮喘患者的致病因素，发现由外源性过敏因素引起者占 29%，呼吸道感染者占 40%，有突出心理因素者占 30%，仅 1.2%是由单纯精神因素所致。心理因素尤其对于产生 IgE 抗体者及有支气管哮喘素质倾向者，常能促发哮喘发作。另外，母亲过高要求或过分爱护患儿的不良母子关系，也可导致支气管哮喘的形成。有人观察到儿童离家、在校、住院或下乡劳动时，哮喘发作常见减轻。哮喘发作与情绪相关的另一个例子是：一个对燕麦过敏的人，只要他去马厩，总有轻微气促，但无哮喘；有一次，他在马厩里发现佣人不忠实而勃然大怒，接着竟出现了一次他一生中最严重的哮喘发作。

实验证明，心理应激可引起支气管平滑肌收缩和气喘症状，气管阻力增减也可由于暗示和条件反射而改变。如对环境中花粉发生外因性哮喘的患者，在出示同形色花粉图片时，也可引起哮喘发作。

2. 治疗

（1）心理治疗：治疗哮喘用一般平喘药、抗生素及激素综合治疗，治疗同时，应偏重于心理治疗，掌握各种心理社会刺激病因、患者性格，指导患者进行放松，去除不适当、不适应的条件。

（2）催眠疗法：可解除抑郁、焦虑加重的哮喘发作，辅以地西泮、异丙嗪等药物改善睡眠。

（3）行为疗法：放松法、系统脱敏法、生物反馈对哮喘治疗有一定效果。

五、神经性厌食

神经性厌食在我国并不多见，发病多与心理因素有关。目前倾向将本症归入心身疾病范畴。

1. 病因 患者一般是青春期女性，由于不愿长得太胖，欲保持自己苗条体型，有意节食；有的因急性精神创伤或长期不愉快，不满意家庭关系等而发病。

2. 临床表现 本病特征为食欲极度缺乏及显著消瘦。以女性青少年多见。起初食欲减退、挑食或偏食，继而感到进食厌恶，日趋消瘦，体重下降，出现严重恶病质，以及血压过低，脉搏过慢，女患者闭经等。但日常基本功能尚能维持。体格检查无任何阳性病变体征。

3. 治疗 治疗时应探寻患者心理背景，使患者了解本病的性质而及时去除精神因素，常能获得较佳预后。

六、糖尿病

近年来糖尿病发病率有所增加，经济发达国家更为突出。我国糖尿病发病率较国外为低。1980 年，14 省市 30 万人口调查，发病率为 6.09‰，1996 年上海市普查中，发现发病率 2.5%。男女无明显差别，各年龄均可发病，大多数见于 40 岁以上，患病率与体重超重显著相关，超重者患病率较非超重者约高5倍。

1. **病因** 糖尿病的病因不明。其基本环节是胰岛素分泌不足或延迟，循环血液中存在抗胰岛素抗体，胰岛素受体或受体后缺陷致靶组织对胰岛素的敏感性降低，以及胰高血糖素不适当分泌过多等，目前认为病因是多源性的，其中包括遗传、肥胖、妊娠、情绪紧张等因素。

糖尿病遗传倾向已肯定，国外报导达25%～50%，可能是多基因遗传缺陷。

近年来发现心理、社会因素刺激引起的紧张情绪与糖尿病发生有一定关系。

2. **治疗**

(1) 主要采取系统综合治疗，目的在于纠正代谢紊乱，消除症状，发挥患者主观能动作用，鼓励患者保持乐观情绪，克服困难，战胜疾病，帮助患者掌握防治本病的基本知识和治疗要求，如学会化验尿糖方法，掌握饮食治疗的具体措施，应用降糖药物的注意事项，建立合理作息制度，适当体力锻炼。

(2) 避免紧张刺激，学会应对各种生活事件，防止紧张状态。

(3) 药物治疗：胰岛素注射或口服降糖药物如甲苯磺丁脲(D-860)、苯乙双胍(降糖灵)、格列本脲(优降糖)等，根据血糖浓度酌情用药。

(4) 生物反馈疗法：采用肌电生物反馈疗法，可让患者进行松弛训练，可减少胰岛素剂量。

七、甲状腺功能亢进

甲状腺功能亢进(hyperthy roidism)简称“甲亢”，以弥漫性甲状腺肿伴甲状腺功能亢进(Grares病)和结节性甲状腺肿伴甲状腺功能亢进占绝大多数，其他类型较少见。其临床主要表现高代谢症状群及神经兴奋性增高，甲状腺多呈弥漫性肿大，常伴有失眠。

1. **病因** 甲亢病因至今未明确。据近十多年的研究证明，本病的发病主要是在遗传基础上，因精神刺激等应激因素而诱发的自体免疫反应所致。

(1) 遗传因素：根据家谱调查发现，同卵双生子显现为30%～60%；双卵双生子为3%～9%，明显高于一般发生率。

(2) 免疫因素：目前不少人认为细胞免疫监视缺陷是甲亢重要病因，在个体发育过程中，人体内曾有过对甲状腺组织有免疫反应的辅助T细胞，但在胚胎发育过程中已被消灭，辅助T细胞成为“禁株”细胞。由于Grares病患者其T细胞的免疫监护和调节功能有选择性缺陷，当受到心理应激时，体内免疫稳定性受破坏，“禁株”细胞再度出现，并失去控制，引起产生甲状腺免疫球蛋白(TSI)的B细胞增生，在“禁株”细胞辅助下分泌大量抗体TSI而致病。

(3) 人格特征：甲状腺机能亢进症的发病者有神经质、焦虑、抑郁倾向等人格特征。1986年岳晓玉等用艾森克(成人)人格问卷对81例甲亢患者的个性进行调查，发现甲亢患者组N分显著高于对照组，说明甲亢患者偏于内向，而N分很高显示患者有情绪不稳、焦虑、紧张、易怒，人格内向可能成为诱发甲亢的生理基础。

2. **临床表现** 典型的表现为紧张、急躁、失眠、易激动、言语增多、食欲亢进、体重减轻、心率增速及性功能异常等。

3. **治疗** 甲状腺功能亢进治疗的方法常用的如下。

(1) 用抗甲状腺药物治疗，阻止甲状腺分泌。

(2) 放射性^{131}I，利用甲状腺高度吸碘能力和放射性^{131}I释放的射线的生物效应，使甲状腺腺泡上皮破坏萎缩，减少抗体产生，控制甲亢。

(3) 手术治疗：做甲状腺次全切除术，减少甲状腺激素分泌，减弱免疫反应。

治疗前根据个体病情酌情选择治疗方案，药物治疗最安全、方便，但缓解率 40%～60%，手术与放射性^{131}I 治疗缓解率较高，但为创伤性措施，必须慎重选择。

第五节　心身疾病的治疗原则

现代健康概念，不仅是内环境的动态平衡，而且要求个体生理、心理、自然生态、社会生态整合的稳态。也就是说，个体即使不存在疾病或虚弱，也还须保持生理、心理和社会适应的健全状态。这对于心身疾病的预防是一个重要环节。

对心身疾病治疗首先是采取有效的躯体治疗，以解除症状，促使康复，如对溃疡病的制酸、高血压病的降压、支气管哮喘的支气管扩张剂治疗等。如果需要持久的治疗，减少复发，则需要结合其他形式的治疗，如请临床心理学家和精神科医生共同参加，共同诊治。其治疗形式有以下几种。

(一) 心理治疗

包括个别心理治疗、集体心理治疗和催眠疗法。个别心理治疗是采取个别谈话方式，详细了解患者发病前后的精神因素、个性特点，帮助患者达到更好的家庭与社会适应，消除不良的情绪反应。集体治疗是在医生指导下对一组患者同时实施治疗，共同讨论了解致病因素，掌握预防措施。催眠治疗是在言语暗示下，调节自己的生理功能，需要一定的训练技巧。这些在第十章心理治疗中有专述，可参阅。

(二) 生物反馈和行为治疗

生物反馈是指人们通过学习来改变自己的行为和内脏反应。利用现代电子仪器，将生物体内生理功能予以描记并转为声、光等反馈信号，使受试者根据反馈信号学习调节自己体内不随意的内脏功能及其他躯体功能，达到治疗目的，其方法和名称很多。

Pavlov 最早建立动物内脏条件反射学说。20 世纪 50 年代其学生 Bekov 发表了大脑皮质内脏相关学说。Jacobson 提出了放松疗法(relaxation therapy)，通过自我训练放松全身肌肉。印度瑜伽、中国气功疗法也都可归属于广义生物反馈疗法范围内。

生物反馈疗法正式建立于 20 世纪 60 年代，许多学者报道对高血压病、溃疡病、偏头痛获得成效。

(三) 精神药物治疗

在心理生理疾病中，情绪因素可引起病情变化，病情变化又可影响疾病本身。在焦虑、抑郁症患者中，使用抗抑郁和抗焦虑剂能加速疾病好转，也有利心理治疗。

(四) 环境治疗

人对环境适应是心理健康水平的重要标志。环境改变可引起人的精神症状和躯体症状，在治疗中需要对环境作适当调整。如果是家庭因素导致发病者，需要对家庭成员进行治疗。同样有时需与单位领导交换意见，必要时让患者更换环境或住院。

(吴文源)

第六章

睡眠及睡眠障碍

人的一生中约有 1/3 的时间处于睡眠状态，睡眠是人类生命活动基本的生理需要，是人类的本能之一，睡眠障碍会直接影响到人类的健康。近 50 年来，睡眠研究有了突破性进展。借助于脑电图(EEG)、肌电图(EMG)和眼电图(EOG)的连续描记技术，1953 年美国芝加哥大学的 Kleitman 和 Aserinsky 首先观察并描述了快速眼动睡眠(rapid eye movement sleep, REM sleep)是一种伴有眼球快速运动的深度睡眠状态。1957 年 Kleitman 和 Demen 又把梦与快速眼动睡眠联系起来。众多的研究已经表明，睡眠不是一个简单、被动的过程，而是一种主动、复杂的两种时相周期交替的过程。

第一节　睡眠分期与周期

研究显示睡眠呈周期性变化。根据睡眠过程中脑电图、肌电图和眼电图变化特征，可将睡眠过程分为：快速眼动睡眠和非快速眼动睡眠(nonrapid eye movement sleep, NREM sleep)。两者以是否有眼球阵发性快速运动及不同的脑电波等特征相区别。

一、非快速眼动睡眠

非快速眼动睡眠亦称慢波睡眠。在此阶段，没有快速眼球运动，但保持一定程度的肌张力，EEG 显示脑电波频率随睡眠深度而逐渐变慢。此期 EEG 呈现的脑波变化，有几种基本形式，分别为：α 波(8～13 次/s；20～50 μV)、θ 波(4～7 次/s；20～200 μV)、δ 波(1～3 次/s)以及纺锤波(12～14 Hz，持续 0.5～2 s)和"K 综合波"。"K 综合波"由高电压负相波与随后一个正相波组成。根据脑电图模式，非快速眼动睡眠又可分为四期。

S_1(浅睡期)：脑电波显示 α 节律明显减少，θ 波增加，仅持续 0.5～0.7 min。S_1 是完全清醒至睡眠之间的过渡阶段，此期人体对外界的刺激仍有反应，有躯体麻木、颤动、沉浮等奇怪的感觉。此时脑中有片段的、清醒后仍可回忆的思维活动。

S_2(中睡期)：脑电波显示 θ 波活动占优势，且出现特征性的纺锤波和 K 综合波。此期，人体对外界刺激已无反应，实际上人已经进入了真正的睡眠，但属于浅睡，没有可回忆的精神活动。

S_3、S_4(深睡期)：脑电波以 δ 波为主，所以又叫 δ 波睡眠。S_3 时 δ 波占 20%～50%，其间偶有纺锤波会出现。S_4 时 δ 波占 50%以上，此期属于深睡，不易被唤醒。

在非快速眼动睡眠期，人体内脏副交感神经活动占优势。心率减慢、呼吸次数减少、血压降低、胃肠蠕动增加、基础代谢率低、脑部温度比醒觉时降低，大脑总的血流量较醒觉时减少。脑电波从 S_1 到 S_4，约历时 70～100 min，然后又回到 S_3、S_2，再转入快速眼动睡眠。

二、快速眼动睡眠

快速眼动睡眠亦称快波睡眠。此期脑电波为去同步化的低幅快波，与觉醒时脑电波类似。眼睛电活动显著增强，出现 50～60 次/min 的眼球快速水平方向的运动。肌张力进一步下降，肌肉完全松弛。具有显著的生理波动，如代谢率、心率、血压、呼吸均有明显变化。快速眼动睡眠是更为深沉的睡眠，在此期间唤醒，有 80%的人会报告正在做梦，且能记起梦境内容。1 次快速眼动睡眠历时 10～30 min。

某些病症容易发生于快速眼动睡眠期，如睡眠呼吸暂停(obstructive sleep apneas)等。还有一些睡眠障碍仅出现于快速眼动睡眠期，如快速眼动睡眠行为障碍(REM sleep behavior disorder)、梦魇和睡眠性勃起疼痛(sleep-related painful erections)。

三、睡眠周期

成人入睡后首先进入非快速眼动睡眠，然后转入快速眼动睡眠，形成一个睡眠周期。以正常成年人为例，上床就寝到开始入睡之间的时间，称为入睡潜伏期，一般为 20 min。入睡后，首先是浅睡期，0.5～7 min；然后进入中睡期；30～38 min 后，最后进入深睡期，持续约数分钟至 1 h。以后再回到中睡期；开始入睡后 70～90 min，进入第一次快速眼动睡眠，通常只有 5 min 左右；接着再回到中睡期，也即第二个睡眠周期的开始。成年人每隔 90～120 min 为一个周期，而婴儿的周期间隔约为 60 min。

通常成人每夜有 4～6 个睡眠周期(NREM-REM sleep cycle)，互相连接，周而复始。从第二个睡眠周期开始，深睡期逐渐缩短，而快速眼动睡眠期逐渐延长；后半夜深睡期越来越短，渐至 S_4 消失；而快速眼动睡眠甚至可达 60 min，且其生理活动(眼球快速运动)和心理活动(做梦)也越来越强烈。因此，人们清晨从睡梦中醒来的现象较多见。

一般来说，在整夜的睡眠中，非快速眼动睡眠占了七到八成的时间；浅睡期占 5%～10%，中睡期占 50%，深睡期占 20%；而快速眼动睡眠占全部睡眠时间的 20%～25%。可见，有一半的睡眠时间处于中睡期。但睡眠质量与快速眼动睡眠和深睡眠关系密切，只有在快速眼动睡眠出现后，人才会有睡过了的感觉。

四、睡眠与年龄的关系

睡眠与年龄的关系主要表现在以下几个方面：睡眠时期的模式、睡眠时间长短及 1 日 24 h 的睡眠分布。

从儿童期到老年期，快速眼动睡眠时间以及与总睡眠时间的比例会逐渐减少。早产儿，其睡眠时间的 60%～80%是快速眼动睡眠，而足月产的新生儿的快速眼动睡眠占整个睡眠时间的 50%，2 岁时快速眼动睡眠已降至总睡眠时间的 30%，10 岁时只有 25%，青春期以后约为 20%，以后大致稳定在这个水平，直到 70 岁、80 岁以前很少再有改变。一般来说，快速眼动睡眠的时间将由出生时的 8 h 左右降到青春期以后的 1.5～1.75 h。

每昼夜的睡眠总时间和非快速眼动睡眠时间亦随年龄增长而减少。刚出生不久的新生儿睡眠时间长达每日 16 h 以上。1 日当中数次睡眠，60%～75%的睡眠出现于晚上 9 时至次晨 8 时之间。12～17 岁的少年，睡眠时间达 9 h。青年人与普通成人睡眠约需 8 h，75%的睡眠时间是在晚上 9 时至次晨 8 时之间。中老年人睡眠总时间有所减少，尤其老年人大多数少于 8 h，白天出现打盹现象。

在儿童时期，非快速眼动睡眠时完成四期睡眠的比例很高。以后随着年龄的增长，完成四期睡眠的比例逐步减少。而一般老年人睡眠时，脑电波波幅明显降低，非快速眼动睡眠中 S_4 减少。老年人 60 岁以后 S_4 基本上消失，这种情况与夜晚自发性醒来次数增多有关。研究发现，70 岁的老年人比 20 岁的青年人夜间醒来的次数多 6.5 倍。

第二节　睡眠生理与调节

研究发现，睡眠期间可伴有一系列生理活动的变化。快速眼动睡眠期间，生理活动波动较大，如心率加快，外周血压降低。但肺动脉压轻度升高，呼吸不规则，胃肠运动减弱，有时阴茎勃起。大脑各个部位的血流量比醒觉时明显增加，以间脑和脑干最为明显，提示快速眼动睡眠时脑代谢增强。临床上支气管哮喘和心绞痛都易在此期发作。慢波睡眠期间，特别是 δ 波睡眠时，代谢、心率和血压都降到最低。呼吸频率降低导致通气下降，大脑温度和脑血流下降，外周血管扩张。另外，睡眠期间咳嗽反射可发生改变，有害刺激不能引起咳嗽，却可引起反射性窒息。疲乏或服中枢抑制药的人尤其容易发生这种情况。

研究还发现，多种下丘脑-垂体激素的分泌同 24 h 觉醒-睡眠周期密切相关。可的松类激素的分泌高峰通常在睡眠后期最后一次快速眼动睡眠时出现。生长激素在睡眠的最初 2 h 内分泌，与 δ 波睡眠有关。催乳素在入睡后 60～90 min 开始分泌。睾丸酮在睡眠期间增多，分泌高峰与快速眼动睡眠有关。

有关睡眠生理机制的研究有很多。早期，生理学家巴甫洛夫根据对条件反射的研究，认为睡眠是大脑皮质神经活动的停止，即所谓抑制。而近十几年来对睡眠的研究证实，睡眠不是觉醒状态的终结，不是神经活动的停止或休息，而是中枢神经系统中另一种形式的活动，是一个主动调节的重组和整顿过程。

近年研究证明，网状结构是负责清醒转换的神经中枢。它受到刺激会使熟睡者醒转，而当实验者破坏实验动物的网状结构时，动物会从此“入睡不醒”。网状结构受到来自上下两方面神经冲动的影响。大脑皮质活动可影响它，因此思虑过多忧心忡忡的人会失眠。而来自感觉器官的神经冲动亦可影响它，因此嘈杂的声音会干扰人们的睡眠。除此之外，网状结构还受中缝核和蓝斑的影响。中缝核参与非快速眼动睡眠，蓝斑则参与快速眼动睡眠。研究发现，中缝核产生的神经递质主要是 5-HT。在电损毁动物中缝核前部后，脑 5-HT 含量减少，同时，动物的非快速眼动睡眠也明显减少。如果把 5-HT 直接射到动物的中缝核，则动物的非快速眼动睡眠延长，可见 5-HT 和非快速眼动睡眠有关。蓝斑区域可产生 NE，它与快速眼动睡眠有关。在损毁动物蓝斑中后部时，NE 减少，同时，快速眼动睡眠也减少。NE 不仅与快速眼动睡眠有关，与觉醒状态的维持也有关，当脑内 NE 含量增加时可促醒睡梦中的动物。应用影响 5-HT 与 NE 代谢的药物，证明也相应影响非快速眼动与快速眼动睡眠。由于 5-HT 与 NE 都是单胺，目前人们对单胺氧化酶在睡眠机制中的作用给予了很大关注。

第三节　梦

对梦的最早的科学研究始于 19 世纪末，1893 年 Mary Calkins 的研究精确记录了 205 个梦，并且证实多数被回想起来的梦是发生在睡眠的后 1/3 的。对梦的解释的最重大进步体现在弗洛伊德于 1990 年出版的《梦的解析》。1953 年，芝加哥大学的 Aserinsky 和 Kleitman 采用电生理学手段对睡眠和梦进行了更为深入的研究。

梦是睡眠中发生的生理心理现象，同时梦也是人的生理和心理上的需要。梦具有明确的具体内容，但失去自我与现实世界中时间和空间的正常联系。弗洛伊德认为，梦是人们潜意识欲望在意识松懈或解除时的释放。人在清醒时，潜意识的欲望被清醒的意识所抑制而隐藏了起来。但在睡眠时，意识的控制解除，潜意识的欲望就会释放在梦境中。梦境是一个人忧虑和应激的符号表达。精神分析学派主张通过梦的解析来挖掘患者患病的心理根源，从而来治疗心理疾病。还有的心理学家认为，梦是学习、记忆的一种特殊表现，梦境是近日或往事的记忆和体验的回忆。做梦是学习的一部分，是条件反射的一种继续，并可使短时记忆的梦境转为长时记忆。有人在梦中解决了一时没能解决的问题或找到了解决问题的线索。

近年研究表明，非快速眼动睡眠时，精神活动并不完全停止，如予唤醒，大多数人对精神活动内容不能回忆，仅有少数声称正在思考日间所想问题，约 7%从慢波睡眠期醒来的人诉说在做梦。其实，这种梦往往与平时思维相仿，是白天思考的继续，所谓“日有所思，夜有所梦”，可能就是这种情形。“梦话”发生于非快速眼动睡眠期，其所言内容大多是与白日活动有关的事物，其实并非在做梦。真正的梦发生于快速眼动睡眠期。从睡眠实验室进行的研究发现，快速眼动睡眠期被唤醒的人中 80%能回忆起生动的梦境。任何人都有梦，只是由于生理或心理原因，对梦不能回忆或遗忘。梦的内容似乎与下列因素有关：邻近环境中的声音、光线、气味的刺激，体内的内脏活动刺激。夜晚由于各种刺激减少，体内病变发出的病理刺激影响了做梦的内容。若梦境重复呈现预兆意义，称为“预兆梦”。如一个人有慢性溃疡性结肠炎，每次发作之前都梦见自己滚进泥塘，就是一个例子。

对梦的生理机制的研究较少。有研究发现，快速眼动睡眠和梦可能与新信息的编码有关。一些没有见到过的新形象在梦里得到“复习”和“整理”，然后存入长时记忆库中去。根据这种假说，婴儿每天见到的新东西多，所以就需要多做梦，老年人难得会见到什么新东西，因此就不必多做梦。实际上，婴儿快波睡眠的时间占总睡眠时间的比例也确实远大于老年人。实验也发现，在环境丰富的条件下饲养的大白鼠快速眼动睡眠的总时间和百分比都比其他大白鼠更长、更多。由此提示，“复习整理新形象和新知识”是梦的作用之一。

第四节 睡眠剥夺

在睡眠研究中，最令人感兴趣的问题之一是“为什么我们需要睡眠”。这是一个难以回答的问题，因此有些研究者专门做实验来研究相反的情况——人的睡眠被剥夺时会怎样。睡眠剥夺(sleep deprivation)被广泛地用以研究丧失睡眠和丧失睡眠的某个部分(如快速眼动睡眠)时人所受的影响。睡眠剥夺有三种形式：全部睡眠剥夺(快速眼动睡眠和非快速眼动睡眠两期均予剥夺)，选择性睡眠剥夺(快速眼动睡眠或非快速眼动睡眠的剥夺)和部分睡眠剥夺(下半夜睡眠的剥夺)。

连续几天的全部睡眠剥夺，受试者可产生一过性精神症状，如工作和学习能力改变、疲劳、易怒、猜疑、错觉、定向障碍、注意力难以集中、人格解体等。如果睡眠剥夺时间超过 200 h 以上，上述表现则会加剧。运动作业的完成也越来越差，尤其是要求速度和毅力的作业或任务常不能完成。注意出现障碍，动作的准确性不能维持，可以出现神经系统体征，如眼球震颤、手指震颤、眼睑下垂、面无表情、言语口齿不清、发音不准或用词不当。脑电图中 α 波减少,闭目后 α 波也不出现。血 17-烃类固醇增加,儿茶酚胺也相应地产生变化。动物实验证明,禁食 25 日的犬,不至于死亡,但剥夺睡眠 120 h,便会引起死亡。在睡眠剥夺以后的补偿睡眠会出现"反跳现象",首先恢复的是非快速眼动睡眠期,第 1 日睡眠以非快速眼动睡眠期为主,第 2 日才以快速眼动睡眠期为主。人类具有强大的恢复能力,睡眠剥夺 200 多 h,1 次足够的睡眠(12～14 h)就能得到明显的恢复。

选择性睡眠剥夺也会影响人的心理活动。数夜剥夺可出现肢体等骨骼肌活动增加,情绪不稳定,对冲动缺乏抑制能力。补偿睡眠时也会出现"返回"现象。选择性剥夺快速眼动睡眠 1 夜,则第 2 夜加倍补偿快速眼动睡眠。选择性剥夺非快速眼动睡眠 1 夜,受试者会出现反应性降低,第 2 夜加倍补偿非快速眼动睡眠。由于后半夜睡眠中快速眼动睡眠期增加,因此,部分睡眠剥夺主要是快速眼动睡眠的剥夺。

临床研究发现,睡眠剥夺可治疗抑郁症。全部睡眠剥夺及部分睡眠剥夺对 60%左右的抑郁症患者有抗抑郁作用,而对正常人却不会引起情绪提高。睡眠剥夺后症状改善的抑郁症患者在恢复睡眠时睡眠潜伏期、睡眠效率及睡眠维持等都得到改善,而症状未改善者则无变化。还有人报导,症状改善者在恢复睡眠时 REM 潜伏期延长。1975 年 Vogei 等对内源性抑郁症患者选择性剥夺快速眼动睡眠,发现其治疗效果几乎与阿米替林相等。他还发现,对快波睡眠剥夺无效的内源性抑郁症患者,对丙咪嗪(米帕明)也无效,但能用电休克(ECT)治疗;而剥夺慢波睡眠没有抗抑郁的作用。反应性抑郁症患者快速眼动睡眠剥夺疗效不佳。

第五节 睡眠障碍

睡眠障碍是指睡眠量及睡眠质的异常,或在睡眠时发生某些临床症状如睡眠减少或睡眠过多,梦行症等。睡眠障碍在临床极为常见,且往往伴随情感性疾病如焦虑障碍、物质滥用、精神病、急性或慢性压力,或躯体疾病。

睡眠障碍(sleep disorders)主要分四类:失眠(insomnia),睡眠过度(hypersomnia 或 excessive sleepiness),醒睡时间排列障碍(disorder of the sleep-wake schedule)和睡眠有关的功能障碍。

一、失眠

失眠是指各种原因引起的睡眠不足。失眠既是一个诊断名词,又是一个临床症状,临床使用比较混乱。一般来说,失眠指睡眠时间、睡眠深度及体力恢复的不足,从而影响白天的活动。失眠表现为入睡困难、频繁醒转和早醒等形式。研究显示,大约四成中国人受失眠困扰。因易醒、醒得过早、睡眠时间不足、睡眠质量不好等而存在失眠问题的达 42.5%,有一半以上的人会在白天精神不振、打瞌睡,27.7%的人情绪不佳,38.9%的人白天活动受限。调查还发现,绝大部分失眠患者对于睡眠障碍治疗缺乏科学了解。在出现睡眠问题后,选择药物治疗的只有 36.4%,其中一半患者是自行服药,而且因为害怕出现药物依赖反应,大部分人对于选择药物治疗依然心存疑虑。持续缺乏高质量的睡眠会导致记忆下降、白天头痛和易激惹。

(一) 失眠的原因

造成失眠的原因很多,有外界的因素,也有内在的因素;有物理的因素,也有化学的因素;有生理的因素,也有精神因素。其中应激、焦虑、精神疾病、躯体疾病和其他睡眠障碍(不宁腿综合征)是导致失眠的最常见原因。在人群中老年人、有抑郁症病史者、妇女(尤其是绝经期后)较易出现失眠。常见的因素如下。

1. **生理因素** 由于生活工作环境的改变,刚到一个陌生地方、不习惯的环境,饮浓茶、咖啡等均可引起失眠。生理因素性失眠大多在短期适应后即可改善,无需治疗。

2. **躯体因素** 各种躯体疾病引起的疼痛、瘙痒、鼻塞、呼吸困难、气喘、咳嗽、尿频、恶心、呕吐、腹胀、腹泻、心悸等均可引起入睡困难和睡眠不深。如慢性疼痛患者往往因难以放松而不能入睡,这在疼痛症状的老年人(如癌症或关节炎患者)中尤为普遍。此类失眠需要治疗。

3. **精神因素** 精神因素所致的失眠占失眠总数的一半。精神紧张、焦虑、恐惧、抑郁、兴奋等均可引起失眠,主要为入睡困难、易惊醒、早醒;精神因素解除后,失眠即可改善。失眠是焦虑症的普遍症状。神经衰弱患者常诉说入睡困难、睡眠不深、多梦,但脑电图记录上显示睡眠时间并不减少,而觉醒的时间和次数有所增加,这类患者常有头痛、头晕、健忘、乏力、易激动等症状。抑郁症患者表现为早醒、睡眠不深,脑电图描记显示觉醒时间明显延长。躁狂症患者表现入睡困难,甚至整夜不眠。精神分裂症患者因受精神病性症状的影响可表现为入睡困难或睡眠不深。人格障碍也会导致失眠,患者可能会用失眠作为生活失败的借口。此类失眠也需要治疗。

4. **药物因素** 一些药物的使用会影响睡眠模式和睡眠质量。①酒精:过量饮酒后易入睡,但影响睡眠质量,无法有正常的睡眠周期,且睡眠较浅。此外,过量饮酒后频繁起床排尿也会干扰正常睡眠。②中枢兴奋性药物:服用兴奋性药物可出现入睡困难和睡眠不稳。如苯丙胺、苯甲酸钠、咖啡因、哌甲酯(利他灵)、麻黄碱、氨茶碱、异烟肼和一些抗抑郁药(如SSRI类药物)等均可引起失眠。③镇静催眠药:使用此类药物常常使人难以进入深度睡眠状态,且会削弱呼吸控制,这对有呼吸相关睡眠障碍的患者具有危险性。再者,镇静催眠药突然撤离会出现"反跳性失眠",可引起快速眼动相睡眠突然增加,恶梦频繁或梦魇,或不能入睡。因此,长期服用这类药物后,如要停用应在医生的指导下逐渐减量、停用。

5. **其他睡眠障碍** 许多睡眠障碍均有失眠的症状。①生理节律紊乱:指患者的生物钟紊乱。患者在适当的睡眠时间不能产生睡意,包括:延迟睡眠期综合征、提前睡眠期综合征、轮班睡眠失调。②呼吸相关障碍:睡眠呼吸障碍的患者在睡眠中醒来是因为在睡眠期间呼吸太浅,或完全停止呼吸所致。③腿不宁综合征(restless legs syndrome, RLS):该类患者的手臂和腿上有针麻感,并常常在患者安静时(包括睡眠)出现。为了缓解这种感觉,患者就要整夜不停踢腿而影响睡眠。

(二) 症状与诊断

失眠的症状有:入睡时紧张、担忧今晚能否睡着,睡眠浅、多梦、易醒;起床后常有睡眠感,总觉得没有睡醒,常常有疲乏感;白天精神不振、头痛、注意力不集中、易激惹、躯体不适、工作或学习效率低、情绪低落、焦虑、恐惧等。

1. **失眠的类型**

(1) 短暂性与慢性失眠:按照失眠持续时间分类。短暂性失眠持续几日或几周。失眠时间至少持续3周以上称为慢性失眠。

(2) 原发性失眠:是指那些无法找到确切病因的失眠。通常从儿童时期开始,并且延续终身。原因可能是睡醒神经调节中枢存在障碍。

(3) 心理生理性失眠：此类失眠较常见。患有此类失眠的人知道夜晚睡眠的好处，而这恰恰是导致失眠的原因。上床较迟或夜间醒来时，因为忧虑不能快速入睡或是睡眠不稳导致失眠。另外，一些患者把床和不愉快的经历联系在一起，这些不愉快的经历可能是暴力或性虐待等。

(4) 睡眠状态误解：这个类型的失眠是患者对失眠有误解。他们虽然有失眠的主诉，但实际上具有良好的睡眠。

对失眠患者应进行细致的体格检查和精神检查，脑电图检查，必要时进行睡眠脑电图检查，查明疾病和造成失眠的原因。还需要了解患者的生活事件，如生活压力、紧张和恐惧因素等；了解患者的疾病史、用药史和睡眠模式。这些均是诊断和治疗睡眠的基础。医生可通过询问患者如下情况来了解其整个睡眠状况：失眠病程的长短；睡眠环境；工作日和周末的睡眠习惯；睡眠时有无不正常情况，如腿感觉不舒适、鼾声很大、呼吸困难；服用药物的情况；缺乏睡眠如何影响白天的生活、工作。可建议患者记一睡眠日记。让患者记录睡眠习惯的详情，包括何时睡眠，睡眠保持的时长，何时醒来。日记通常至少记 2 周。还可从患者家属处了解患者本身并不知道的睡眠状况。

2. 失眠的诊断

(1) 有明显的睡眠症状，临床表现为入睡困难、睡眠浅、多梦、易醒、早醒、醒后不易再睡、醒后疲乏感等。

(2) 情绪焦虑、关注睡眠，入睡时担忧或恐惧失眠。

(3) 经常因睡眠质量和数量的不满足而痛苦、烦恼。

(4) 白天精神不振，工作、学习效率降低。

(5) 以上情况持续 1 周以上。

(三) 失眠的治疗

失眠的治疗取决于失眠的原因和严重程度。如因疼痛或躯体不适所致的失眠，应予以内、外科处理。短暂性和间歇性失眠可无需任何治疗，因为这种情况一次只持续几日至几周。但如果干扰了日常的生活，治疗还是需要的。

改善一个人的睡眠卫生习惯对所有的失眠患者均有帮助。睡前 1 h 尽量放松，创造一个放松的睡眠环境有助于睡眠。难以入睡和容易早醒的老年人可能需要的睡眠量比以前少，改善睡眠的模式，如迟睡、早起，对治疗老年人的失眠非常有效。

睡眠的治疗方法很多，总的归纳为心理治疗、药物治疗和其他治疗。

1. 心理治疗 包括认知治疗和行为治疗，常用的有放松疗法、睡眠限制疗法、刺激控制疗法和认知疗法。通常，行为治疗与药物治疗相比，对睡眠改善所花费的时间较长，但副作用小，疗效持久。

认知疗法用于对睡眠有不正确或不健康想法的患者。比如，认为 8 h 的睡眠是健康的基础。可让患者回顾过去的睡眠经历，患者会发现过去也有过很多睡眠少于 8 h 的时候，但是他并不因此而有任何失眠的症状。

刺激控制疗法对促进睡眠比较有效。刺激控制疗法的主要目的是把床、睡眠和性生活联系在一起，使卧室中的各种刺激与入睡建立新的条件联系。具体方法有：不能在床上看电视读书；让患者只在想睡的时候上床；如果醒来了，必须起床直到再次睡觉。此外，不管前夜睡得有多短，醒的时间不能改变；白天不能打盹。

放松疗法主要是应用一些技术方法降低或消除躯体的紧张和焦虑，从而治疗失眠。这些技术方法包括渐进性松弛训练、自身控制训练和冥想训练。这些训练的目的是为了把干扰睡眠的压力、焦虑清除出意识，为舒适的夜间睡眠做准备。

睡眠限制疗法是让患者经受轻微的睡眠剥夺。让其每晚只睡几个小时，轻微的睡眠剥夺使患者容易入睡。然后每晚增加几分钟的睡眠直到达到治疗目的：有整晚的、安稳的、能恢复精力的睡眠。这个治疗的策略是把在床上的时间转变成睡眠时间。

2. *药物治疗* 对于严重失眠，药物治疗是必要的。常用的有镇静催眠药、抗抑郁剂和抗焦虑剂、抗组胺药、抗精神病药等。

抗抑郁剂有助于治疗抑郁症时的失眠。最常见治疗失眠的抗抑郁剂有阿米替林、马普替林（麦普替林）等三环或四环类抗抑郁剂。抗抑郁剂不但可以改善情绪，还能改善睡眠，尤其对早醒或夜间易醒，伴抑郁情绪的生物学症状（如乏力、厌食、性欲缺乏）者有良好效果。新一代抗抑郁药如曲唑酮、文拉法辛、米塔扎平（米氮平）也有改善睡眠的作用。

镇静催眠药中最常使用的是苯二氮䓬类药物，如艾司唑仑、阿普唑仑、地西泮（安定）和氟西泮（氟安定）等。咪哒唑仑（速眠安）和三唑仑常用来治疗短暂性失眠和间歇性失眠。艾司唑仑、氟西泮（氟安定）对较为慢性的失眠比较有效。三唑仑、阿普唑仑可用于带焦虑症状的失眠患者。

抗组胺类药如苯海拉明，也可作为催眠药。此类药一般用来治疗过敏，有镇静作用，因此也用来治疗失眠，但长期疗效尚不清楚。

抗精神病药物如氯丙嗪、氯普噻吨（泰尔登）、氯氮平、奋乃静都有镇静催眠作用，通常在以上药物治疗效果差时使用，应在医生指导下使用，从小剂量开始。

镇静催眠药基本上用来对失眠进行短期控制，疗程一般不超过 2 个月。长期持续用药会导致药物耐受性增加，容易产生药物依赖或成瘾。镇静催眠药会抑制大脑呼吸中枢，对于任何有肺部疾病或睡眠呼吸暂停等呼吸障碍的患者具有危险性。夜间需醒来者，如值班医生、带小孩的父母应慎用。机械操作、危险工作者如驾驶员、车床操作工慎用，使用时应避免操作。孕妇和有药物滥用史者禁用。

中医学中有很多有效的治疗失眠的方剂，且无催眠药的不良反应或反跳反应，如酸枣仁汤、朱砂安神丸、补心丹、交泰丸等。它们多着眼于滋阴、交通心肾，如使用得法，可消除失眠之苦，值得重视。

3. *其他治疗* 除了心理治疗和药物治疗外，还可以通过体育锻炼、音乐治疗、书画训练等方法改善睡眠。不过，这些治疗多适用于非器质性失眠，并常常作为辅助治疗，以提高治疗效果。

二、睡眠过度

睡眠过度是指在一个人的睡眠清醒周期中，在应当清醒的时段不能保持清醒，睡眠异常延长。主要特点是：①白天睡眠过多或睡眠发作，睡眠发作不能用睡眠时间不足来解释，清醒时达到完全觉醒状态的过渡时间延长。②每日出现这睡眠障碍，持续 1 个月以上或反复睡眠发作，引起明显的苦恼或影响工作、家庭生活。③排除器质性疾病引起的白天嗜睡和发作性睡病。

嗜睡症的发病多与心理因素有关，也可见于许多脑部疾患、内分泌障碍代谢异常及中毒时。患者处于持续的嗜睡状态或昏睡之中，虽在强烈刺激或叫唤下醒来，但刺激过后又很快入睡。这些患者大多数有比较明确的病史或其他体征。睡眠过度通常不被重视，很多人包括一些医生不把它看成是一种重要症状。事实上睡眠过度不但是疾病的症状，还会引起心脏病发作或突然死亡如睡眠呼吸暂停综合征。

（一）发作性睡病

发作性睡病是与快速眼动睡眠异常表现相关的白天过度睡眠的一种综合征。患者会产生一段时间不可抵抗的睡眠，发作时没有任何征兆，甚至发生在前夜有极好睡眠的情况下。发作一般持续大约 20 min。醒来后，患者清醒，并可在几小时后再度入睡。发病率在人口中大约千分之一。通常在少年期和青年期就被发现和诊断，40 岁后起病的很少。发作性睡病一般是终身携带，没有其他的并发症，但易造成交通事故，会影响患者的日常生活和工作。发作性睡病是大脑控制觉醒和睡眠的神经中枢出现障碍。病因尚不明确，可能是对保持清醒的信号传输有问题，信号或被阻挡或绕道传输。换句话说，保持清醒的信号不能顺利到达躯体。研究显示：①发作性睡病患者睡眠期不正常，快速眼动睡眠和非快速眼动睡眠的顺序和时长紊乱。通常，人们经历非快速眼动睡眠的各个时期后进入快速眼动睡眠期。但发作性睡眠患者会直接进入快速眼动睡眠期。②脑化学物质异常，大脑中的胆碱能系统影响快速眼动睡眠。动物实验表明，患有发作性睡眠的动物此区域过度敏感。另外，患病动物的 NE 和多巴胺（dopamine）水平较低，这些神经递质减少会产生白天的睡意。③发作性睡病具有遗传性，家族史研究显示 8%～12%的发作性睡病患者的近亲也是发作性睡病患者，同时有一半的近亲有某种过度睡眠。

发作性睡病有四个主要症状：过度日间睡眠、猝倒（cataplexy）、睡眠瘫痪、幻觉。其中约 25%的患者兼有四种症状。有的患者还可出现失忆、视觉模糊、动作迟缓、复视等症状。

1. **日间睡眠** 患者有不可抗拒的睡意，无法保持清醒，无征兆地发作。发作可以是在任何时间、任何地点，甚至是开车、谈话时。

2. **猝倒** 突发性的骨骼肌张力丧失，70%的患者有这样的症状。轻微时，膝盖无力、面肌下垂、言语不清。严重时，会突然瘫倒。这种现象可能由极度的情绪反应触发，如愤怒、大笑或恐惧。也可能在运动后发作，持续时间从几秒到几分钟。不足的睡眠能引发频繁和严重的发作。

3. **幻觉** 10%～15%的患者有幻觉。与患者在快速眼动睡眠期醒来有关。

4. **睡眠瘫痪** 30%～50%的患者有周期性睡眠瘫痪。发作时，患者感觉不能移动或呼吸，发生在醒来时和入睡时，持续数秒到数分钟。睡眠瘫痪、幻觉和猝倒发生在快速眼动睡眠时，同时也可能发生在清醒时。

发作性睡眠因与癫痫、抑郁症相似，常常被忽视。应当从该病的四大症状来诊断。总的来说，如果有白天困意，不可抗拒的睡眠，每日发作，持续 3 个月以上，就要怀疑是发作性睡眠。另外，一些临床睡眠测试也可帮助诊断。具体检查如下。

复合睡眠间隔测试（multiple sleep latency test）记录患者的睡眠。发作性睡病患者入睡时间在 5 min 之内，正常人 10～20 min。且快速眼动睡眠只有 2 个。

多导睡眠脑电图（polysomnogram，PSG）是记录睡眠期间的生理功能。能提供有关的数据，如大脑活动、肌张力水平、眼动、心率、呼吸、血氧水平。

脑电图（Electroencephalogram，EEG）可以监控患者睡眠每个期的大脑活动。在睡眠初期，EEG 显示出大量不正常的电波信号，说明快速眼动睡眠过早到达。

发作性睡病目前尚无特效的治疗方法，通常采用综合疗法，将药物治疗与心理治疗结合起来。通过改变睡眠习惯和药物治疗能够使病症得到控制。治疗取决于疾病严重程度和个人情况。治疗重点在控制症状和防止睡眠发作。

为了避免发生意外,在日常生活中应采取一系列防治措施,减少发作。患者可有意识将生活安排得丰富多彩,做些有兴趣的工作,尽量避免从事单调的活动。白天可适当饮点茶或咖啡,以增加大脑兴奋性。保持乐观的情绪,树立战胜疾病的信心,避免忧郁、悲伤,但也不宜过度兴奋。最好不要独自远行,不要从事高空、水下作业,更不能从事驾驶车辆、管理各种信号及其他责任重大的工作,以免发生意外事故。

对于发作性睡病的治疗包括行为治疗和药物治疗两类。

行为治疗:安排每日短睡(10～15 min)2～3 次有助于治疗,并能提高患者的清醒程度,也有的专家建议稍长一些的短睡(20～40 min)。要确保患者完全入睡,并且睡后完全清醒。还有的专家建议一个单独的较长的午后睡眠。

药物治疗:在用药方面主要使用精神兴奋药,如哌甲酯(利他林),对中枢有一定的兴奋作用,能改善精神活动,减轻疲劳,消除睡意。每片 10 mg,早晨和中午各服 1 次,药量以恰能维持正常生活和工作为度,剂量不宜过大。如果中午能有 1 h 左右睡眠,第二次投药时间可适当后移,但也不能太晚,否则可影响夜间睡眠。也可用右旋苯丙胺,每片 1 mg,服法同哌甲酯。夜间熟睡困难时睡前可给予一些抗焦虑药,如氯硝西泮或地西泮,也可以用抗精神病药物,如氯丙嗪,每次 12.5 mg。因为白天使用精神兴奋药物(如哌甲酯、右旋苯丙胺等),到晚上这些药物的血浓度可能仍较高,使本来质量就很差的睡眠变得更差,所以使用这些抗焦虑、抗精神病药物,可以帮助患者改善睡眠。精神兴奋药的不良反应是失眠、焦虑、心悸,甚至有些轻微的精神症状。另外,精神兴奋药还可以加重入睡时的幻觉。

抗抑郁药能抑制快速眼动睡眠,故可用来治疗和快速眼动睡眠相关的发作性睡眠症状,包括猝倒、幻觉和睡眠瘫痪。三环类抗抑郁药疗效较好,如丙咪嗪、地昔帕明(去甲丙咪嗪)和氯米帕明(氯丙咪嗪)等。通常在睡前半小时服用,用量为每次 25～75 mg。目前此类药物可有效地控制快速眼动睡眠的过早出现,从而控制症状的发作。主要有两大类的抗抑郁药用以治疗,三环类(tricyclics)和选择性 5-羟色胺再摄取抑制剂(SSRI)。但三环类抗抑郁药有口干、便秘、视物不清、心悸、尿潴留等不良反应,SSRI 类不良反应少而轻。

(二) 睡眠呼吸暂停综合征

睡眠呼吸暂停综合征(sleep apnea syndrome)的特征是睡眠期间患者呼吸暂停或者呼吸不足的时段持续时间在 10～30 s,或更长。患者在睡眠过程中,反复出现入睡—呼吸暂停—憋醒—再入睡。1 h 内这种情况可能出现 20～30 次。男性比女性的患病率高 1 倍。男性有较长较窄的呼吸道,大约 8%的中年男性有睡眠呼吸暂停;相反,只有约 4%的中年女性有睡眠呼吸暂停。睡眠呼吸暂停能导致失眠,还会增加其他疾病的危险性,如心肌梗死、中风、心力衰竭等。

睡眠呼吸暂停可分为阻碍型睡眠呼吸暂停和中枢型睡眠呼吸暂停两种类型。阻碍型睡眠呼吸暂停是由于呼吸道存在物理阻碍。中枢型睡眠呼吸暂停比阻碍型睡眠呼吸暂停少见,主要是大脑不能将控制呼吸的信号发送给呼吸肌。有些患者两种情况均有,称为混合性睡眠呼吸暂停。

阻碍型睡眠呼吸暂停在发作时,呼吸道受到物理阻碍。睡眠时喉舌肌肉放松,有时这会阻碍呼吸道,使呼吸困难。上腭和腭垂同样也可能阻碍呼吸。阻碍通常都发生在咽部。

中枢型睡眠呼吸暂停是一种中枢神经系统障碍。大脑不能将控制呼吸的信号发送给呼吸肌,呼吸暂停,体内高二氧化碳血浓度和低血氧浓度的状态促使大脑强制性迫使呼吸开始，同时患者瞬间醒来。一些疾病能损坏中枢神经系统，导致呼吸控制失调，如中风、脊髓灰质炎、癌症。

肥胖是此病最常见的原因。20%～40%的肥胖者有睡眠呼吸暂停。肥胖者的呼吸道上部有过量的组织，这增加了睡眠时呼吸道受阻碍的可能性。耳鼻喉的畸形也可导致睡眠呼吸暂停。有些患者是天生缺陷，有些则是由于事故等后天造成。睡眠呼吸暂停综合征会在同一家族中出现。一些遗传缺陷能影响鼻喉构造，导致呼吸道狭窄，从而增加睡眠呼吸暂停的可能性。另外，一些疾病，如高血压、肺病、马凡综合征(Marfan's syndrome)、唐氏综合征(Down's Syndrome)，以及酒精、催眠药等松弛肌肉药物的使用均可出现睡眠呼吸暂停综合征。持续的睡眠不良会加重病情。有资料介绍睡眠中打鼾的人，有 25%患有睡眠呼吸暂停综合征。由于正常睡眠节律受到了严重干扰，因而尽管别人看来他们鼾声如雷，似乎睡得很香，其实睡眠质量很差，精力和体力都得不到很好的恢复。

睡眠呼吸暂停综合征常见症状有：白天过度困乏，易打盹；同睡配偶可能会发现患者呼吸异常；夜里常去卫生间；易激惹；胃痛；睡眠时频繁咳嗽，严重时白天频繁咳嗽；口干；性欲下降；鼾声大；昏睡；早晨头痛。儿童患者日间疲乏、无法集中精力；有时有相反的情况，儿童患者也可极度活跃；夜尿是常见症状之一。

睡眠呼吸暂停综合征不易诊断，但通过以下几点可以帮助临床作出诊断。①患者通常不记得夜间醒来，也不记得呼吸暂停。②阻碍性睡眠呼吸暂停的患者比中枢型睡眠呼吸暂停患者更不容易记得呼吸暂停。③测量体重、颈围和口腔检查时发现患者的颈围通常偏大。④多导睡眠脑电图显示患者频繁醒来，非快速眼动睡眠时间延长，而快速眼动睡眠不够。

治疗因人而异，常用治疗有输氧、行为疗法、物理疗法、手术等。没有特效药。对于睡眠呼吸暂停综合征继发于颈、喉部疾病等造成的呼吸障碍，需设法解除梗阻原因。常用的治疗方法如下。

1. *减肥* 过度肥胖，特别是脖子短粗的人，最容易发生上呼吸道闭塞，引起呼吸暂停。减肥不失为良策。

2. *扁桃体切除* 有些患者扁桃体肥大，加重睡眠时上呼吸道狭窄。可切除肥大的扁桃体而使症状减轻。

3. *戒酒* 饮酒可使睡眠中呼吸暂停症状恶化。如果患者有嗜酒习惯，需戒酒。

4. *改变睡眠姿势* 睡眠中呼吸暂停以仰卧时最易发生，而胖人则多喜仰卧。为使患者睡眠时避免仰卧，可在睡衣背后缝上一硬物，当患者改为仰卧姿势时，就会被硬物阻止，自然也就改变体位继续睡了。

5. *试用抗抑郁药物* 抗抑郁药物如丙米嗪、阿米替林对于轻、中度呼吸暂停有一定效果，对于重症患者则往往疗效不佳。

6. *外科手术* 严重打鼾及呼吸暂停者，其他方法无效时，可施行上呼吸道扩展术。如为中枢型睡眠呼吸暂停，应用中枢兴奋剂是唯一治疗方法。禁用镇静催眠药物。

(三) Kleine-Levin 综合征

Kleine-Levin 综合征又译作"周期性嗜睡贪食综合征"。最早由 Willi Kleine(克莱恩)于 1925 年描述，其后 Max Levin(莱文)等人于 1929～1936 年相继描述了同样的综合征。本综合征主要在 10～20 岁起病，男性多见，特点是周期性嗜睡，除短暂醒来进食、大小便外，可以终日沉睡，1 日睡眠达 18 h 以上，连续发病数日至数周，1 年可发作 3～4 次。与嗜睡同时出现的是贪食，患者处于极端饥饿状态，在睡眠间隙中大量进食。部分患者还可伴有兴奋、易激惹、言语散漫与幻觉等症状。睡眠间隙期患者举止行为和常人无异，也可以参加劳动。但对睡眠发生不能回忆。

本病病因未明。有人认为与癔症相关；也有人认为和感染有关，属于轻度脑炎，根据患者脑电图检查，没有特异性异常发现，有人认为是一种癫痫发作。根据现代神经生化、病理、生理的研究，目前认为 Kleine-Levin 综合征是大脑边缘系统-下丘脑-脑干网状结构功能受到感染、外伤以及有先天性缺陷之后，产生了轻度的潜在性病变，致使患者到了青春期后，由于机体内环境和内分泌系统功能失调而促发了本病的发生。

Kleine-Levin 综合征的诊断并不困难。如果患者有发作性嗜睡、贪食，而且呈周期性发作，即可考虑此病。不过，如果患者在发作期出现轻度脑电异常时，还需与癫痫、脑炎、脑肿瘤等鉴别。此外，在发作期也还需要与自发性低血糖、甲状腺功能低下、发作性睡病、周期性精神病等鉴别。

本病多发生在青春期，青春期过后，大多数能自然停止发作，所以预后一般良好。在治疗上，用中枢兴奋剂治疗有良好效果。如哌甲脂，每日 10～40 mg，分 2 次口服，发作停止后，逐渐减量、停用；谷维素是调整间脑功能的药物，临床应用也有一定效果；个别患者用活血化瘀的中药也能终止周期性发作。

三、与睡眠有关的功能障碍

（一）睡行症

睡行症(sleep walking)俗称夜游症或梦游症，是睡眠中突发性肢体行为，如行走、进食等。睡行症常发生在 4～8 岁儿童中，主要见于男性。约 30%的儿童至少有过 1 次睡行，5%的儿童会有多次睡行，不过青春期后通常消失。

睡行症的病因不明。遗传可能是主要因素，80%的患者具有家族史。高热和睡眠剥夺、镇静剂或催眠药的使用、干扰深睡期(S_3、S_4)的睡眠障碍(如阻碍型睡眠呼吸暂停和腿不宁综合征)均有导致或增加睡行症的可能。成人经常出现睡行症发作提示比较严重的问题，发作常与生活事件有关。需排除癫痫性精神运动性发作。

睡行症的临床主要特征是睡眠中的行为，通常是简单行为，如坐在床上、拣起纸片，也可行走、上厕所等。一般持续不到 10 min。常出现在睡眠的最初几个小时，醒来后对睡眠中的行为不能回忆。通常，睡行症患者在睡行时脸色苍白无表情，有时会口齿不清地回答问题。

配偶或父母通常首先发现患者的睡行症。若患者在睡行中有危险行为，则需要治疗。治疗可选用地西泮、丙米嗪，或中枢兴奋药、抗癫痫药，但任何一种药都不是普遍有效的。行为治疗与催眠疗法有时有效，但有些患者对各种治疗均无效。可让患者住在安全的睡房内，锁上门窗，在睡房或邻近睡房的地方开灯。通常，在患者睡行时，不建议强制弄醒睡行者。

（二）夜惊

夜惊通常出现在睡眠的前 1/3，见于 δ 波睡眠期内，持续 1～10 min。患者表现为突然极度惊恐地醒来，常尖叫、哭泣。6%的儿童、1%的成年人有夜惊。患者很少能记起夜惊的细节，通常对试图安慰他的举动没有反应。此外，睡行和夜尿的症状出现比例比较高。发作时常伴有呼吸急促、流汗、瞳孔放大、肌肉紧张、心动过速、皮肤发红等。

夜惊的病因不明。发病率与性别无关。本症与儿童的精神障碍无关，但常与成年人的精神障碍(如创伤后应激障碍、边缘性人格障碍)相关，与家族史有关。其他影响因素有：酒精、镇静剂、躯体或情绪压力、高热、睡眠剥夺、不规则睡眠。

夜惊一般不需治疗。必要时，服用苯二氮䓬类药(benzodiazepines)有助于抑制 δ 波睡眠。青春期后，夜惊往往会突然消失。对于第一次诊断年龄在 20～30 岁的成年患者，常提示有比较严重的精神问题，可进行药物治疗。

(三) 梦魇

梦魇(dream anxiety attacks, DAAS)也称睡梦焦虑发作，多出现在 3～6 岁的儿童。大多数人经历过某种程度的梦魇，梦魇随年龄增大而少见，女性较男性多见。

梦魇见于快速眼动睡眠期。常有生动、清晰的回忆和轻度的生理激活。通常在后半夜快速眼动睡眠增加时出现。梦魇在睡眠的最后几个小时比其他时间更为紧张。梦魇时患者带着惊恐醒来，然后很快恢复清醒。可能会有再度入睡困难。梦魇有时表明有精神疾病可能，如精神分裂症或创伤后应激障碍。

梦魇症状和夜惊相似，但夜惊有更紧张的肢体反应，梦魇在快波睡眠期出现，夜惊则主要在 δ 波睡眠期，梦魇能被回忆起详情，夜惊通常则不被记起。

一般不需治疗。如果影响到正常生活，可以考虑采用光疗法。成人梦魇可用苯二氮䓬类药物如地西泮治疗。

(四) 夜尿症

夜尿症(sleep-related urinate)亦称遗尿症，发生在各年龄阶段。但是在成人中的遗尿症一般都来自器质性因素，如疾病、伤残、药物副作用、衰老等，治疗根据病况具体分析处理。

作为心理障碍的遗尿症一般是指儿童遗尿症，即 5 岁以上的孩子还不能控制自己的排尿、夜间常尿湿自己的床铺，白天有时也有尿显裤子的现象。遗尿症在儿童期较常见，据统计，4 岁半时有尿床现象者占儿童的 10%～20%，9 岁时约占 5%，而 15 岁仍尿床者只占 2%。本病多见于男孩，男孩与女孩的比例约为 2∶1。6～7 岁的孩子发病率最高。

大约 2/3 的遗尿是在夜间最初 1/3 时间内发生。但遗尿主要与 δ 波睡眠有关并未得到研究证实，似乎在各个睡眠期内都可出现。遗尿有器质性与功能性之别，器质性病因包括泌尿生殖系统疾病、代谢与内分泌疾病、癫痫、先天性小膀胱和尿路感染等。但大部分夜尿与应激或不良生活习惯有关。Mikkenlsen 等(1980)对 40 例 7～13 岁严重夜尿的男孩仔细研究后，发现 27 例男孩的一级亲属有夜尿史，2 例男孩有精神问题，11 例伴大便失禁。

儿童遗尿症因发现较早，不难治疗。遗尿症的患儿，多数能在发病数年后自愈，女孩自愈率更高。部分患儿，如未经治疗，症状会持续到成年以后。对遗尿症治疗前应查明原因，因其他疾病所致的夜尿症首先应治疗原发病。行为治疗、生物反馈训练对功能性遗尿患儿有肯定疗效。生物反馈治疗效果不佳，则可试用米帕明等治疗。

四、与睡眠相关的特殊问题

(一) 时差问题

人在特定的生活环境中养成了自己的生物节律，有利于睡眠且能防止失眠，并有利于身心健康。若突然改变适宜的环境，如乘飞机远程旅行造成时差病，打乱生理节奏，不仅会导致失眠，而且还需要数日时间才能重新适应，恢复正常。不然不休不眠，长期处于醒觉状态，必然导致一系列疾病和严重后果。"时差病"，是由于人体在高速跨越时区旅行之后，一时不能适应突然的自然节律变动(昼夜逆转)而造成。

现代化的生活使人们有了一种新的体验，这就是在较短时间内做跨时区旅行，由于人体生物节律与空间环境的自然节律急剧偏移，不仅使人失眠，还易造成身心功能障碍，工作时会出现哈欠连天，精力不足、易激惹。形成的原因仍是生物节律失调。在跨时区快速旅行时，要达到与当地自然节律同步所需时间因人而异，一般而言，年轻人比年纪大的人所需时间短。

(二) 高原失眠

久居平原地带的人初入高原地区时，往往易出现失眠症，以及伴随全身性头晕、头痛、乏力、食欲差等症状，重则可危及生命。这是因为高原地区海拔高，高原大气压及氧分压低，易使人体内氧气缺乏，体内缺氧危及大脑，而脑细胞对氧需要量较高，因脑缺氧而致无氧代谢增多，不仅会使脑细胞、大脑皮质受损，更易使神经调节迅速出现障碍。睡眠是大脑调节形成的，当初入高原地区出现大脑功能异常时，极易出现失眠等一系列症状。因此，当人们要步入高原时，一定要有一个循序渐进的过程，以防出现失眠及其他的不适症状。

(三) 轮班问题

从事日班工作的人，基本上是符合昼夜节律的，一般不影响睡眠。固定从事夜班工作的人体内的多种生理活动在经过一段时间的调整后，已适应了新的节律，故睡眠的影响较小。而轮班作业的人则不同，工作时间经常改变，体内的生理活动很难和外界环境保持一致。一旦两者的节律步调不一，生理活动相互之间的节律就会发生紊乱，出现各种不适应的反应，其中一个问题就是睡眠障碍。

失眠或睡眠不实、疲劳是轮班者最常见的反应，改变睡眠习惯本身就足以导致失眠及疲劳。研究睡眠时的脑电图发现，白天睡眠和黑夜睡眠时的脑电图是不同的。白天睡眠持续时间往往较短，容易受外界干扰，因此睡眠质量差，且总感醒后疲倦乏力，精神不振，情绪易激惹。

每个人对睡眠时间改变的适应能力也有差异，有的人能在二三日内很快适应，有的人则需要一个较长的适应过程，还有些人则根本不能适应。在这方面，心理因素也起着一定的作用。轮班工作者和家人共同生活的时间少，会产生心理压抑感，妨碍对轮班工作的适应能力。而工作性质与适应能力也有一定的关联。对于轮班工作者出现的睡眠问题，应注意睡眠卫生，有意识地调整自身生物钟。在相关的家庭治疗过程中，可向其家人进行宣教，取得家人的谅解和配合，尽可能减少因轮班工作而引起的家庭问题和其他问题，并督促轮班工作者下班后有必要的睡眠，在上班时控制过度的烟、酒、茶和咖啡的使用。

(四) 磨牙症

人在入睡后磨牙，医学上称为磨牙症。磨牙症多见于儿童，但成年人也不少见。儿童磨牙多与白天过度兴奋、肠道寄生虫和积食等有关。磨牙症的病因和机制不明，国内外许多学者对磨牙症的发病机制进行了大量研究，认为成人磨牙比儿童及青少年磨牙的发病机制更为复杂，其危害也同样不可小视。其中精神因素引起的磨牙症尤其受到关注。北京大学口腔医院曾对 80 位 16～45 岁的磨牙症患者和 80 位无磨牙症的人作对照研究，结果表明：性格内向、压抑，特别是情绪不稳定、易紧张等个性是磨牙症发病的重要因素。他们认为，当人为逃避潜意识的心理压力时，在梦中或睡眠中会磨牙。

偶尔磨牙对健康影响很小，但长期磨牙，或每次入睡后磨牙的时间太长，则可导致心理及生理上的障碍。因此，有磨牙症的成年人应积极就医。在排除生理疾病引起的磨牙后，应注意考虑是否存在心理障碍。如果存在心理障碍，则应该进行自我调适，或找心理医生治疗。

五、睡眠障碍的治疗原则

睡眠障碍的治疗取决于其原因、性质和严重程度。因此，在治疗前，首先要全面了解就诊者的睡眠情况、躯体和心理状况。在临床医疗工作中，医生不仅要重视患者的主诉，还要了解其现病史，特别是睡眠习惯史、睡眠卫生史（包括进食情况、体育锻炼时间表）、物质和药物使用情况（如咖啡因、酒精）、一般内外科疾病史和各种精神疾病史等。在检查过程中，除进行仔细的体格检查、实验室检查、多项睡眠脑电图和精神检查以外，还应进行相关的心理测试，以明确诊断治疗。

睡眠障碍的治疗原则为：注意睡眠卫生包括消除对失眠的担忧和恐惧，调整作息时间，减少或停止烟、酒、茶、咖啡的摄入，适当增加运动；检查有无原发疾病；有选择地采用心理治疗；合理使用药物。

对于一般的睡眠障碍，可通过解释、指导，帮助患者了解有关睡眠的基本知识，减轻不必要的预期性焦虑反应。尤其是短暂性失眠，这在日常生活中是比较常见的，无需任何治疗，往往改善睡眠卫生习惯进行机体自然调节便可恢复正常睡眠。除上述一般的心理治疗外，可指导患者采用行为治疗。常见行为治疗有放松疗法、睡眠限制疗法、刺激控制疗法和认知疗法。

药物治疗方面，苯二氮䓬类药物如阿普唑仑、氯硝西泮等能改善患者的睡眠质量并减轻焦虑反应。但不宜长期使用，以防药物成瘾。在增加或减少药物剂量时，宜采取逐渐增减法。对于伴有抑郁症状的患者可使用抗抑郁剂，如曲唑酮、阿米替林、多塞平、马普替林，新一代具有抗焦虑作用的抗抑郁药物等。抗精神病药物在顽固性失眠，上述药物治疗无效时可以选用。总之，考虑用药物治疗睡眠障碍时，应在专业医生的指导下选择使用。

（施慎逊）

第七章

心 理 评 估

心理评估(psychological assessment)是“心理诊断”(psychodiagnosis)的同义词。有人曾给出定义,认为心理评估是指运用心理学的技术和方法来评定患者的心理活动水平,确定其是正常或是异常以及异常的性质和严重程度,从而来判别、诊断心理疾病的方法。但有必要明确的一点是,心理评估不像普通心理学、社会心理学、人格心理学、临床心理学和发展心理学那样是心理学的分支学科。它没有自己独立的研究领域,没有独立的研究主题,也没有独立的研究群体。因此,心理评估在心理学领域里没有一个独立的位置,它是心理学各个不同学科的混合物。近些年来,越来越多的临床证据表明,许多疾病包括器质性疾病、功能性疾病、心身疾病以及精神疾病等都与心理因素密切相关,也就是说,这些疾病是由心理原因所引发,或者是心理因素加剧了疾病的程度。既然如此,那么就可以通过心理评估来较准确地对这些心理因素进行科学的评价和判断,并在这一基础上再采取有效的手段来加以治疗。所以,心理评估又自然地成为医学心理学的一个重要组成部分。

第一节　心理评估概述

一、心理评估的定义

美国的一本工具书曾经把心理评估描述为帮助他人应付各种疑难问题和困境的过程。Walsh 和 Betz 在 1990 年提到心理评估有四个要素:①信息的收集。②对信息的理解。③信息的整合。④解决问题的干预方案。

在德国的心理学文献中,心理评估占有显著的地位(J. Ager & Petermann, 1992)。心理评估的定义非常宽泛,它被定义为是一门运用和发展测量工具以评价人、情境、机构甚至物体的有关特性的科学学科。对所获得的信息还必须加以整合,形成一个评价或建议。在最近出版的教科书里,人们更多地强调心理评估是一个决策的过程。

关于心理评估的一个更为全面的定义是由一位荷兰的学者所提出的“心理评估的四个成分与三个水平。”也许这并不是一个更新或更好的定义,但与其他的定义相比,它比较全面,几乎涵盖了关于心理评估的全部相关因素。

为了将诊断直接同诸多理论、诸多已知因素和相互关系的心理学相联系,这里的四个成分也被描述为四个组成部分:①测验理论或心理测量学。②关于个体差异、情境与环境差异以及人的发展的理论。这些理论为心理学提供了内容,即建构。③测验、工具和程序,也就是项目、问题和任务,还有测验的实施、评分和解释。这些工具都与理论建构相关联。④诊断过程。

三个水平：第一个水平就是常识性水平。第二个水平是由大量的心理学理论、构想和概念等组成，它们都或多或少被科学界所认可，并且同被检验过的假说以及心理学的各种研究方法一起，构成了科学心理学知识的一个重要组成部分。第三个水平是指行为的数学模型，对于有些行为来说，这还是个不完善的水平。

对心理评估做这样细致的划分，无论从理论还是实践上都有利于心理评估的发展。表7-1说明四个组成部分和三个水平的内容。

表7-1　心理评估的四个组成部分与三个水平

心理评估的水平	心理评估的组成部分			
	测验理论	心理学概念和理论	测验和工具	诊断过程
固有的常识性理论	可信	指出人的特征	对信息的常识性选择	常识性判断和预测
心理学理论概念	可重复性	特质理论	各种测验	实证与诊断的循环
数学模型	r_{xx}＝真方差/总方差的比率	因素分析，人格模型	给予不同理论的量表	规范的决策模型

从表7-1中我们可以清楚地看到，它包括的相关因素确实是非常的全面。对心理评估的三个水平四个成分本章不做进一步的深究，因为水平越高，表面看起来似乎离我们的生活越远，所以在此仅对组成成分之一的一般心理评估过程和方法作一点说明。

心理评估与医学诊断在概念上并不完全相同。虽然说两者都是通过某种方式来找出问题所在，但其途径和程度不尽相同。当代的医学诊断更多地是借助于仪器进行，所以精确性比较高，可以用作定量的分析，而心理评估目前还没有专门的仪器，另外方法上也不够完善，所以在精确性上不如医学诊断。医学诊断的分类标准比较齐全，经过了多年的发展和积累，对各种疾病都有严格的分类，而心理评估只能对心理疾病作不太精确的、大致的分类。由于医学的研究比较深入和发达，所以对病因和症状之间的联系人们已经有了比较多的认识，有什么症状大致地可以判断是什么原因所造成的。而心理评估在这方面就很欠缺，因为对心理疾病与症状之间联系的认识还不很充分。另外人的心理比较复杂，疾病和症状之间的联系不是单一的，有的还可能是相反的，所以心理评估要从多方面、多角度去综合分析。另一个差别是医疗诊断一般只注重病情分类，不太关注个别差异，同一种病的患者用相同的方式去医治，心脏疾病患者常服用同样的药，治疗程序也基本相同。而心理评估则更关心个体差异，因为即使是同样的症状也不一定反映相同的问题，所以对同样的症状，不同的人可能需要不同的治疗方式，对心理疾病的治疗不存在千篇一律的治疗方法，这时了解个体的不同特点就显得特别重要，这是心理评估时必须要加以考虑的问题。从以上几个方面可以看出心理评估比医学诊断困难。

心理评估是从医学领域借用的一个术语，最初是指用心理学的方法对心理障碍进行识别和判定，也就是从心理的角度去探讨病情。随着心理测量学的发展以及心理评估应用范围的不断扩大，这一术语的内涵与外延都发生了变化。在R.J.科西尼主编的《心理学百科全书》中，将心理评估界定为：①对与个体的情绪和行为状态有关的信息进行分类的过程。②依据某种通常为人们接受的分类体系对个体状态确定名称。在这个定义中，诊断的对象强调的是"个体状态"而非心理障碍，这表明心理评估的医学色彩被大大淡化。当然，科西尼的"心理评估"定义也有明显的不足之处。这一定义仅仅强调了对个体的作用，而忽略了其在团体分类与鉴别中的应用潜力，这是不全面的。因此，关于"心理评估"的一个更为全面的定义是："运用心理学的方法及多种技术，对个体、群体的心理特点、行为偏移或心理障碍进行描述、分类、鉴别与评估。"这似乎具有更好的区分效能与实用价值。

依据我们对心理评估的上述理解，特别是将心理评估与传统的医学诊断加以比较，可以发现心理评估有如下几个鲜明的特点。

1. **心理评估的模糊程度高，推断难度大**　心理评估的对象是一些随机性强、抽象程度高、变异性明显的心理量。一个人的智能高低，品德优劣，人格发展与心理健康状况如何，在目前条件下尚不能通过直接测查获得精确的类别判断。个体的心智差异以及不同国家、不同地区的文化背景差别，进一步增加了诊断的难度。因此在心理评估中，不宜简单地套用医学诊断的方法进行非此即彼的类别划分，而应根据被诊断者的实际情况、心理评估工具和标准的相对效度进行小心谨慎的推断与预测。

2. **心理评估的评估环节显得格外重要**　心理评估是一个包括确定目的、收集资料、观察现象、查询原因、实施测量、综合评估在内的完整过程。在这个过程中，心理事实的搜集整理工作花费时间较多，但它仅仅限于心理状况的量化描述与文字说明。而评估环节则是在量化描述的基础上进行分析与综合，是对量化结果的理论阐述与逻辑推论。因此，高度重视评估环节的严密性、准确性，对于提高心理评估的质量、维护诊断工作的声誉有不可低估的作用。

3. **心理评估需要运用系统的观点进行多层面印证**　心理评估的对象是人。人的生物属性和社会属性必然要求心理评估具有多层次、多水平的特征。所以在心理评估中，一方面要充分发挥心理学方法(如心理测量技术)的独特功能，另一方面要博采众长，积极选用其他学科的方法为诊断工作服务。例如，利用一定的生化、物理手段，可以从神经生理学角度获得有价值的诊断信息；利用访谈、调查、现场考察等方式，可以从教育学、社会学水平上来丰富诊断的内容，增加诊断工作的广度和深度。

二、心理评估的一般原则

由于心理评估的客观性和准确性水平目前还比较低，所以为心理评估制定一些科学的诊断原则尤为重要，它不仅使心理评估的结果更加可靠，而且能使心理评估从经验化过渡到科学化。

1. **客观性原则**　进行心理评估时一定要实事求是，要详细地了解各方面的情况，不要轻易下结论，更不能加入主观的看法，以为人家就是这样的。心理评估最忌讳的是主观猜测，这会使自己的思想进入一个误区。如果带有主观的猜测，会将交谈引入你期望的轨道(由于你的暗示)，这就违背了实事求是的原则。在作心理评估时一定要使自己站在一个客观的立场上去进行评判，绝对不要带入自身的观念、思想，甚至价值观。

2. **整体性原则**　从不同的角度去看问题就可能会产生不同的结论，同样一件事有人说好，有人说不好，这是因为站在不同的立场所致。在做心理评估时最好要全面、多角度，以防止片面带来的错误诊断结果。比如智力测验得到了弱智的分数，最好再了解其学习成绩、老师的评价、在日常生活中的表现等，如果这些方面都不佳，再作弱智的结论也不迟。如果只依据智商的分数可能会带来错误的结论，因为一次测验的分数可能有偶然性。另外智商测验可能只反映了人的部分智力水平，所以在诊断时采取多方法多途径比较好，或者也可以一种方法为主，再辅以其他几种方法，综合诊断的结论就比较可靠。

3. **科学性原则** 心理评估是一个科学的过程，所以不仅要有科学的态度，而且还要使用科学的方法。作为科学态度的首要条件是进行心理评估的人要接受过严格的训练，因为接受过训练才知道如何收集资料和信息，如何与人交谈，如何进行测量，如何进行观察。一知半解、似懂非懂是不可能作出科学诊断的。科学性还表现在要使用可靠、准确的诊断方法和工具。在心理评估发展过程中曾经探索过一些方法，如颅相、面相、手相、时辰八字，最后都被证明不是好的方法，而现代的血型、星座等在没有被证明具有诊断作用之前也不要轻易使用。作为娱乐无伤大雅，作为心理评估则是不行的。

4. **发展性原则** 要从发展或动态的角度去诊断心理异常。任何一种事物的发展都有一个量变质变的过程，重视过程的演变将有助于作出正确的诊断。了解了整个发展过程就知道在哪个环节上出了问题，受到了哪些因素的影响，这样才能有的放矢地进行治疗。这方面精神分析的做法可以给我们启示，精神分析法常常通过了解童年期的创伤来诊断精神或情绪障碍的。

5. **特殊性原则** 心理评估切忌用统一的模式去套用不同的人。不能有某种症状就说他一定是什么问题。在大多数时候有这种症状可能反映了这一问题，但不是千篇一律，要有特殊性的思想。

6. **保密性原则** 心理评估一定要保密，这是为了保护当事人，另外也是职业道德的一种表现。如果诊断结果被泄露而导致当事人的隐私被公开，那将对他产生不可估量的严重后果，有时甚至会因此而葬送一个人的性命。

7. **教育性原则** 心理评估发现问题是为了进行更有效的教育和治疗。能有的放矢地施行个别教育和个性化的治疗，这是心理评估的最终目的。不能对有心理问题的人加以歧视、打击、挖苦、嘲笑等。

三、心理评估的一般过程和方法

（一）心理评估的一般过程

心理评估过程强调收集与患者心理和行为有关资料的程序，在具体条件下或在有具体刺激存在的条件下，对特定个体的行为进行系统的观察，并加以记录、测量、评判，最后得出结论。心理评估往往不是一次性的，而是一个循环往复的过程。在进行心理评估时通常要从以下几方面来进行。

（1）患者所独有的特征或异常的行为是什么？患者的这些特征是在什么条件下形成的？在何种条件下表现得最明显？

（2）患者怎样看待自己的心理反应和行为表现？患者认为自己正在努力做什么？

（3）有关患者的人格构成物（如处事技能、行为素质）的心理学观点是什么？

（4）除了患者个体外，与患者有关的因素或事情还有哪些？怎样处理？

（5）患者下一步应该怎么办？

（6）患者的心理疾病怎样才会得到缓解或痊愈（图 7－1、图 7－2）？

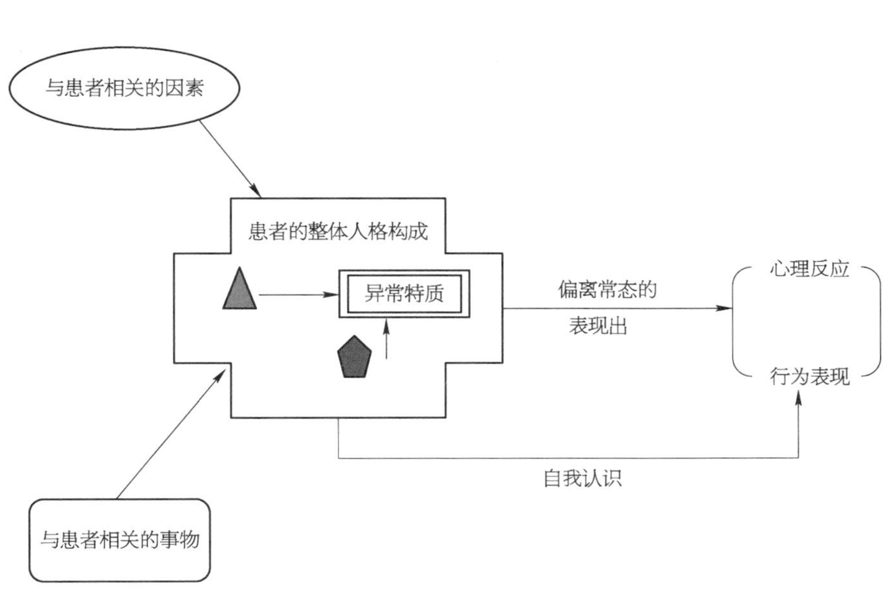

图 7-1 心理评估的一般过程

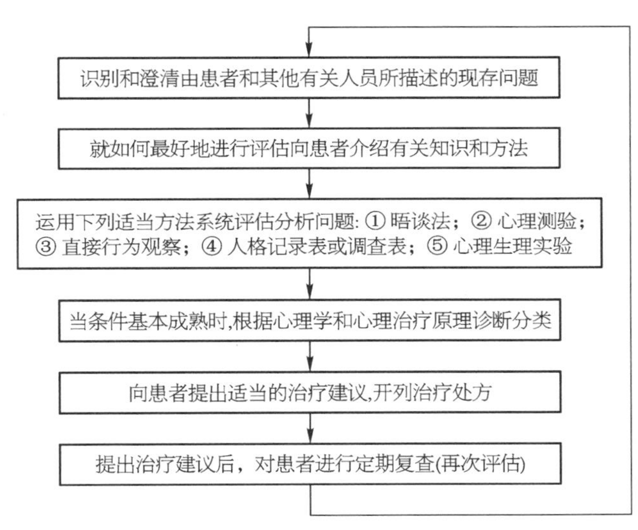

图 7-2 常见的心理评估流程

(二) 心理评估的一般方法

与其他诊断一样,心理评估也有定性和定量两种诊断方法。定性诊断常用的方法有个案法、晤谈法、观察法、调查法、作品分析法等。定量诊断的方法主要是各种心理测验和评定量表。

1. **观察法** 这是医学心理学常用的方法之一。它是有目的、有计划地观察患者的心理、行为表现,如动作、姿态、表情、言语、内心体验、睡眠等,依据观察结果做出评定和判断。所谓观察法是事先制定计划,确定观察实施的步骤。对要收集的信息也心中有数,也就是对整个观察过程事先都有计划,什么时候观察,什么场合下观察,观察什么等,甚至连记录表都事先设计好,这样就不会因人而异。而一般的观察与此不同,它事先没有明确的计划,观察到什么算什么，对观察到的现象的解释也因人而异。

根据具体情况，观察法又可分为以下几种。

（1）从时间长短上分有长期观察和定期观察。长期观察是在一个较长的时间内作系统的跟踪观察，适用于某些特殊的病例；定期观察是在一定的时间内进行观察，适用于某些治疗性诊断。

（2）从形式区分有住院观察与门诊观察。前者因患者住院能进行详细的观察和收集更多直接材料，可在较短时间内全面了解和掌握患者的心理行为变化，做出符合实际的评定；后者因时间较短，只能做出大概的评价。

（3）从内容区分有一般观察和重点观察。一般观察只能对患者某一段时间的心理和行为作一般概括性的了解；重点观察则是对患者的整个心理行为表现作全面细致的观察，此种观察项目较多，需要时间较长，因而评定也比较具体和准确。

（4）从方法上区分有自然观察和控制观察。所谓自然情景也就是日常生活的情景，所以在自然情景中观察对象结果比较真实，而控制观察是把对象安排在一个特定的情景中加以观察，比如一个容易使他产生焦虑的情景，看他会不会出现焦虑的表现。一般临床观察所获得的资料是患者在自然状态下的心理状态，此种状态不同于控制条件下的心理状态，医生较少干预患者的心理状态，因而对于心理评估结果判定的准确性有肯定的意义。

说到观察法必然涉及到观察者与被观察者，因此，作为观察者的医生的专业水平、他所接受的观察训练的项目和他主观经验的不同，最终导致评价结果难免会出现分歧。为了提高观察的客观性和可靠性，使观察方法标准化，取得较准确的观察资料，可以根据临床诊断的需要，编制出各种临床诊断心理量表，以便于心理评估和科学研究。

2. 个案法 这种方法主要收集患者广泛而详尽的有关资料，全面地加以综合而系统的分析，由此查明患者心理障碍的表现、可能的病因和病理心理机制，以便对疾病做出诊断。个案法是心理评估中最基本的方法，个案内容的资料归纳起来包括以下几个方面，为了表述和记忆的方便，现列表加以说明（表 7－2）。

表 7－2 个案法须收集的资料分类

三要素	六方面	具体所指
基本信息	身份	性别、年龄、职业、出生地、文化程度、经济状况、社会地位等
	个性特征	爱好、兴趣、习惯、嗜好、气质、能力、性格、人际关系等
	家庭情况	患者父母系三代中有无神经、精神疾病的患者，家庭结构，家庭成员的身心健康状况、家庭成员间关系及对患者的态度等
病史	既往病史	既往有无精神病、脑外伤、抽搐、感染、高热、昏迷等疾病史；患者出生前后至病前的各种有关资料，如母体状况、发育和教养、学习和工作、恋爱和婚姻以及精神创伤史等
	现状	指患者目前异常症状表现的发生、发展和变化的特征、性质、程度和频率，以及异常表现的环境和背景或可能的诱因等
来访目的	求医原因	主要指患者来就医的理由，了解想解决的问题，树立治疗的目标靶子

在掌握了充分的资料以后，必须进行分析研究，去伪存真，由表及里进行个案整理分析，提出简要总结和初步的诊断意见。

3. 晤谈法 这是由医生通过与患者的会谈过程，直接了解患者的心理异常情况及产生原因，由此进一步对疾病做出诊断。这种晤谈称为诊断性晤谈(diagnostic interview)，以区别于心理治疗中的谈话。

晤谈法是心理评估基本方法之一。有效晤谈的重要作用一是澄清患者问题的性质和严重程度；二是透彻了解个体的背景和历史，获得对影响患者的因素的深刻认识；三是为医生提供在人际关系中系统地观察一个人行为的机会；四是可以用来作为治疗许多类型心理疾病的基本工具。

晤谈有三种方式：最传统的是问答式，就像医生问患者那样。以后受精神分析理论的影响，产生了开放式，让来访者自己或在有意引导下自由地谈论。第三种是结构式晤谈，这是一种事先精心设计好的晤谈程序。

晤谈法作为一种心理评估的方法，有以下几点必须注意。

(1) 在晤谈中医生处于主动的地位，所以他的行为对晤谈的结果具有重要的影响。医生应该明确自己的责任和义务是帮助患者认清心理上存在的问题，帮助他们摆脱心理困惑，因此要采取认真、诚恳和同情体贴患者的态度。同时，一个成熟的医生能准确判断什么时候该提问，什么时候深入，什么时候应该保持沉默；能够从晤谈一开始就解除患者的紧张防范而使之自然轻松地敞开心扉，放心地倾吐折磨他的心理问题。

(2) 医生不仅仅要“谈”，还要善于观察，从患者说话的音调、语速、表情、姿态、动作行为等方面发现其细微的变化，以判断患者的整个心理状态。

(3) 有效的晤谈还必须对患者有十分敏锐和准确的反应，要善于控制医生对患者谈话内容的反应。敏锐而准确反应的目的是从患者谈话的观点中认识患者，控制医生自己是因为患者同时也在认识医生，不要因为医生的不当行为而导致患者对医生的误解，由此妨碍对病情的正确诊断。

(4) 晤谈中一般要让来访者多说，这样才能了解他的各种信息，因此医生听的技巧很重要。他不仅要注意倾听，记下重要的内容和信息，而且还要掌握晤谈进程，比如在来访者离题时适当地调整晤谈的方向，使他重新回到主题上来，另外在适当的时候要作出回音或鼓励，表示自己在认真地听，这样就强化了来访者的说话兴趣。

(5) 善于去伪存真。分析患者的叙述是否真实、可靠，有无隐瞒。对患者背景资料了解越多就越容易发现问题。

(6) 每次晤谈的时间约为 30 min。

通过晤谈还可以了解来访者的一些信息。

仪表和行为：对来访者的第一感觉，外貌，衣着整洁度，衣着与身份是否相称，与时令适宜否？身体有无残疾，交谈时有无奇异行为？有无重复性神经质动作或姿势？是否避免目光接触？动作是否迟缓或无休止？

言语和沟通过程：言语流畅否？节奏感是否过快？是否只听不说或只说不听？有无口吃？有无言语过多？言语连贯否？有无用词不当？与人沟通的兴趣如何？是否能很容易地与人交往和沟通？

思想内容：自发谈论的主题是什么？有无反复的主诉？有无妄想，妄觉，强迫观念或行为，观念杂乱等？

晤谈是一种双向性活动，医生和患者都相互影响着彼此的言语和行为。另外，要使晤谈成为心理评估的有效手段，还必须和其他诊断方法结合起来使用。

以上三种方法有一些共同之处，所以在使用的时候常常能交叉进行。观察法是心理学最常用也较有效的一种研究方法，它追求的是客观和真实，效果也很显著。但观察法也有它的不足之处，从某种程度上来说，观察法比较被动，要等着索要收集的信息自动出现，观察的时间长，所以不能限时限刻地获得需要的信息，人力物力资源消耗比较大。个案法和晤谈法虽然都是在收集大量信息的基础上再作出综合的判断，但两者也各不相同。个案法收集信息可以是多渠道、间接的，收集到的信息也不像晤谈法一样是即时的，以横断面展开的，它还可以包括患者的纵向信息，同时，医生可以事先设定要了解的问题，组成一个有组织的结构框架，有针对性地收集信息。晤谈法最大的特点就是它的即时性、直接性和双向性。晤谈对医生本人的综合素质要求更高，因为医生要与患者面对面(face to face)地交谈，其主控角色较为突出，一个有着丰富经验和技术技能的医生能综合地运用观察、个案等方法，控制着会谈的局面，时刻准备接收对方的反馈信息。同时，因为这种方法独特的双向性，也不得不受着人际因素的影响。

4. **心理测验** 在心理评估中，除了上述三种定性评估的方法外，还有一种最常用的，相对来说比较科学的定量检查评估的方法——心理测验法。

心理测验是一种系统的分类或测量的程序，它通过有目的地使被试对许多精心选定的刺激做出反应，并将这些反应与有代表性的样本作比较，从而对一个人的某种特征作出评价。在诊断中，测验和其他评价工具应该能表达关于人的特征、认知、情感、行为、人所处的环境以及人的发展，它应该有可靠的信度和效度的信息。比如包括这样的信息：测验如何编制？项目如何编写和挑选？在对被试的施测过程中如何设计标准的测验条件？如何控制误差？如何计算总分并对它作出合理的解释？等等。有关心理测验的具体内容将在本章第二节里详细叙述。

四、心理评估过程中的决策问题

每一个目标取向的活动都有一个顺序，即一个开端，一个主体和一个结尾。心理评估就是一个目标取向的活动，所以这一诊断过程也有一个开端(多数情况下是被诊断人的一个问题)，一个主体(选择与组合信息)，还有一个结尾(最后达到一个目标)。诊断目的是解决问题，这经常被表述为决策过程。诊断过程常常发生于诊断者自身：他收集什么信息？他为什么整合这些信息？为了了解被诊断者的概况并系统地给出建议，他该如何整合这些信息？此外，标准的模型还规定了一个诊断者必须遵守的步骤，以及为了从有限的可能性或选项中作出选择而必须采取的信息组合方式。

在心理评估中有两个作为决策而组合信息的模型常常被探讨。即多属性应用模型(the multi utility model)和贝耶斯定理(Bayes' theorem)。前者是一个最大限度的应用某项决策的标准模型。该模型要求对有关属性的量化，并且先规定一个整合的法则，以确定各选项或替换内容的权重。第二种方法可以用于单一个案。贝耶斯法则规定如何借助于信息把一个演绎的假说变得更接近实际。虽然有时这一法则的结果与我们的直觉大相径庭，令人非常吃惊，但它得到了实证的支持。

新近还发展起来另一个模型，即 HTM(诊断活动中的假说检验模型)，这是实证循环和诊断循环的结合，它规定了诊断者必须采取的步骤。该模型包含了下列六个步骤。

(1) 定位于被诊断者用自己的语言论断的问题。

(2) 用具体真实的术语描述问题行为。被诊断者对于问题的知觉以及问题行为发生的背景对被诊断者来说都是实际存在的。

（3）阐述和选择那些以解释问题知觉和问题行为为目标的互不相同的假设。该模型即得名于此步骤。假设检验在科学的心理评估中是中心要素。

（4）选择使建构可操作化的工具和方法，以检验因果因素；运用这些测验工具和方法，将结果与假说作比较；接受或者放弃某些假说，最终选择可接受的那一假说并使其完善，以用于诊断。

（5）指定适用于该问题的处置建议。

（6）评价。

在对决策技能和决策风格所作的研究中表明，人们在作决策时，由于一系列的偏见存在，往往会产生很多的认知错觉，在临床上，了解这些认知错觉，可以帮助我们正确地作出决策，进行心理评估。比如易获得性：

Tversky 和 Kahneman 认为，当人们在评估某件事情的可能性时，往往不会用很科学的方法，他们更倾向于走捷径，根据他们本身所具有的经验来判断，这样会使我们做起判断来更简单一点。换句话说，一些很容易被想起、记起的例子，或者在人的心中占有突出地位的事件在作决策时会起到更大的作用。

举个例子来说，Ross 和 Ricoly 曾经调查了 37 对夫妻，问他们在共同的家庭生活中谁承担的家务（比如做饭、照顾孩子等）比较多，绝大多数夫妻都倾向于说自己承担的比对方多。这用易获得性怎么解释呢？相对于别人来说，我们更能确定自己曾经付出的努力和行为，对自己对家庭所做的贡献更加能够如数家珍般地娓娓道来，因此，在作“到底谁的贡献大”的决策时，就更加倾向于说自己，也许这并不意味着人很自私，只想到自己，而仅仅可能是由于人生来就有的认知上的错觉而已。

在临床诊断时，很容易碰上这种情况，在来访者陈述自己很多症状的时候，做诊断的医生往往会形成一个预先的假设，然后很可能是无意识地选择那些符合他假设的那些较“熟悉的”、可以“信手拈来”的症状，这样在作决策时就不可避免地受到影响。当我们明白自己本身所存在的一些认知上的错觉时，就可能在做心理评估时有意地去克服避免，以求得最终能够较客观地作出诊断决策。

另外，中国特殊的文化使许多人在决策时都非常相信直觉，而对一些较科学的决策方法如依靠方程、电脑程序、数学模型等来作决策的就有些不屑一顾。所有与决策有关的变量都要考虑到应用科学的决策模型，这将比单单依靠直觉，依靠给人的大体印象更有效、更公平、更合理。除了依靠计算机的决策程序之外，决策者本人也具有选择与判断相关信息在决策当中的重要作用，就好像经验丰富的临床医生在综合各种症状表现时，总能够关注几个重要的点，即一些对最终的心理评估更有力的预测因子。从这个角度上来说，线形模型能更好地整合与决策有关的信息。此外，一项被称为决策分析的技术可以帮助决策者收集、整合他的感觉、信念和对相关方面的判断等信息，从而能协助决策者作出一个相对来说不带偏见的决策。

五、心理评估中的争论

心理评估中最著名的争论话题是临床预测和统计预测问题。也就是说，在心理评估这个特殊的领域里，究竟是人的因素重要还是物的因素更重要。所谓临床判断是指人在其直觉基础上对资料进行整合的过程，是一种针对个人而不是针对群体平均数的倾向。统计是指按照明确规则对资料加以综合。

那么究竟是用测验分数说话比较准确呢，还是通过专家与被诊断者的对话判断更准确些呢？测验是标准化的程序，它能把一个人的得分与整个样本的常模分数比较，从而对这个人作出定量描述。相比之下，临床观察评估则是通过非标准化的途径，来了解这个人的特征和生态环境。这两种方法的不同主要在于下面几点。

(1) 对于测验来说，问卷中出现的问题对所有的人都是相同的，只要认真地对每一题客观地计分，其最终得分能反映出个人的独特的、与他人不同的表现。而临床观察评估则源于19世纪末的精神病学传统。它主要依靠专家的理论和实际经验发挥作用，此种评估是来自诊断者的主观判断。目前，还没有谁，没有哪种理论能够很肯定地从专家们所提出的一系列问题及对这些问题回答的解释中确定此种作用的大小。

(2) 对人的看法是有差别的。主张测验的人假设，人的本质和核心特征本身是客观存在着的，所以可以通过测验来了解，如果一种测验是可信的，那么就可以查明人的有结构的、可以有效预测的各种特质。而相信临床观察评估的人则认为，在交谈时人总是以完整的结构出现的，所以不能把人降低到可以用一些特质就能说明其整个面貌那样简单。

(3) 测验是标准化的，其程序是固定的，不管面对谁都以相同的方式来评估。而临床观察评估则非常自由，因为此种方法认为，只有深入了解谈话者和被观察者内心世界的东西才是重要的，所以固定的程序并不有利于对问题的诊断。而在谈话中虽然没有特定的计划或程序，但可以根据需要给出一些情节，来激发对方讲出一段经历或作出回答。

(4) 测验是通过自我报告和生活中有关系的别人的评定来收集对测验项目的回答，这些回答作为指标能够说明人的一些重要特征。而在临床观察评估中，必须通过经历过的具体情景来解释生活，观察者往往对一些具体指标，如人的声音、姿态特点感兴趣。

(5) 测验是通过一些标准来判断的，如客观性、有效性、信度、效度等。临床观察评估法的支持者也赞同这些标准，但他们对此的定义不同，他们所崇尚的客观是指对研究对象进行判断时要客观，要如实记录、如实反映出他们的临床特征，但是心理学家，比如艾森克曾认为这种客观是“毫无价值的”。

(6) 测验计分常常要服从统计规则，而临床观察所得资料常需要通过临床途径加以整合，这种整合依赖于临床医生的理论和实践经验。

直到现在，这两派意见之间的分歧并没有消除或弥合，也没有人为这两派意见寻找到一个合适的领域来解决这种分歧。可能在心理评估中这两种方法各有各的长处，各有各的用途。

第二节　心 理 测 验

关于心理测验有多种定义，国外比较著名的有美国心理学家阿纳斯塔西把心理测验定义为“对行为样组的客观和标准化的测量。”国内有龚耀先所下的定义：心理测验是在标准情境下，取出个人行为样本来进行分析和描述的一种方法。不管哪种定义都涉及一些重要的概念，如行为样组和标准情境(标准化)等。行为样本是指有代表性的样本，因为在一次测验中不可能、也没有必要对所有能反映某种问题或能力的题目都加以测量，我们只需挑选其中的一部分作为测验题目，但这部分被挑选的题目必须能代表所有的测验题目，也就是要有代表性。标准情境是指对所有被试均使用同样的刺激方法来引起他们的反应，并创造一定的条件让被试处于最能表现所要观察分析的心理活动的最佳状态。要求对结果有统一的评价程序，以及相同的结果解释原则。对心理测验的结果要能以使人理解的方式进行描述，大体可分为数量化（如智力商数、记忆商数等）和划分范畴（如内向或外向等）两类。

一、心理测验及其基本要求

（一）心理测验的类型

现在流行的心理测验的品种数量很多，而且每年还会有一些新的量表出现，而临床上常用的量表归纳起来主要有以下几类。

1. **智力量表** 世界上第一个量表就是对智力的测量，即使到现在，智力量表也仍然是应用最广的品种之一。此类量表用于评估人的智力发展水平。现在常用的有斯坦福-比纳智力量表、韦克斯勒智力量表、瑞文测验等。

2. **人格测验** 一般有问卷法和投射法两大类，一明一暗，一显一隐，可以在使用中相互印证。主要的有明尼苏达多项人格问卷、卡特尔16种人格因素问卷、艾森克个性问卷、罗夏墨迹图、主题统觉测验等。

3. **能力测验** 主要用于检验人的某一特殊能力倾向，如测量人的音乐能力、特殊操作能力等。

4. **成就测验** 主要是测量人的学习效果及教育、培训目标实现的程度，如有关知识、理解、应用、分析、综合和评价等方面的量表。

（二）标准化测验的基本特征

标准化是心理测验的最基本要求。标准化的要求表现在很多方面，其中最重要的包括四个方面：一是测验的编制、工具的制作；二是实施过程；三是记分方法；四是对测验分数的解释。在这四个方面都有明确一致的要求，如工具的物理上一致性，每批材料不能有不同。又如有统一的指导语和测验内容，这样测验的结果就有可比性。评分标准和常模材料也都是完全相同，不会因人而异。在施测过程中，不论谁使用测验量表，都要严格按照同样的程序进行，这也是标准化的一项重要内容。心理测验的标准化，既要排除无关因素对测验结果的影响，保证测验数据的准确性和客观性，又要能够对不同被试测出的分数进行有效的比较。

1. **常模（norm）** 所谓常模是一种可供比较的某种形式的标准量数。均数是常模的一种普通形式，但只看均数，不注意离散情况，那么所得到的被试信息是有限的。因此使用标准分作常模，便可提供更多的信息。标准分能说明被试的测试成绩在标准化的层级分布图上居何位置。标准分＝（被试成绩－样本均数）/样本成绩标准差。这样不仅能表明被试的成绩与样本比较是在其上还是在其下，而且还能够说明相差多远，通常以标准差来表示，也就是相差几个标准差。在标准分常模的基础上又进一步衍化出T分常模、标准10常模等。此外，还有百分位常模、比率或商数常模等。

2. **信度（reliability）** 心理测验的信度是指同一被试在不同时间用同一测验（或另一套相等的测验）重复施测，所得结果的一致性程度。主要表明测验分数的可靠性或结果的稳定性。信度使用相关系数来表示，系数越大，表示一致性程度越高，测得的分数也越可靠，相反则信度越低。通常采用重测法检验稳定信度，用复本法检验等值信度，用分半法和等值法检验同质性信度，用评分者的一致性来检验不同诊断者使用测验所获得结果的一致性。

3. **效度（validity）** 心理测验的效度是指一个测验能够测量某种行为的真实性和准确

性程度。主要表明测验能真实而准确地测出预期要评估的心理水平。效度越高表明该测验测量的结果所能代表的要测量行为的真实度越高，能够达到所要测量的目的。反应测验效度高低的主要有内容效度、结构效度、效标效度三种具体指标。效度是一个标准化测验的必要条件，具有一定效度的心理测验才能成为有效的测量工具。

4. **区分度** 心理测验的目的就是通过测验把不同水平或不同类型的人加以区分。如果一个测验题的区分度高，那么水平高的人或能力强的人就会得高分，而水平低的人只能得低分。如果一个测验题不管水平高和低的人都答不出或都答对，那么这个测验题就不具有区分度。所以区分度是鉴别一道测验题能不能产生最佳效果的指标之一。

(三) 心理测验的注意事项

人的心理行为是一个会变化、很复杂的对象，要对它加以测量难度是很高的。心理测验需要控制的变量很多，客观的难度较大，从事心理测验的人员必须经过严格的专业培训，才能熟练掌握测验量表，才能正确解释评估结果。除此之外，在测验中还必须注意以下几点。

1. **慎重选择量表** 每一种心理量表都有其应用的目的，都有适用的常模范围。常模是解释量表结果依据的主要参考数据，它是按标准化程序在抽取代表性样本测得分数的基础上建立起来的。任何心理量表的常模不可能是“全民”性的，只能代表一部分人；不同的人群有不同的常模。因此，常模的形式也就有很多，如年龄常模、性别常模、区域常模、职业常模等。所以在选择量表时，除了按照测量的目的选择适当的量表之外，还必须注意量表常模的适用范围，如常模的年龄范围、性别范围、区域范围，等等；同时还应当了解量表的信度和效度，选择那些信度和效度相对较高的量表。

2. **与被测对象建立协调关系** 心理测验和物理测量不同，物理测量的对象是物体，它在测量过程中是不会发生改变的，而心理测验的对象是人，人在测验过程中会受到各种因素的干扰而发生一定程度的变化，尤其是可能受到测验者的影响。因此，心理测验人员与被测验对象处于一种特殊的人际关系之中。如果这种人际关系不协调，就有可能出现各种影响测验效果的情形。一种情形是被测验对象产生“阻抗”情绪，不予合作，甚至导致测量的流产；另一种情形是被测验对象产生“焦虑”的情绪，即所谓的“测验焦虑”影响被测对象潜能的发挥，使对其测验达不到应有的效果。因此，心理测验人员必须与被测验对象建立一种良好的协调关系，才能使被测验对象合作，作出接近于其实际的应答反应，这样才能获得比较客观的、准确的测验结果。

3. **控制测验实施误差** 任何测验都难免会出现误差。一般说来，物理测量出现的误差极小，对结果的影响不大，所以大部分情况下常常可以忽略不计。而心理测验的实施过程由于主观和客观的影响因素较多，稍不注意就会造成较大的误差，使测验的结果不真实。为了使测验结果准确、真实，就必须尽最大可能努力控制误差。因此，在测验实施的过程中，心理测验人员应严格按照量表使用的操作规则实施，不要自作主张，简化或删改操作规程，标准化测验的程序是不能作任何修改的，否则所得结果就不具有可比性，因为测验的条件不一样。在考试中看书被视为作弊就是因为测验条件与别人不一样了，所以结果就不能与他人加以比较。

4. **准确解释测验的结果** 心理测验的量表一般以分数表示测验的结果。测验分数是一种行为或特征的数量化表现，它具有怎样的含义需要心理测验人员进行科学的分析和解释，因为一般的人并不知道这个分数表达什么意思，尤其是那些标准分或量表分，因为它们与平时人们熟悉的分数不相同。因此，心理测验人员不能简单地向被测验对象及其相关人员，如家属、单位领导报告分数，而应当说明测验结果的真正意义是什么。如一个成人测得的智商是87分，与常模(平均智商为100)比较是偏低的。至于为什么偏低，可能有不同的原因，或原来智力偏低，或大脑患病引起智力功能下降，或不能排除因某种目的而出现的伪装。心理测验要求测验人员必须在测验过程中认真观察，把测验结果和被测验对象的行为背景联系起来加以分析，才能获得测验结果解释的准确性。

5. **遵守心理测验的道德要求** 任何工作都有必须遵守的道德规范，心理测验更不例外。一个心理测验人员绝不能利用测验的工具谋取私利，也不能屈服于某种压力的要求，违背测验的规则，甚至任意处置测验的结果。心理测验人员始终要保持公正的态度，要特别注意防止“月晕效应”，避免成见的影响。实事求是才能不滥用测验。

6. **注意测验工具和资料的保密** 为了保证心理量表测验的有序性和可靠性，量表的内容包括测验用的器材都应当在一定范围内保密，不可向社会泄露，也不能随意让未经专业培训的非心理测验人员使用，以免使量表失去控制，造成滥用现象。这是心理测验和其他测量的一个不同之处。物理测量的工具谁都能使用，但心理测验的工具则要严格保密。另外心理测验的资料，包括被测验对象测得的分数结果也是属于保密的范围，因为这些资料都是个人档案，个人的隐私权应当受到保护，否则有可能对当事人造成严重的影响。

二、智力测验

我国临床上应用最广泛、数量最多的就是智力测验。据1979～1985年的资料统计，在排名前十位的心理测验中，智力测验就占了五种；1986～1989年的资料统计中有六种。美国排在前五位的测验中有三种是智力测验。

智力测验的量表一般分为两种，即年龄量表(age scale)和点量表(point scale)。年龄量表的项目和作业是综合性的，包括智力各方面的因素，测量所得到的成绩代表一个人的总体智力水平，其理论基础是智力的增长与年龄的增长同步。测验的成绩表示与自己年龄相比智力发展是高还是低。点量表的测量是把测验成绩与同一年龄组的平均成绩相比较，也就是与具有相同性质的群体相比较，以此看智力水平的高低。它是以智力的不同侧面分组而组成。由于智力在儿童时期是不断发展的，但到一定年龄会迟缓甚至停止增长，故年龄量表不适用于智力成熟后的情况，而点量表可以弥补年龄量表的这种缺陷。

(一) Stanford-Binet Intelligence Test

法国心理学家Binet(比内)和Simon(西蒙)医生接受当时法国教育部门的委托，共同研究对智力低下儿童的诊断方法，以便对他们实施更有效的教育措施。他们俩于1905年发表了《诊断异常儿童智力的新方法》一文，在这篇论文中详细地介绍了他们的智力测验。这就是世界上出现的第一套智力测验量表，被人们称为Binet-Simon智力量表。Binet-Simon智力量表现在已经不使用了，但它作为世界上第一套智力量表，开创了智力的定量评估的先河，有着不可磨灭的历史功绩。

Binet-Simon智力量表的诞生，引起了人们对智力测验的兴趣和研究。许多国家都纷纷引进并加以修订，在众多修订版中做得最好的是由美国斯坦福大学的心理学教授Terman于1916年在美国修订的，被称为Stanford-Binet Intelligence Test，这是现在常用的智力量表之一。

与Binet-Simon智力量表相比，Stanford-Binet Intelligence Test的革命性变化是Terman使用了“智商”(intelligence quotient，IQ)的概念。这个概念由德国心理学家斯腾

提出，但真正在测验中使用的则是 Terman。智商克服了 Binet“智龄”的缺陷，因为智龄只能反映一个人的智力达到什么水平，它无法与其他人一比高低，比如一个 5 岁的儿童具有 6 岁的智龄，而另一个 8 岁的儿童是 9 岁的智龄，从表面上看两人都是智龄比实际的年龄高了 1 年，两个人的智力水平是相当还是某一个人更高些那就无从知晓了。而智商作为一个相对分数能够用于与他人的比较。智商的计算是把智力年龄除以生理年龄(即实足年龄)再乘以 100，其公式为：IQ＝MA÷CA×100。如果一个儿童的智力年龄和生理年龄都是 10 岁，那么他的智商就是 100，表明他的智商在同龄儿童中属于中等水平。如果一个儿童的智力年龄是 12 岁，而生理年龄是 10 岁，那么他的智商是 120，即 12 ÷ 10 × 100 ＝ 120，说明他的智力水平要高于同龄的一般儿童。上面所说 5 岁儿童有 6 岁智龄，那他的智商是 120，而另一个 8 岁儿童是 9 岁的智龄，那他的智商是 112，于是两个人的智力水平孰高孰低就一目了然了。

从大量测量统计分析结果来看，人的智商呈现一种正态分布的状态，大多数人是中等智力水平。详见下表(表 7－3)。

表 7－3　Terman 的智力水平等级划分与智商范围

智力水平等级	智商范围	所占百分比(%)	智力水平等级	智商范围	所占百分比(%)
天才(genius)	140 以上	2	迟钝(dull)	80～90	16
上智(very superior)	120～140	6～7	近愚(border line)	70～80	6～7
聪颖(superior)	110～120	16	低能(feebleminded)	70 以下	2
中材(average)	90～110	50			

Terman 的智商概念被心理学家们所接受，但它存在很大的局限性。因为它仍然使用智力年龄这个概念，把人的心理，包括智力的发展看成是与生理的年龄同步增长的，人们习惯地称这个智商为“比率智商”。后来，Stanford-Binet Intelligence Test 几经修订，1986 年的第四次修订版对此作了重大改变，用离差智商替代比率智商。

1986 年，美国心理学家对 Stanford-Binet Intelligence Test 做了第四次大规模的修订，在内容、手续、方法、计分、解释诸方面均有很大改变，仅保留了历次修订版本中的部分项目，适用范围扩大，从 2 岁的幼儿到成年人。新修订的斯坦福-比纳量表简称 S－B4，它含有 15 个测验，代表 4 种主要的认知领域，即词语推理、数量推理、抽象-视觉推理及短时记忆。每个被试不需要实施全部测验，而是根据不同年龄来确定，一般只要完成 8～13 个测验。有时，由于某种特殊原因和要求，也可采用简式，只做 4～8 个测验即可。

S－B4 的实施分为两步。第一步作词汇测验，以此作为选择其他测验的起始水平测验。这一测验本身是按实足年龄确定起测点，其他测验则根据这一测验的分数并结合年龄查找每一测验的起测点。第二步确定每个测验起测点和停测点，如连续 4 题做对就作为起测点，连续 3 或 4 题做错就停测。

(二) Wechsler 智力量表

Wechsler 智力量表是美国心理学家 Wechsler(韦克斯勒)编制的一组智力量表。它包括成人智力量表、儿童智力量表、学龄前及学龄初期智力量表三套。

Wechsler 是纽约大学临床心理学教授、纽约贝勒维精神病院的主任心理学家。他一生致力于智力量表的研究和编制工作，为智力测验的发展做出了杰出的贡献。1939年他编制了Wechsler-Bellevue智力量表（W－B1），用于测量成人的智力，被美国的医院广为采用。不久，他尝试编制一个与之平行的量表，1942年便发表了Wechsler-Bellevue智力量表Ⅱ（W－B2），但临床使用后发现这两套量表的难度并不平行，于是1949年Wechsler把W－B2改变成了Wechsler儿童智力量表（WISC）。W－B1也在1955年被改编成了Wechsler成人智力量表（WAIS）。1967年《Wechsler学龄前及学龄初期智力量表（WPPSI）》出版。韦氏智力量表创建及修改的时间见表7－4。

表7－4 韦氏智力量表创建及修改时间

名称	简称	编制年份	修订年份
韦氏儿童智力量表	WISC	1949	1974 1991 2003
韦氏成人智力量表	WAIS	1955	1981 1997
韦氏学龄前儿童和学龄初期儿童智力量表	WPPSI	1963	1988 2003

Wechsler认为，"智力"是个人行动有目的、思维合理、应付环境有效的一种聚集的或全面的才能。基于这种认识，他在编制的智力测验量表中将题目按其性质分成几个分测验，然后分别计分，这样就可分别测量各种智力能力。他把测验划分为两大类：一类是言语测验，组成言语测验量表，根据此量表测试结果计算出来的智商成为言语智商（VIQ）；另一类是操作测验，组成操作测验量表，根据此量表测试结果计算出来的智商成为操作智商（PIQ）。两个量表合成全量表，然后再计算出总智商（FIQ），代表被试的总智力水平。由于每个分测验的分数可以单独计算，也可以合并计算，使智力的各个侧面或综合水平就能直接从测验中得出。这种分别计算言语智商和操作智商的方法，在临床上对于大脑损伤、精神失常和情绪困扰的诊断有很大帮助。

Wechsler成人、儿童、幼儿智力测验量表虽然运用的范围不同，但各量表的结构和测验形式基本相同。各量表的分测验都是由W－B1发展而来的。韦克斯勒三套智力量表的结构如下（表7－5）。

表7－5 韦克斯勒各智力量表的分测验结构

测验类型	WAIS	WISC	WPPSI
文字类测验	常识测验 理解测验 背数测验 类同测验 算术测验 词汇测验	常识测验 类同测验 算术测验 词汇测验 理解测验 背数测验*	常识测验 词汇测验 算术测验 类同测验 理解测验 填充测验*

续 表

测验类型	WAIS	WISC	WPPSI
操作类测验	图画填充 木块构图 图片排列 物体组合 数字符号	图画填充 图片排列 木块构图 拼图测验 译码测验(A, B) 迷津测验*	动物房舍 图画填充 迷津测验 几何图形 木块构图

注：* 为备用测验。

Wechsler 智力量表的重要特点是放弃了智龄的概念，但仍保留了智商的概念；不过，这个智商概念已经不是传统的比率智商了，而是离差智商。离差智商是建立在统计学的常态分布理论基础上的，它是以测量分数的平均数为评估的参照点、分数的标准差为单位制订出来的。一个被测验者接受测验的结果如何，就看他取得的测验分数偏离同年龄组平均分数的距离。每个年龄组的平均智商为 100，一个标准差为 15。因此，Wechsler 智力量表的智商概念克服了传统智商的不足。这也是 Wechsler 对智力测验的又一重大贡献。

韦氏的三个量表分别包括以下项目。

(1) 常识测验：由一些非专业性常识组成。例如“儿童节是哪个月的哪一天?”

(2) 领悟测验：由一些有关社会价值观念、社会习俗的理由等问题所组成，可测量对社会的适应程度，尤其是对社会伦理道德的判断能力。

(3) 算术测验：由一些难度不同的算术文字题组成，可测量对数的概念和操作能力。例如“小红有 5 个苹果，送给别人 2 个，她还剩下几个?”

(4) 类同测验：找出两个事物的共同性并用适当的语言表述出来。例如“盐和水有什么相似的地方?”

(5) 数字广度测验：分为顺背数和倒背数两种形式。根据背数的数字长度来测量注意力和瞬时记忆或短时记忆的能力。

(6) 词汇测验：让儿童用自己的话解释呈现给他的词的意义。可测量对词语的理解能力和表达词义的能力，还能测出理解和掌握知识的广度。例如“解释一下什么是‘自行车’?”

(7) 数字符号测验：对各个数填上相应规定的符号，在规定的时间里以最快的速度填写。

(8) 填图测验：找出每幅图画所缺少的部分，可测量视觉辨认能力、对组成物件要素的认识能力等。

(9) 木块图测验：用全红、全白及红白两色按对角线分开的 9 块正方体积木，按照呈现的图片卡的图形，在规定的时间内，摆出每张图片上的平面图。可测量辨认空间关系的能力、视觉动觉协调能力等。

(10) 图片排列测验：将无序、散乱的图片，按照图片内容的时间顺序，在规定的时间内排列正确。可测量逻辑思维、联想、辨别部分与整体关系能力。

(11) 图形拼凑测验：将一个图形的各个部分，在规定的时间内拼成完整而正确的图形。

可测量想象力、抓住事物线索的能力等。

(12) 迷津测验:在迷津图中以最快速度找到走出迷津的路线。

(13) 几何图形测验:临摹几何图形,根据被试画出的图形位置、形状和各线段的连接情况测量空间关系、手眼协调能力。

(14) 动物房子和动物下蛋测验:这是幼儿智力测验量表中的一项内容。动物房子测验是 4 个动物,规定各住一种颜色的房子,要求在这些动物的下面插上各自房屋颜色的木桩。动物下蛋是规定每一种动物下一种颜色的蛋,要求在这些动物的下面摆上相应颜色的蛋。主要可测量集中注意和短时记忆的能力。

(15) 填句测验:一些未完的句子要求填完整。主要测量词语理解能力、词语流畅性、抓住整体意义的能力。

三种韦氏智力量表都由文字类和操作类测验各半组成,另外,有时间限定式和时间不限定式两种并用。测验原始得分的基准是有其特征的。在某些测验题中,对反应速度给与追加得分,将智力的速度因素也加在一起评价。成绩的评价除了合格和不合格外,还按等级评价成绩,对能力进行细微的分析。

测验的计分与结果处理一般基于 5 个文字类测验和 5 个操作类测验问题算出 IQ。由于时间或其他理由,也可以实施 6 项测验或 4 项测验。在这种情况下,必须进行修正。①在实施 6 项测验的情况下,将各自的评价分乘以 5/6 的值为"修正评价分",以修正评价分的合计为全测验的"修正评价总分"。②在实施 4 项测验的情况下,将各自的评价分乘以 5/4 的值为"修正评价分"。

韦氏量表原来是为诊断而编制的测验,后来经过标准化之后,它在学习指导、升学指导、职业指导等教育上的利用效果也是不言而喻的。

从 Wechsler 量表的构成来看,它的利用可以大致分为两个方面。第一是文字与操作这两个方面的得分比较,第二是各个测验项目的得分比较。

文字类测验和操作类测验的比较:

职业指导。文字类测验优秀者适合于更多地运用言语方面的专业。操作测验优秀者,可以认为具有在技能方面的能力倾向。

文字类测验和操作类测验之差很大时的诊断意义。①在正常人群中,两者之差通常是 8～14 分。超过此分值,在职业指导上是很有帮助的,能用于能力倾向的诊断。②一般说来,在有精神障碍的情况下,可以看到操作类测验要比文字类测验得分更低。这似乎是所有类型的精神病及神经症所共有的现象。③在低能及青年期的异常人格(除精神病外)中,似乎操作性测验显示出较高的成绩。

各测验项目得分的比较:

诊断剖析图。在记录纸的封面有剖析图的评分记录栏,据此,各测验项目间的得分差别被图示出来,由于各测验项目的平均得分是 10 分,所以根据比它优还是比它劣,可以确定相对的得分位置。若在各测验项目之间出现了很大的凹凸情况,在诊断上就应该注意。

诊断。将各个人得分的差别与那个人的全体得分的平均值进行比较,可以做出一种诊断。用 10 去除总得分所得的值,即评价分平均值,可以看作是这个人的预想得分水平。根据各个测验项目的成绩偏离这个预想水平有多大,可诊断各测验项目间的差别。还可分别求平均值来比较言语性测验和操作性测验。

用于鉴别低能儿。全量表的 IQ 分在 69 以下,一般被认为是低能。但也要考虑文字类测验和操作类测验的比较,低能儿一般在操作性测验中获得更好的分数。另外,在各个测验项目的成绩上,就整体来看,低能儿比临界线的儿童差,特别在符号问题、算术问题、图画排列、背数等方面有显著的差异。在一般理解、一般知识、类似问题等方面稍差,在单词问题、绘画完成、拼组问题等方面无大差异。

Wechsler 对智力的等级分类与 Terman 稍有不同。他把智力分成 7 个等级,构成了一个常态分布的图形(表 7-6)。

表 7-6 Wechsler 智力等级分布表

智商范围	等级名称	理论百分数(%)	实际百分数(%)
130 以上	极优秀	2.2	2.3
120～129	优秀	6.7	7.4
110～119	中上	16.1	16.5
90～109	中等	50	49.4
80～89	中下	16.1	16.2
70～79	边缘	6.7	6.0
70 以下	智力缺陷	2.2	2.2

《Wechsler 儿童智力量表》(修订版)在我国有三种修订版,一种是中国科学院心理学研究所林传鼎和北京师范大学教授张厚粲(1986)主持修订的版本,称为《韦氏儿童智力量表——中国修订版》(WISC-CR)。第二种是由龚耀先(1993)主持再次修订的版本,称为《中国修订——韦氏儿童智力量表》(C-WISC)。第三种是上海市第六人民医院朱月妹等修订的版本。近年来国内学者还修订了该测验的第四版。另外《Wechsler 学龄前及学龄初期儿童智力量表》也有湖南和上海两种修订版。《Wechsler 成人智力量表》也有龚耀先等修订的版本。但是,在十多年后的今天,当初修订的量表显然已经不能再适应现在的情况了,量表需要重新修订了。例如,历史的车轮已经行进到 21 世纪,可题目上还在问:"苏联的首都是哪里?"这样的问题;在图画补缺中使用的电话那个图还是那种拨一个号码就要转一圈圆盘的老式的、在市面上几乎见不到的电话。类似这样的问题还有很多,所以说,时代在前进,量表的修订工作就要一直进行下去。

(三) McCarthy 儿童智能量表

随着人们对儿童早期是发展关键时期的认识越来越深刻,心理学家们也日益重视婴幼儿的智能和综合能力的测查与评定。McCarthy 儿童智能量表正是为了满足这一要求而产生的。它是由美国儿童发展心理学家 McCarthy 于 1972 年创制。

编制 McCarthy 儿童智能量表(McCarthy Scale of Children's Abilites, MSCA)的主要目的是对儿童心理发展作综合的测定与评价。测试的内容对于不同民族、地域、不同经济背景的儿童都普遍适用。它适用的年龄范围是 2.5～8.5 岁,测试时间约为 1 h。

MSCA 由测查儿童主要能力的 18 个测验组成。它们分属于 5 个分量表:言语(V)、知觉-操作(P)、数量(Q)、记忆(Mem)、运动(Mot)。其中,前三项又可以合成为"一般智能(GI)"分量表。所以此量表是从 6 个方面对智力进行测量评估的(表 7-7)。

表 7-7 MSCA 的测验项目与分量表构成

序号	项目名	言语（V）	知觉-操作（P）	数量（Q）	一般智能（GI）	记忆（Mem）	运动（Mot）
1	积木		P		GI		
2	拼图		P		GI		
3	图画记忆	V			GI	Mem	
4	词语知识Ⅰ Ⅱ	V			GI		
5	数的问题			Q	GI		
6	连续敲击		P		GI	Mem	
7	词语记忆，Ⅰ	V			GI	Gem	
	词语记忆，Ⅱ	V			GI	Mem	
8	左右方向（5 岁以上）						
9	腿的动作		P		GI		
10	手臂动作Ⅰ＋Ⅱ＋Ⅲ						Mot
							Mot
11	动作模仿						Mot
12	图形临摹		P		GI		Mot
13	画人		P		GI		Mot
14	数字记忆，Ⅰ			Q	GI	Mem	
	数字记忆，Ⅱ			Q	GI	Mem	
15	词语流畅	V			GI		
16	计数和数的区分			Q	GI		
17	反义类推	V			GI		
18	概括归类		P		GI		

现将 6 个分量表的内容说明如下。

1. 言语分量表（V） 构成这一量表的共有 5 个测验，要求儿童用单词、词组或语句来回答包括短时记忆、长时记忆、发散思维、演绎推理的项目，从而评定一个人用言语表达的能力和词语概念的理解程度。和传统的智力测验一样，言语能力高低是预测学业成绩的一个良好指标。属于言语分量表的有以下 5 个测验。

（1）图画记忆：回忆呈现在卡片上的物品名称。

（2）词语知识：包括看图回答和说话两个部分。前者是为年龄较小的幼儿设计的，要求被试根据词指出图片或说出物品名称；后者要求儿童具体说出10个词的意义。

（3）词语记忆：包括复述单词序列和复述讲过的故事两部分。

（4）词语流畅：在规定范畴内尽量说出属于指定范畴内的事物。

（5）反义类推：要求用反义词填句。例如“象是大的，老鼠是________的。”

2. **知觉-操作分量表(P)**　这个分量表的测验不要求儿童用言语回答，而是通过操作玩具来测试儿童的推理、概括归类以及模仿的能力，包括7个测验。

（1）积木：儿童用9块积木模仿主试先行的造型。

（2）拼图。

（3）连续敲击：要求儿童模仿主试敲击铁琴的序列进行敲击，难度从敲3下逐渐增加到6下。

（4）左右方向：主要测查儿童对自己和别人的左右方向是否能区分。探讨儿童是否有相对左右的概念。

（5）图形临摹：儿童分别临摹主试画出的3个简单图形和临摹在图画本上的6个图形。观察儿童在临摹时，如何分解图形，如何把图形作为整体来处理，从这种能力中可以反映出儿童对事物的真实知觉。

（6）画人：画一个与被试同性别的人。

（7）概括归类：一套12块积木，前3题测试儿童对大小、形状及颜色的理解，后面几题要求儿童从一维（形）、两维（大小、颜色）、三维（形、色、大小）的角度来操作，最后3题是要求儿童去发现分类的规律从而进行组合。

3. **数量分量表(Q)**　该分量表是测量儿童数的能力和对数量词的理解力。所有项目的解答都只需一步计算。属于此分量表的共有3个测验。

（1）数的问题：要求儿童解答12个关于加、减、乘、除的简单计算和数量知识的问题。

（2）数字记忆：要求儿童注意地听并及时复述数字的能力。有顺背和逆背两个部分。

（3）计数与数的区分：测试儿童的计算和理解概念、数量词的能力。

4. **一般智能分量表(GI)**　前三项分量表构成了这个测验，每个项目在本质上都是认知方面的能力。

5. **记忆分量表(Mem)**　此分量表的测验分别来自V、P、Q三个分量表。这些都是测验幼儿的短时记忆，其得分在某种程度上反映出儿童对所记材料的加工处理能力。包括4项：图画记忆；连续敲击；词语记忆；数字记忆。

6. **运动分量表(Mot)**　测试儿童大机体运动和细动作的整体协调能力。其中“腿的动作”、“手臂动作”、“动作模仿”这3个测验主要是评定粗动作能力，而“图形临摹”、“画人”则是测定手的协调和手指的灵活性。

（四）Raven 测验(Raven's Test)

Raven测验（瑞文测验）原名“渐进矩阵”（progressive matrices），是英国心理学家J.C. Raven于1938年创制，在世界各国沿用至今。它是一种非文字的智力测验，是“测验一个人的观察力及清晰思维的能力”：Raven测验的最初形式为渐进矩阵标准型（standard progressive matrices），由A、B、C、D、E5个单元构成，每单元包括12个测题，共60题。每个测验是一张抽象的图案或由一系列无意义的图形构成一个方阵（2×2或3×3），方阵的右下方空了一块，要求受试者从呈现在下面的另外6或8块供选择的图片中挑选一块符合方阵整体结构的填补上去。只有一块是正确的,能使图案或方阵成为一个完美的整体。其中,A、B 单元的测题主要是测量儿童直接观察辨别的能力,而 C、D、E3 个单元则主要是测验一个人对矩阵(3×3)系列关系进行类比推理的能力。

Raven 测验在 20 世纪 50 年代、60 年代几经修订,目前发展成 3 种形式,除了标准型外,还有为适应测量幼儿及智力低下者而设计的彩色形和用于智力超常者的高级型。彩色型就是将原来标准型中的 A、B2 单元加上彩色以突出图形的鲜明性,并插入一个彩色的 Ab 单元(12 题),共 3 单元 36 题。高级型包括Ⅰ型(12 题)及Ⅱ型(48 题),适用于高才智者。

为了实际测试的需要,1989 年,上海华东师范大学心理学系特将 Raven 测验的标准型与彩色型联合使用,即由彩色型的 A、Ab、B3 单元和标准型的 C、D、E3 单元合成 6 单元 72 题的测验,称为 Raven 测验联合型(Combined Raven's Test, CRT),这样可使整个测题的上下限延伸,适用范围可扩大到 5～75 岁。

Raven 测验联合型在实施时可个别施测,也可团体施测,一般 7 岁以下幼儿和 60 岁以上书写有困难的老人以及智力落后者可采用个别测试,由主试记录答案。其他可团体(10～50 人)进行。时间 30～40 min。此测验指导语比较简单,只要在 A 单元从第一题开始时说明一下做法既可,被试理解后,从头到尾都不再需要指导。

由于 Raven 测验具有一般文字智力测验所没有的特殊功能,可以在语言交流不便的情况下实施,适用作各种跨文化的比较研究,且省时省力,是大规模智力筛查的较理想工具。

(五) 成人智残评定量表

"成人智残评定量表"是 1986 年由湖南医学院龚耀先等为全国残疾人抽样调查而编制的。全国残疾人调查包括智力低下者,年龄范围从 0 岁到老年。这一量表适宜评定 16 岁以上各年龄的智残者。

关于智残的确定有两种方法,一是用智力测验,二是用评定量表。前者测查智商的高低来分智残等级,后者观察社会适应行为的水平来定等级。智残划分包括上述两方面的标准,本应该把两者结合起来使用,但实际情况却并非如此,往往更侧重评定量表的方法。原因有二:一是现在测验所采用的离差智商计算法有对高智商者估计过低,而对低智商者估计过高的倾向,一些重度及极重度智残者的智商有偏高的现象,所以不是很准确。二是严重智残者往往在言语或运动功能上有限制,甚至还合并有盲哑者,他们都无法进行测验,因此也只有评定量表的方法可用。由于这些原因,在进行全国智残调查时采用评定量表。

评定量表主要依据被评人的社会适应能力来设计。DSM-Ⅲ提出各级智力迟滞的分类标准,智残等级可分为四种。

轻度:大致相当于教育范畴内的"能教育"一级,这一级人数是智力迟滞中是最多的(约占 80%)。在学龄期前(0～5 岁)能发展社会和交通技能,在感觉运动方面的损害不严重。除非到年龄再大一些,否则往往很难与正常儿童相区别。到了十多岁时他们能进入学校学习,可读完 6 年级。成人后,他们一般能掌握社交与职业技能,也能低水平的生活自给,但在非常的社会或经济压力下,需要有指导和帮助。

中度:大致相当于教育范畴内的"能训练"一级,约占智力迟滞者的 12%。在学前期可以说话或学会与人交往,但对社会习俗认识很差。因职业训练而获得教益,能在中等程度的监护下照顾自己。学龄期因社会与职业技能的训练得到教益,学校成绩难超过 2 年级水平。在熟悉的地方可以独自往来。成年后,他们在保护性工厂可从事一些非技术性或半技术性工作,从而达到自给。在轻微的社会或紧急压力下需要监护和指导。

重度：占智力迟滞中的7%，在学前期运动发展不好，词语能力很差，很少或没有沟通性词语。通常不能因职业训练而获得教益。成年后在紧密的监护下能做些简单工作。

极重：只占智力迟滞者的1%。学前期感觉运动功能很差。需要有经常帮助和监护的高度组织的环境。学龄期运动能力有所发展，对有限的、起码的自护训练有所反应。成人后可能发展某些词语和运动，有可能发展非常有限的自护能力。要在经常帮助和监护的高度组织中才能生活。

该评定量表从四个领域七个方面来评定智力。

1. 生活能力 生活：从主管家务到自理和完全不能自理划分五种等级(评定量表的第一个方面)。

0分：能管理好多人和(或)帮助他人做生活事务。如为家庭当家或主妇，管理家庭生计或家务有条理；如为家庭一般成员，除个人生活自理好以外，还能帮助老幼、弱者的生活事务。

1分：自理个人全部生活事务(饮食、洗漱、穿戴、二便、清洗、做饭菜、修补衣物)，但有些事情做得欠好。虽然是当家或主妇，但家计安排得欠条理，生产和(或)生活水平显然不同于同样情况的他人。

2分：自理个人主要生活事务，只有在有指导的情况下才做些其他家务，但质量不好。

3分：自理个人基本生活事务，在督促下可洗漱。

4分：个人基本生活事务要全护或半护。

补充：①因年老或身体疾病而不能自理生活者，能主动关心这些事务，按主动关心的程度或方式可适当提高评定等级。②精神病患者在显症期不能自理生活，但如果病前期或缓解期可以自理，同上条处理。③患精神病前已经不能自理生活，按病前的程度评分。

2. 学习和工作能力

(1) 学习：从考上初中，学习成绩好到不能上学(评定量表的第二个方面)。

0分：可考入初中以上学校并能正常学习。

1分：只能读完小学，成绩一般或不好，算术成绩更差，不能考入初中。

2分：只能读到2～3年级，算术很不好，生活中的常用心算有困难。

3分：不能上学，只能学会一些简单词语，可辨自己的姓和名，完全无心算能力。

4分：知或不知自己的姓名，不辨姓和名。

(2) 工作或劳动：从可从事技术性工作到完全不能工作(评定量表的第三个方面)。

0分：可从事技术性工作或劳动(技巧工作，农活中的育苗、犁田、整地等)，质量好。

1分：可独立从事半技术性工作或劳动(初级的理发、磨刀、修补，家务中的洗衣服、缝补；农活中的插秧、刨草皮、放牧牛羊等)，但质量不好。

2分：只能参加一些简单劳动(简单的户外劳动)，而且要人安排或监督。

3分：在有指导的情况下可做一些简单的辅助家务事如扫地、倒垃圾等。

4分：不能劳动。

补充之一：(评定老年用)观察原来熟练的脑力劳动及对体力技术工作知识的保留程度来评定。

0分：对原来熟练的脑力工作可照常进行，体力技巧工作可作技术指导。

1分：原来熟练的脑力工作能力开始下降，技术指导条理性不如以往清楚。

2分：以前熟练的脑力工作能力明显不如以往，部分遗忘；不能作技术指导了。

3分：对熟练能力工作只有一些片断保留，技能全部遗忘。

4 分：以往知识或技能全部磨灭。

补充之二：①未上学者只观察工作或劳动；尚未工作者观察学习，两者取一。②因疾病、残废原来无技能的老年人免评，以观察代。

3. 定向（包括记忆）

(1) 时间、空间定向：从完全能到完全不能来分等（评定量表的第四个方面）。

0 分：时间（年、月、日、时）观念清楚。可单独出远门，很快掌握新环境的方位。

1 分：月、日清楚（有时相差几日）。可独自来往于近郊、近村、近镇、近街。对暂居地（如医院、亲戚家）：知现住地名称，自家的方位，但不知回家的路线。

2 分：可知上半年或下半年。只能单独在很熟悉的附近环境里行动。对暂居地：只知名称，不知暂居地方位，或不知方位的关系。

3 分：只知上午或下午。只能在左邻右舍间串门。对暂居地：不知名称。

4 分：无时间观念。不能单独串门。

补充：①因年老疾病不能外出者，只观察时间定向。②同时观察两项者，综合评分。

(2) 人事定向：从对周围人们的关系完全了解到不能分辨熟人与陌生人来分等（评定量表的第五个方面）。

0 分：知道周围人们的关系，知道下列称谓：曾祖、外祖、叔伯、姑姨、表侄等的意义，可分辨陌生人的大致身份和年龄，可用适当称呼。

1 分：只知家中亲密近亲或友好的关系，不会分辨陌生人身份或年龄，可用适当称呼。

2 分：只能称呼家中人，或只能照样称呼，不知其关系，不辨长辈、同辈或晚辈。

3 分：只认识常同住的亲人，可称呼父母，可辨熟人和生人（有不同反应）。

4 分：只认识保护人，不辨熟人和生人（无不同反应）。

(3) 记忆能力（因疾病、残废原来无技能的老年人用）：从远近记忆都正常到都丧失进行分等（评定量表的第六个方面）。

0 分：远近记忆均正常。

1 分：生活中重大事和远记忆好，近记忆不好，自觉记忆不好。

2 分：只能记忆自己生日，经常丢三落四，中餐时忘了早餐的食物。

3 分：认识亲人，但有时忘了名字或称呼，做过的事随之而忘。

4 分：不认识亲人，忘了自己的名字或年龄。

4. 社会化 社会交往：从待人接物完全恰当到不能交往进行分等（评定量表的第七个方面）。

0 分：参与社会，在社会环境中有一定的适应能力，待人接物恰当。

1 分：能适应单纯环境，主动接触人，初见面时尚难发现智力上的缺欠，不理解隐喻语。

2 分：脱离社会，可被动接触，不会主动接待人，谈话中很多不适词句，表情不当，很容易上当受骗。

3 分：勉强可交往，谈吐内容和（或）口齿不清楚，仪表不端正，表情不适当。

4 分：难接触。

从一般人群中筛选出智残者，将筛选掉大量智力正常人。如符合以下情况的一条以上者可视为智力正常，不必用量表评定：①有初中以上的文化程度，而且学习成绩在平均以上者。②能学会技术性工作，成绩在平均以上者。③在农村能独立操作各种农活，生产安排得当者。④家庭主妇可操作各种家务，质量好，家庭生活安排得当者。⑤青壮年时符合上面一条以上的条件，现在年纪虽老，家人与周围人仍认为适应能力与以往无明显改变者。

成人智残评定量表是根据社会适应行为能力来编制的，主要目的是为了较迅速地将智残者与智力正常者区分开来，并划分智残的等级。这里的智残含义包括了成年前出现的智力低下和成年后由各种原因所致的智力损伤。从此量表使用的情况来看，它对成年前就已出现智力低下者是很适用的，而对其他一些种类的智残者，应根据各种特殊情况作出补充条款，方可提高应用效度。

评定过程一般可分为 5 个步骤与方法：①填写一般资料。②根据量表逐条评定。③在划分等级时，先从 0 分标准查询起，逐渐下降至 1、2、3、4 分标准。④如果记录观察结果，一定要具体记录不能……和只能……⑤最好在评定当时定好分等，万一一时难以判断，在各条评完后再回头补充查询，做出判断。

计算 5 个项目的得分(最高 20 分)，根据得分，划分评定等级，可分为正常、轻度、中度、重度、极重 5 个等级。轻度以下均属智残。各等级得分的范围是：正常：0～2 分；轻度：3～7 分；中度：8～13 分；重度：14～17 分；极重：18 分以上。

三、人格测验

人格测验是评估个性心理特征的一种技术。

人格是指一个人对内外环境刺激所特有的反应方式和行为模式。它是在个体的生活早期就开始形成的。在人格方面最具有特征的是性格特点。已经形成的性格特点与疾病有密切的关系，某些性格特点常是许多疾病容易发生的基础。有人曾研究过癌症患者，发现自我克制、情绪压抑和内蕴性强的性格最容易患此病。弗里德曼研究冠心病后认为，动作快、没耐心、好争斗、易激惹、整天忙碌、慌慌张张的性格类型者，冠心病的发病率明显高于悠闲自得、不争强好胜的性格类型者。人格对疾病有重要的影响，同样疾病也常常会引起患者某些人格特征的改变。因此，对人格的评估便成为临床诊断、鉴别疾病的依据之一。

现在用于人格评估的技术和方法很多，常用的大体可以分为两大类。一类是投射技术(projective technique)，如 Rorschach 墨迹测验、主题统觉测验(Thematic Apperception Test，简称 TAT)、画人测验等，都是常用的投射技术；一类是人格调查(personality inventory)，通常使用的是问卷调查方式，如 Minnesota 多相人格调查表(Minnesota Multiphasic Personality Inventory，MMPI)、Eysenck 人格问卷(Eysenck Personality Question，EPQ)、Cattell's 16 Personality Factor (16PF)等，都是著名的人格调查测验。

(一) 投射法人格测验

投射作为一种测验最早由主题统觉测验的创建者默里在 1938 年使用。在此之前，Rorschach 墨迹测验已经存在了 17 年之久，但直到 1939 年 Frank 弗兰克才首次清楚地表述了这一技术的重要性。投射法这个名称是 Frank 首先使用的。这种方法在临床心理学中使用得非常广泛。它是根据对相关刺激所做出的反应方式，去理解被试的内心机制。投射测验的设计特点在于允许被试在无数的可选择反应中做出反应，被试的反应几乎不需要测验指示语和刺激来指导。投射技术是一种对行为的潜意识或隐藏的内容尤为敏感的工具。它允许甚至鼓励被试者回答广泛，能在被试对测验目的最少觉察的情况下，引出他们非同寻常的、内容丰富的反应资料。

投射法的缺点在于客观的评分比较困难，解释中往往需要主观的判断。另外，由于是以个别测验为主，所以要收集许多被试的资料不仅要花很多时间，而且检查者的态度对被试的反应容易产生影响。因此，要求检查者有充分的测验训练和经验。

1. Rorschach 墨迹图测验 Rorschach 墨迹图测验(Rorschach inkblot test)是一种投射技术。它是瑞士精神病学家 Rorschach(罗夏)设计编制的，1921 年，以心理评估学(Psychodiagnositics)为标题发表了此种人格测验。它适用于成人和儿童，是良好的人格投射测验，对于诊断、了解异常的人格有实用价值。由于它的使用技术比较复杂，训练要求很高，掌握较为困难，费时也多，而且要做好这项测验还需要积累一定的实际经验，因此能使用者不多。

Rorschach 测验法的目的是通过对所提供图片的反应，来预测或推断被试隐藏在潜意识中的一些人格特点或矛盾冲突。它是以墨迹偶然形成的模样为刺激图板，让被试自由地看并说出所浮现在脑海里的东西，然后将这种反应用符号进行分类，加以分析，捕捉人格的各种特征，从而进行诊断的一种方法。

由于刺激图形是由墨迹偶然组成，所以即使不同文化的人也能共同使用。Rorschach 测验法是基于知觉与人格之间有某种关系这一基本假说，即在个人知觉中反映着人格。测验要求被测者描述在墨迹中“看到了什么”，并说出自己的知觉体验。在进行这样的测验时，由于刺激本身没有显示出任何意义，主试也没有对反应有什么特定的要求，所以被试只能以自己独特的、符合于自己人格特征的方式进行反应。在这些反应中，他们无意地、不知不觉地将真实的自己，有时甚至自己完全意识不到的自己的某些侧面暴露出来。这就是作为投射法的 Rorschach 测验的特征。

在整个测试过程中特别要注意：一是根据被试所回答的内容是生命的还是无生命的，是人还是动物，是可爱的还是厌恶的，测验者解释被试的人格特点。二是对内容的解释可以有象征性意义。三是解释时要注意全部回答的情况，以全部反应为基础。在对结果的解释中，临床的直观性是必要的。但为了使诊断具有某种程度的客观化，S. J. Beck 和 B. Klopfer 提出了判定标准。

Rorschach 测验有 10 张墨迹图。其中 5 张为各种不同的灰色阴晕的墨迹图片，另外 5 张为全部或部分彩色的墨迹图片。这些图片是从上千张墨迹图片中筛选出来的，并经过标准化的手续确定为正式测验的用图(图 7-3)。

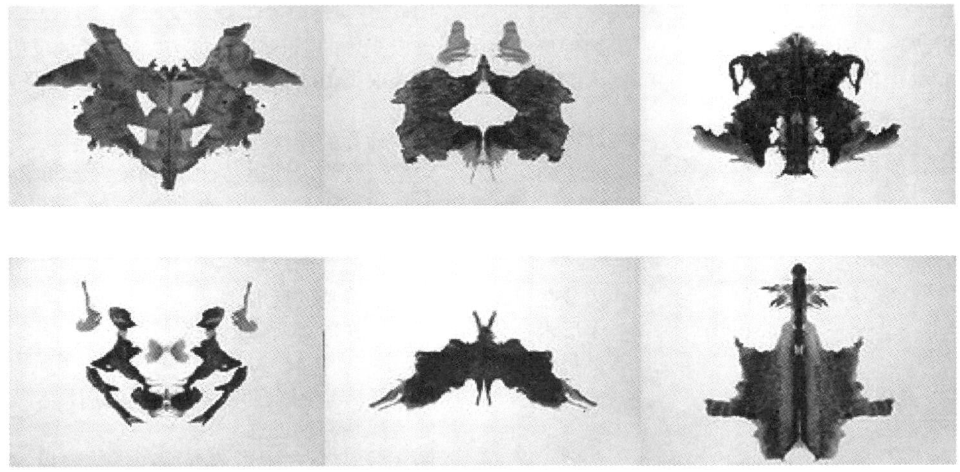

图 7-3 Rorschach 测验部分墨迹图片

Rorschach 测验可分为四个阶段，即自由反应阶段、提问阶段、类比阶段、极限测验阶段。以自由反应阶段和提问阶段所得到的资料为基础，对各图片的各个反应用英文字母来进行分类。实际上在提问阶段，检查者在听被试者回答的同时分类就进行了。这种分类是按反应领域、反应决定因子和反应内容来进行的。反应领域是指对墨迹整体还是部分的反应，是对大部分还是小部分，或者是细节及空白处作出反应(表 7－8)；反应的决定因子是指导致被试作出反应的因素是图形的形状还是颜色，是静态还是动态的等(表 7－9)；反应内容是指关于人的反应(H)、动物反应(A)、解剖反应(At)、性的反应(Sex)等(表 7－10)。此外，也有按反应构成的优劣进行分类的。

表 7－8 Rorschach 测验的反应领域

大范围		小范围	名称	定义
全体反应	W	w	全体	对墨迹全体进行的反应
		W	切断全体	想对墨迹全体进行反应，但却将小部分疏忽了或删去了
		DW	编造全体	根据墨迹一部分的意义来解释墨迹全体
		ws	黑白全体	对整个墨迹和空白部分进行反应
普通部分反应	D	D	普通大部分	对被空白、浓淡、色彩等墨迹图像的形态性质所隔开的较大部分进行反应
		d	普通小部分	对被空白、浓淡、色彩等墨迹图像的形态性质所隔开的较小部分进行反应
异常部分反应	Dd	dd	微小部分	对墨迹的极小部分进行反应
		de	外缘	只对墨迹的轮廓线进行反应
		di	内部	对墨迹内部浓淡的部分进行反应
		dr	稀有	所取的反应领域是极其特异的
空白反应	S	s	空白(间隙)	以色彩或浓淡部分作为背景而对墨迹间的空白间隙或墨迹以外的白色空间进行反应

表 7－9 Rorschach 测验的反应决定因子

大范围			小范围	名称	定义
形态反应		F	F	纯粹形状	仅以墨迹的形态特征作为决定因子的反应
运动反应		M	M	人的运动	对人或类似于人的东西的运动、表情、姿势等进行反应
			FM	动物运动	看到动物的动作形态
			M，CM mF，Fm	非生物运动	包括所有物理性运动，以及抽象的力和紧张
浓淡阴影反应	材料表面反应	C	Fc	分化材料	在清楚形状的表面上，感觉到材料的质地。如像毛皮覆盖着的动物
			cF	为分化材料	形态不清楚的反应
			c	无形未分化的材料	完全无视形态所做出的反应
	立体反应	K	FK	透视	对形状清楚的东西都有深度和立体感，如对风景的透视感和远近感
			KF	扩散	像云烟那样，由阴影浓淡而产生的效果，在某种程度上也考虑了形状
			K	无形扩散	没有形状的雾和霞那样的扩散感觉

续 表

大范围		小范围	名称	定义
	弱立体反应 K	K	弱立体	像X线照片和地势图那样的阴影反应，只是平面投影
色彩反应	黑白反应 C'	FC'	形态黑白	清楚的形态，是黑白或灰色的形态
		C'F	黑白形态	形态是暧昧的，或是黑白，或是白色，或是灰色
		C'	纯粹黑白	只说出黑白而没有形态
	彩色反应 c	FC	形态色彩	既有清楚的形体又有色彩，作为亚型记为 F/C，以形态为主形状是暧昧的，以色彩为主要因子，它的亚型为 C/F
		CF	色彩形态	仅有色彩决定的反应，亚型有 Cn(仅指出墨迹的色彩反应)；Cdes(说明色彩性质的反应)；Csym(象征性的解释色彩的反应)
		C	纯粹色彩	

表 7-10 Rorschach 测验的反应内容

记号	意义	记号	意义	记号	意义
H	人	Ad	动物的部分	Map	地图
(H)	非现实的人	(Ad)	非现实动物的部分	Lds	风景
Hd	人的部分	Aobj	动物制品	Art	艺术
(Hd)	非现实的人的部分	A, At	动物解剖	Abst	抽象
At	人的解剖	PI	植物	BI	血液
Sex	性	Na	自然	CI	云、烟
A	动物	Obj	物体	Fire	火
(A)	非现实的动物	Arch	建筑物	Expl	爆发

根据分类的各个记号进行整理，并填入记分表中，计算出各栏中的频数和百分数，画出心理图像。再根据结果分析，进行正常者与异常者的病理鉴别和人格的综合诊断。

在 Rorschach 测验开始之前，要给被试一个标准指导语，以便让被试明白测验如何进行。在指导语中，应避免任何暗示性的说法。指导语如下："要给你看的图上印刷着偶然形成的墨迹图像。请你将看了图后所联想到的东西，不论什么，都自由地、原封不动地说出来。回答无所谓正确与不正确，所以，请你看到什么就说什么。"

Rorschach 测验的四个阶段如下。

(1) 自由反应阶段：根据被试在看了墨迹图后所进行的自由联想的内容，可以推断他在其他场合的行为。在这个阶段，检查者应避免一切诱导性的提问，只是记录被试者的自发反应。不仅要尽量原原本本地记录被试的所有言语反应，而且也要对他们的动作表情细心地注意，并记录下来。此外，要测定和记录从呈现图片后到做出第一个反应之间的时间，以及对每一张图片反应的终了时间。

被试可能会提出各种问题。对这些问题，检查者应尽量进行暧昧的回答，一般说："你看到或想到什么，就说什么。"被试者如果表现出特别不安则中断测验，使其平静。应将这种特别不安的内容和情况记录下来。因为这张图上的刺激对解释被试所出现的这种不安可能具有特别的价值,也可能与被试具有特殊意义的反应等有关。

当被试问自己的反应"对么?"时,检查者要特别给予注意。如果被试反复提出这个问题,并表现不安的话,则不要明确回答是正确或不正确,只是对他的努力表示赞赏和鼓励。一般在自由反应阶段,努力做到检查者不与被检查者说话。

(2) 提问阶段:这是为了能够进行记号化而设计的实施方法的一部分。所谓记号化就是将 Rorschach 测验记录的系列进行分类,使资料的处理简单化。为了能正确地提问,检查者不仅要明确知道该提问有什么样的记号,而且必须充分了解该记号所具有的解释上的意义。实际上,在提问阶段,对被试所提的问题,在检查者的心中必须具有明确解释假说的根据。

1) 有关领域的提问。为了评价反应的正确性,检查者必须确切地知道被试使用了墨迹的哪个部分。最好的方法就是仔细地向被试提问,请他说明所知觉到的概念是哪个部分。在被试所使用的墨迹领域内,检查者若有不明白的地方,则请被试者说明。如果这种方法不行的话,则可以让被试者自己画出那个反应,与原图的墨迹进行比较。用这些方法仍不明白被试所知觉到的概念部分的话,则可先搁下。

2) 有关决定因子的提问。关于决定因子的提问的目的在于正确地决定所有的潜在决定因子。形态、运动、色彩和浓淡等都可能成为被试所知觉到的概念的决定因子。在所有场合都要提出"使用了什么样的形态"的问题。另外,在看到生物的时候,运动有可能成为决定因子。再则,如果反应领域具有色彩或浓淡的话,必须确定在被试者所知觉的概念中,是否有这些因子的影响。提问的目的就是证明或排除这些决定因子的存在。

提问时要尽量说得模糊不清,并且最好利用被试自己叙述的语言。如果被试看到了美丽的蝴蝶,则最好是问"怎样看出是蝴蝶的?""怎样看出是美丽的?"此外,检查者必须充分地收集信息,以能够清楚他说明的某个决定因子是否存在。因此,提问阶段可以说是对被试在自由反应阶段所隐藏的想法进行确认的过程。必须注意不要诱导特定的决定因子。

(3) 类比阶段:此阶段是在间接的提问还不能充分明白被记号化的问题时所补充使用的,所以是否使用此阶段,要依据需要而定。提问只限于与被试自身的概念有关的东西。

在这个阶段,主要是询问被试对某个反应所使用的决定因子,是否也用于其他反应。在此阶段,必须进一步调查被试对使用决定因子的态度。例如,被试有时对成人某个决定因子会有抵抗,或者完全无感觉;有时没有明确的表现决定因子的必要语言。因此,在检查结束前,必须确定在被试的反应中是否有某个决定因子。

(4) 极限检测阶段:检查者对被试的反应有时会产生疑问:究竟是否能看见某种东西?是否能使用某个领域和决定因子?因此,检查者应就这些问题直接提问,加以确认,这样,被试所未想到的概念通过提问也许就会出现。

在这个阶段,就是制造一种非常构造化的、检查者几乎不加任何限制的场合,在这以前的阶段,有的被试由于暧昧而感到不安,所得到的记录可能是贫乏的,但在更构造化的场合,他们就能给出相当充分的信息,对于这样的被试极限测验法是特别有效的。

这个阶段的提问原则上是从一般到特殊。例如,检查者应这样开始问被试:"有的人所想到的东西,有时不是使用墨迹全体,而只使用部分。你也能这样么?"在被试拒绝承认所暗示的一般反应概念或没有这种知觉能力时,检查者应该进行如下的提问:"如果别人看到了某某的话，什么地方错了?"对这个提问的回答，往往能将所有的问题搞清楚。

2. **主题统觉测验** 是 Morgan 和 Murray 于 1935 年设计编制的，当时主要用于研究幻想。1938 年，默里等在哈佛心理诊所用它来研究人格问题，以后便把这个测验推广到精神病临床诊断和儿童心理发展的研究。

主题统觉测验由 29 张图片和 1 张空白卡片组成，图片内容都是含义隐晦的情景(图 7-4)。根据被测验者年龄和性别的不同，把图片组合为 4 套测验。每套测验 20 张，分成 2 个系列，1 个系列 10 张。

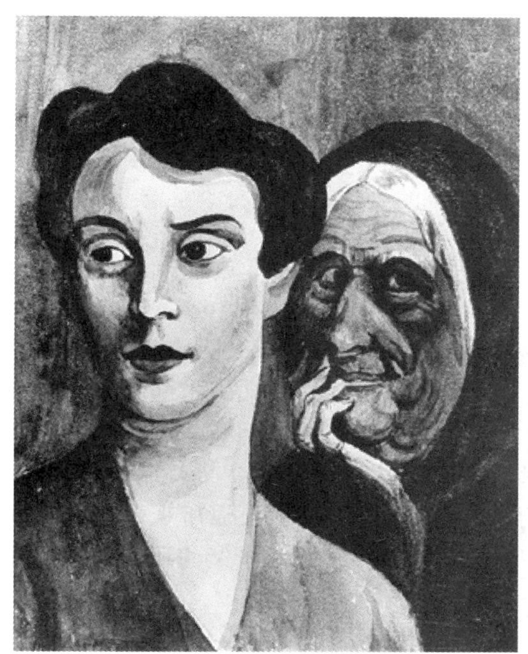

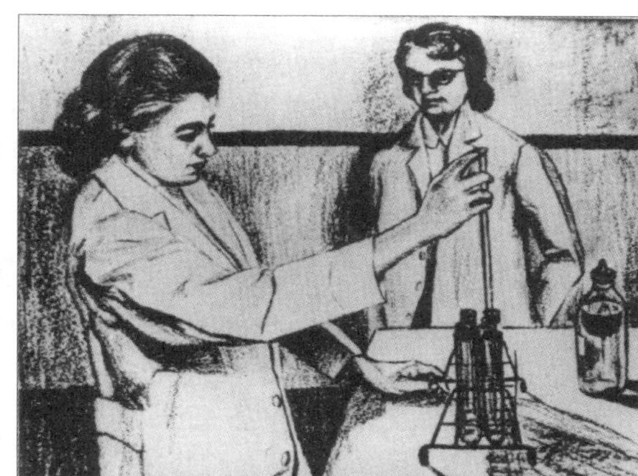

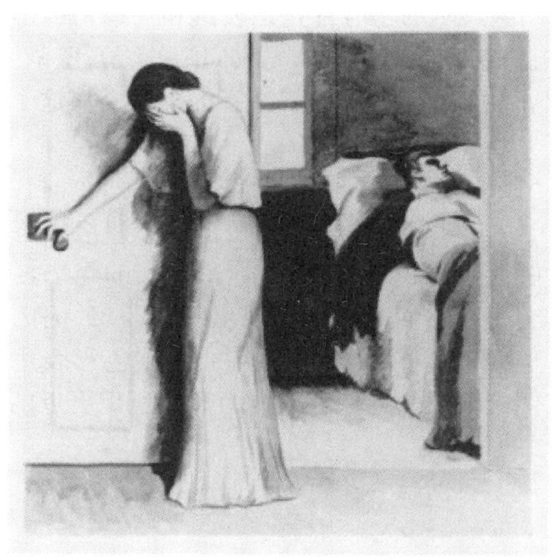

图 7-4 主题统觉测验中的部分图片

该测验是让被试对每张图片的内容编一个故事。这个故事要有现在、过去和将来的内容,也就是有因果联系的内容。这些编的故事一般都具有一定主体的想象,反映被试内心存在的观念、想法,表现出他的心绪、情感、某种矛盾冲突。主题统觉测验的作用是了解人的人格倾向,这与人的生活经验有很大关系。对测验的结果从主角,动机和情感,环境力量,结果,主题,兴趣和情操等六个方面去进行评分。编制该测验的作者认为,被试在看图编故事的时候固然要受到画面的影响,但其想象部分能投射出其人格特征来。

目前主题统觉测验常在精神病临床上使用,帮助临床了解精神病患者的内心体验及某些症状表现。在用主题统觉测验对精神分裂症患者测查的结果中,常会发现这样一些特征:一是表现为僵化和具体化,故事的叙述只涉及画的最表面、最明显的部分,只能说一些具体的事物,没有生动的构思和描述,如只回答"这就是一个男人和一个女人。"二是做出一种否定的或不作肯定的回答,如回答"除了画,我没有看到什么",或者"我不愿意回答。"这种情况可能是想象显得贫乏,也可能是否定测验的要求。三是表现为"似曾相识",似乎很熟悉画中的情境,或称"认识"画中的人物。四是投射同性恋,如有的妄想型精神分裂症患者,把画中的两个女人看成是搞同性恋的。五是投射威胁或邪恶的意图,如将画中的女人说成"她将要杀人"。六是反应固定不变,对所有图片的回答都没有什么变化,想法十分雷同。七是对图片局部的特殊反映,对图片某一部分的回答非常详细。如对图画中的一本书、一个领结或一块手帕等小物件会做非常详细的描述。八是对图片的反应平淡,对一般能引起情绪反应的图画内容"无动于衷"。九是经常地或较长时间地看图片的背面,较多的妄想型精神分裂症患者会出现这种现象。十是反应时间延长。

精神分裂症患者对主题统觉测验反应的这些特征,是临床评估中获得的经验概括,是临床心理学家从临床测验的实践中得出的。但由于每个人的经验不同,所以所观察到的特点也并不完全相同。上述十个方面,只是举出的一些解释的例子,通过这个测验还可以分析解释许多其他的特点。

主题统觉测验除了作为一种临床心理评估的概念工具外,还常被用于做心理治疗的刺激联系材料,以利于同患者的沟通和联系。

3. **图画心理测验** 图画天然的功能首先是表达和沟通,其次才有美学的意义。人类在远古时代就用图画来交流信息。人们正是从先人们画的岩石壁画上了解他们那时的生活状况的。儿童也是先会涂鸦和画画,然后才学习文字的书写。从这个意义上说,图画天然就是人类表达的有效工具。

弗洛伊德所创立的经典精神分析可谓是一棵常青树,每个时代都会出现不同的变式,但究其根本都是一个。今天的图画心理学测验也是根植于弗洛伊德的理论,其理论依据是图画能较好地反映人们内在的、潜意识的信息,表达最真实的想法,所以它也是属于投射技术的一种。人们在画图时,会很自然而难得地浮现出一些联想、记忆或某些片断,人们一般不会具体去探究那是什么,但会把这些情绪、体验用线条和色彩表达在图画中,这时图画就具有某种象征意义。所以,图画的象征性使其成为距离潜意识更近的一种工具,或者我们可称其为潜意识直接表达自己的工具。

图画心理测验有很多种,目前较为流行的、使用率较高的有画人测验、画树测验、屋-树-人测验等。下面简单介绍几个图画心理测验。

(1) 画树测验:又称为"树木人格图"。由于树的成长与人的成长有相似性,所以用树来比喻人的成长,可以让人产生丰富的联想。画树时,给出的指导语是:"请画一棵树。"如果作画者问："画一棵自然界有的树，还是想象的树？"可以回答："你想怎么画就怎么画。"通过画树，可以考察一个人的成长历程，可以反映一个人对成长的感受。据一些学者的研究，画树更容易表现一个人对于自我负面的感受，可以让人表现出较原始、较基本的层面。

树是地球上古老的生物，它是生命的化身，成长的象征。树的根从大地汲取生长的营养，人类也从大地母亲那里得到生存物质。树从幼苗成长为参天大树的过程与一个人成长的过程非常相近。树干的疤、节孔是生命生长中的创伤，这也同样适用于人类。正是因为人与树之间有这些可比性，所以通过对树的分析，我们可以看出一个人的某些特征。

在画树测验中分析一棵树要从树冠和树枝、树干、树叶、树根、果实以及附加物来分析。树冠和树枝的匀称、优美、比例恰当，代表一个人发展的平衡。树冠和树枝的变化程度、大小、形状传递着成长信息以及与环境的关系。树冠的变化大、多，往往是个体成长过程中变化大的表现。树冠伸展舒畅，常代表发展的顺利。用笔简洁流畅，代表作画者思维的流畅性、高智力或做事风格干脆利落。用繁复的笔反复描画枝叶的细节，表明作画者有一定的强迫性或追求完美。树干反映成长和发展上的能量、生命力。树干上的瘢痕是成长过程中受到创伤的表示，树干的粗细代表生命力的旺盛程度。茂盛的树叶代表生机勃勃，树叶稀少代表活力不足，没有任何叶子的枯树代表生命的失落感。树根是深埋在土里的部分，它又是吸收养料的重要部分。它象征着过去的成长、最初的成长。树根暴露在外，象征着对过去的不停挖掘和回忆。

（2）动态屋-树-人图的分析：根据 Robert Burns（伯斯）的观点，在动态屋-树-人图中，房屋代表我们的生命实体，树象征着生命的能量、能量水平和能量方向，人象征着导演，也代表着自我形象。

在动态屋-树-人图中，作画的先后顺序有不同含义。最先画的部分对作画者是最重要的。先画树表明对作者而言，生命能量和成长最重要，作画者首先考虑的是生存问题，那些在脑子里盘旋着"生还是死"问题的人，往往会先画树；先画房屋，可能表明作画者对自己的身体或家庭非常关注；先画人，表明对自己的关注。如果不是画自己，表示对所画人物的特别情感。

对房屋的分析可以从以下几个方面入手：门、窗户、屋顶、烟囱、台阶和走道、墙壁、强调的房间等。例如，不能进入的小门表示不欢迎他人走进自己内心，没有与他人沟通的强烈愿望；没有窗户可能表示退缩或有被害妄想倾向；强调客厅则表示关注人际关系和自己社交网络等。

对树的分析前面"画树测验"中已经介绍过了，这里就不再赘述了。

（3）人体形态分析：可从人物整体信息、头部、五官、眉毛和睫毛、嘴巴、下巴、肩膀、四肢等来分析。例如侧面像表明希望自己具有一种神秘感；背面像则表明一种防御心理，或不敢面对真实自我，不愿面对现实；没有画眼珠是表示内向的、关注自我，对环境和外在事物不屑一顾；强调纽扣表明依赖性、幼稚性，如果整齐地画在衣服中间，表示退化，在衣袖上画纽扣表明强烈的依赖感。

图画测验的优点在于测验的实施简单方便，具有一定的诊断价值。不过，有关所画图画的解释分析，需要有熟练的技术和丰富的理论基础及临床经验，并要以高度谨慎的态度对待这个测验的结果，否则，会因错误的解释而失去其评估的价值。

(二) 问卷法人格测验

1. **Minnesota 多相人格调查表** 产生于 20 世纪 40 年代。Halthaway 和 Mckinley 为了调查美国人的适应状况，编制了这个测验，其目的是为了判别精神病患者和正常者。现在许多国家和地区都已经有了自己的翻译文本，并将其广泛地应用于人类学、心理学及临床医学等方面。20 世纪 80 年代初，中国科学院心理学研究所宋维真等在全国有关单位的大力协作下，将 Minnesota 多相人格调查表引进我国，并在我国精神医学临床上应用。

该临床量表是根据异质组（被诊断为具有特定行为异常的群体）和对照组（正常群体）对提问的回答倾向进行比较，凭经验选择一组两个群体不一致回答的项目群。该问卷适用于年龄在 16 岁以上的人。

MMPI 由 550 个项目组成，这些项目内容可以分成 26 类（表 7－11）。

表 7－11 MMPI 的项目内容和项目数

分类项目	项目数	分类项目	项目数
1. 一般健康	9	14. 有关性的态度	16
2. 一般精神症状	19	15. 关于宗教态度	19
3. 脑神经	11	16. 政治态度——法律和秩序	46
4. 运动和协调动作	6	17. 关于社会的态度	72
5. 敏感性	5	18. 抑郁感情	32
6. 血管运动，营养，言语，分泌腺	10	19. 狂躁感情	24
7. 呼吸循环系统	5	20. 强迫状态	15
8. 消化系统	11	21. 妄想、幻觉、错觉、关系疑虑	31
9. 生殖泌尿系统	5	22. 恐怖症	29
10. 习惯	19	23. 施虐狂、受虐狂	7
11. 家庭婚姻	26	24. 志气	33
12. 职业关系	18	25. 男女性度	55
13. 教育关系	12	26. 想把自己表现得好些的态度	15

MMPI 测验的形式分卡片式（个别法）和问卷式（团体法）两种。前一种方法是在每张卡片上各印着一个项目，共 550 张卡片。被试者根据自己的情况对每个项目加以判断，然后分别投入“是”、“否”、“无法回答”三个箱子里。后一种方法为问卷法，使用按一定排列顺序印刷着 566 个项目的小册子。被试根据自己的情况，在另外一张答卷纸上相应的题目号后打记号。在“是”或“否”上打“×”，“无法回答”则不打记号。

MMPI 包括 4 个效度量表（表 7－12）和 10 个临床量表（表 7－13）。

表 7－12 MMPI 效度量表

序号	效度量表	符号	序号	效度量表	符号
1	疑问分数	（?）	3	效度得分	（F）
2	说谎分数	（L）	4	修正分数	（K）

表 7-13 MMPI 临床量表

序号	临床量表	符号	序号	临床量表	符号
1	疑病症	(Hs)	6	妄想狂(偏执狂)	(Pa)
2	抑郁症	(D)	7	精神衰弱	(Pt)
3	歇斯底里	(Hy)	8	精神分裂症	(Sc)
4	精神病态性偏倚	(Pd)	9	轻躁狂	(Ma)
5	性度(男性化-女性化)	(Mf)	0	社会内向性格	(Si)

由于该测验各量表题目数目不同,得分的基数也不一样。为了对各量表分进行比较,须将原始分转换为以 50 为平均分,10 为标准差的 T 分数。T 分超出 70 分,即高于标准分 2 个标准差,属于有心理异常倾向,反映在剖析图上曲线出现了高峰。大量临床研究发现,患者的剖面图往往会出现 2 个或 2 个以上的高峰。因此,不能简单根据 1 个高峰对被试的心理加以解释,而要用一组量表进行诊断和分析,同时还要考虑效度量表的分数。为了防止利用单一量表分可能发生的错误和偏差的说明,现在通常都采用双高峰(即第一个高分和第二个高分)来分析和解释,这样会更全面、准确些。

2. **Eysenck 人格问卷** 是由英国心理学家 Eysenck(艾森克)夫妇俩(H.J. Eysenck 和 Sybil B.G. Eysenck)在之前的几个调查量表基础上发展起来的。问卷分为儿童版(7～15 岁)和成人版(16 岁以上)两套,每套问卷都由 P、N、E、L 四个量表组成,即 P 量表(精神质)、N 量表(神经质)、E 量表(外向和内向)、L 量表(掩饰)。Eysenck 认为人格是由三个维度组成的立体结构,即 N、E、P 三维。其中,E 和 N 是双向的维度,表示从极度不稳定到极度稳定。N 维度即情绪的稳定和不稳定,E 维度即内向和外向。E 维度和 N 维度交叉成“十”字,并在“十”字外围作一圆,在圆周上的移动点有许多,可显示多种人格特征。同时,一个交叉的“十”字把空白分成四个象限:外向-情绪不稳定、外向-情绪稳定、内向-情绪不稳定、内向-情绪稳定,分别相当于四种气质类型:胆汁质、多血质、抑郁质、黏液质(图 7-5)。P

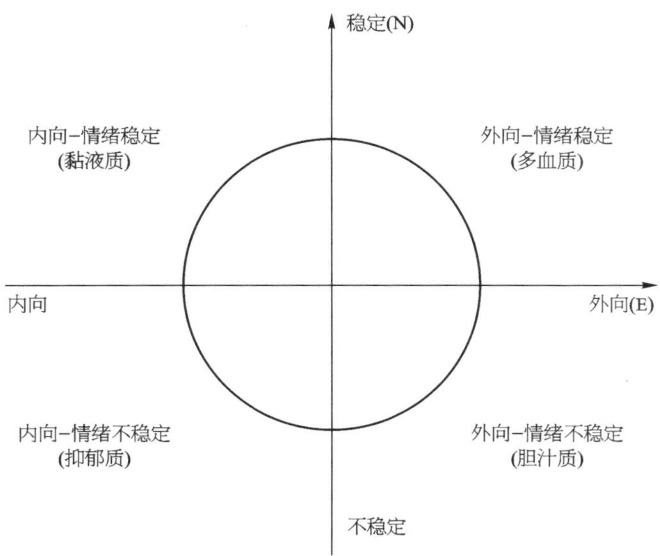

图 7-5 EPQ 中的 E 维度和 N 维度

维度是后来发展的，表明的是正常人中或多或少也有些不正常的人格表现，在不很严重时并非病理人格。Eysenck 甚至认为有的人 P 维度分数偏高与创造性有联系，因为这种人具有以非常规方式来思维的能力，而这正是创造性的精髓，尽管并不是这一才能的唯一先决条件。L 量表是一个效度量表，测验被试掩饰倾向(即不真实的回答)，同时也可测验某些人格特点。

下面简单地介绍一下这 4 个量表。

(1) E 量表：(内外向)标识性格的内外倾向。得分高的人表示外倾，可能好交际，渴望刺激，易冲动，反应迅速。得分低的人则表现安静，善于内省，除了亲密的朋友之外，对一般人较冷淡，生活有秩序等。

(2) N 量表：(神经质)表示情绪的稳定性。得分高者往往表现焦虑、担忧，常常郁郁寡欢，受到刺激后情绪反应强烈。得分低者则情绪反应一般弱而迟钝，表现稳定。

(3) P 量表：(精神质)表示心理状态是否正常。测试人的一种潜在精神质，这种特质常常与精神病发病有关。得分高者可能孤独，不关心他人。还可能表现得残忍，缺乏同情心，喜欢干奇特的事，难以适应环境。

(4) L 量表：(掩饰)测量被试的掩饰或者测定其社会性朴实、幼稚水平。它代表一种稳定的人格功能。但若此分过高，则证明此测量的可靠性差。

EPQ 项目较少，原版为 101 个问题，陈仲庚教授的修订本为 85 个问题，龚耀先教授修订的儿童问卷本和成人问卷本都是 88 个问题。这些修订的问卷，测验手续简便易行，内容也较适合于中国的国情；特别是龚耀先教授修订的两个版本，在我国南方和北方测验的样本都显示有较好的信度和效度。因此，EPQ 作为人格的评估工具，在临床评估、心理健康调查和其他领域都具有重要应用价值。

四、神经心理学测验

(一) 神经心理学测验概述

神经心理学是心理学的一个分支学科，它的研究对象是心理现象和大脑结构之间的相互关系，主要是对大量的脑损伤病例进行行为观察和分析，从中提取出某些特征。在西方，临床心理学家对脑损伤所造成的行为改变进行研究，在此基础上发展出了各种心理学的测验方法，并形成了有效的专门神经心理学测验。这类测验的主要用途表现在四个方面：①为大脑损伤病例提供定位诊断的症状学依据。②提供药物和外科等其他治疗的判定标准。③评定治疗效果。④为制定高级神经功能的神经康复治疗步骤和措施提供心理学依据。

在实际应用过程中，神经心理测验有两种不同的结构方式：一种是根据不同患者在宏观表现上的心理能力差异，采取不同的测验；另一种是所有的患者都采用统一标准化的测验量表。两者各有利弊。

选用测验的原则是，能最大限度地暴露大脑损伤后患者的脑功能缺陷，能提供有助于探讨大脑认知研究和疾病诊断的可靠信息。可以根据一般病史、神经病史、神经病学检查和神经心理学知识来选择恰当的测验方法。

1. *一般性检查*　主要目的是获得对大脑功能状态的总体了解，如智力、记忆力、理解力、注意力等。使用的测验有各种智力量表、各种记忆量表等。

2. *判别有无大脑损伤的筛选性测验*　如数字-符号测验，符号-数字模式测验等。

3. 提供定侧定位信息的测验

（1）定侧测验：迄今的研究表明，大脑左右半球各司其能，左半球主要参与言语和抽象思维活动，而右半球则主要参与空间和直觉，非言语材料的感知等。左右半脑具有不同的功能就需要不同的方式去测量。左半球功能的测验项目包括：各种类型的言语测验和语文作业，测量抽象思维的方法，如失语症和言语测验，韦氏智力量表中的言语测验，各项言语记忆测验等。右半球功能的测验项目包括：与空间直觉、空间定位、具体思维有关的测验，如触摸操作测验、迷津测验、人面认知测验等。

（2）额叶功能测验：

1）测定抽象能力和概念转移能力的测验：颜色分类测验和范畴测验。

2）测定行为的计划性和调整能力的测验：数字运算的测验。

3）测定言语行动的测验：言语的表达能力测验、言语的流畅性测验。

（3）颞叶功能测验：

1）视觉记忆的测验：本顿视觉保持记忆测验、人面再认测验。

2）记忆的测验：非言语和言语的记忆测验。

3）提供直觉的测验：音乐节律测验、语音知觉测验。

（4）顶叶功能测验：结构性运用功能的测验：本顿视觉保持测验，韦氏智力量表中的积木测验、小木棒测验，逻辑-语法的准空间设计。

（5）枕叶功能测验：言语测验中的颜色命名测验。

（二）脑功能失调的检测

很多测验是特别为评定、鉴别神经心理损伤而设计的。这些测验常用来显示功能损伤的情形，并探测因各种可能原因引起的智力退化和损伤。测量智力损伤的心理测验的理论根据是不同损伤影响不同的功能。而最容易受病变过程影响的功能，主要是空间关系的知觉和新近学习的记忆两种。对此采用以下量表。

1. 记忆量表 其中最常用的是 Wechsler 记忆量表（WMS），这是一个供临床使用的较为简单的记忆量表。该量表由以下七个分测验组成。

（1）常识：即个人的和当前的常识。例如“你是哪年生的?”

（2）定向力：即时间和地点的定向能力。例如“现在是几月?”“这是什么地方?”

（3）精神控制能力：例如，从 20 倒数到 1，朗读 26 个字母，从 1 开始连续加 3 直到 40。

（4）逻辑记忆：例如立即回忆朗读过的两段故事。

（5）数字广度：例如顺背数字和倒背数字。

（6）视觉记忆：例如每张图片程序呈现 10 s 后，用纸笔立即再现简单的刺激图案。

（7）成对联想学习：其中包括意义关联强的词对（如婴儿-啼哭），以及无意义关联、难以记忆的词对（如服从-英寸），要被试先学习，随后作即时回忆，根据正确回忆数记分。

综合以上 7 个项目的得分，得出一个记忆商（MQ）。他的解释类同 WAIS 中的 IQ。该量表给临床提供了一个很有用的客观检查方法，有助于鉴别器质性和功能性记忆障碍。WMS 的常模样例较少（包括年龄在 20～50 岁的成人 200 例），且测验的内部一致性较低。

湖南龚耀先等对 WMS 进行了修订。修订后的 WMS 增加了以下 3 个分测验：一是记图，识记实物图片后立即回忆；二是再认，即识记实物形状后立即再认；三是触摸，采用霍尔斯特德-赖坦神经心理成套测验中的形板材料，手模形板后立即回忆其形状和位置。这样，加上 WMS 的 7 项测验，合计 10 项分测验。

2. 视结构能力和视知觉测验 这类测验最常用的是本德视觉运动格式塔测验。它的操作较简便,近 20 年来一直应用于精神医学和小儿精神科,是一个临床上广泛使用的测验。

本德编制此测验的目的,是试图用视觉运动格式塔功能(即完形)探索儿童和成人心理功能落后、脑组织缺陷与功能丧失和个性偏离,尤其是倒退现象。本德把格式塔功能解释为有机体整合功能,靠这种整合功能,有机体对刺激群作出整体反应,而反应本身又是一个群、一个模式或一个格式塔,对刺激的整体定式和有机体的整体整合状态决定反应的模式。如果整个有机体有偏离常态的倾向,那在对刺激模式反应时,将在反应的感觉运动模式中反映出来。测试方法是将本德改编的 9 个图形分别画在 9 张长 15 cm 的卡片上,提供 1 支带橡皮头的铅笔,允许被试修改自己的作业。施测时有三种处理。

(1) 临摹(复制):这是基本的或标准的方法,即逐个呈现 9 个样本图案,要求被试照着图样临摹在自己的图画纸上。

(2) 加压法:限制画图时间,使被试在自由临摹时不易显现的轻度视觉认知困难,在催促的压力下将障碍暴露出来。一些非器质性障碍的患者在加压后,其作业反倒有进步。

(3) 记忆法:每张画呈现 5 s 后移开,要求被试凭记忆默画出来。当默画完毕后,再将原画呈现一次,让被试临摹,之后再把画移去,再一次让被试凭记忆默画出来,统计默画出来的数目。正常成人一般可默画出 5 个以上的图形。

该量表记分方法有两类,成年人一般用亨特的 26 个评分因素记分,儿童一般用考皮茨的 30 个评分因素记分。这两种记分法均记录错误分数,即错误越多,得分越高,表明视觉运动功能、视觉结构能力和完整性有障碍。

该测验适用的年龄范围是 4 岁至成人,一般 12 岁的被试可做到该组图形的完整再现。因此,再现的任何错误不能用生理感觉受限、明显的智力低下或因文盲而缺乏图形方位感等作解释,那么,成绩的下降便可认为是大脑器质性病变引起的视觉结构的障碍,特别是与右脑后部的功能有关。

3. 认知障碍测验 是对被试的抽象概括、学习分类等抽象思维和解决问题的能力进行测定,从而了解其脑伤情况的一种测验方法。常见的测验有格尔斯坦-舍勒的抽象思维和具体思维测验(Goldstein & Sheerer: concrete reasoning and abstract reasoning)、数字符号测验。另外,在一些综合性功能的神经心理测验中所包含的连线测验、范畴测验也可以单独用来诊断认知障碍。

(1) 格尔斯坦-舍勒的抽象思维和具体思维测验:包括 Goldstein & Sheerer 方木设计测验、Goldstein & Sheerer 颜色形状分类测验和 Goldstein & Sheerer 实物分类测验。这是在第一次世界大战期间对脑伤患者实验时制定的一套测验。当大脑半球特别是额叶受损时,常引起抽象思维的障碍,表现为对事物的共同性质不能抽象归纳,不能把握某一类事物的共同本质,或不能从对象的某种属性的认识转移到另一种属性的认识。

1) 方木设计测验:和 WAIS 中的积木设计测验相似,它要求被试按所呈现的刺激图案摆好方木。

2) 颜色形状分类测验:包含 4 种颜色、3 种形状的 12 张纸片,以随机次序呈现,要求被试按某一属性来将它们归类,完成后再要求他用另一属性再次把它们归类。主要观察被试的概念形成和概念转移。

3) 小棒测验:用 30 根 4 种长度的小棒,首先要求被试临摹主试用小棒所摆出的每一个样本图案,然后测验他对样本图案的记忆再现能力,根据其正确性进行评定。

4）颜色分类测验：几种颜色的毛线束，各种颜色有几种不同的亮度，要求被试对毛线束进行分类，可以按颜色分类，也可以按不同的亮度来分类。如果被试两种分类都不会做，则可以要求他匹配每类颜色。不同的作业反应，表明被试抽象概括能力的不同等级。

（2）符号-数字测验：这是一个简单的操作测验，与 WAIS 的数字符号分测验相似。要求被试将无意义的几何形状转化为书写或口述的数字，以操作速度和正确书写进行评定。该测验对于评估成人和儿童的脑损伤极为灵敏。

（三）综合性神经心理学测验

脑损伤所造成的功能失调种类繁杂，行为障碍多种多样，因此无法仅检查单一功能而确定脑损伤。同时，单一测验也不适合作区分诊断。临床上，常常用不同的测验组合来鉴定不同的功能及障碍。虽然这种方法能提供最适合每一个案的测验组合，但也有其明显的缺陷，如测验之间重复了不必要的测量，各个独立发展的测验无法与常模样本相比较等。为了克服这些不足，心理学家组合了为数不少的标准化测验来测量所有重要的神经心理功能。这些测验有多种功能：可探测脑损伤，辨认及界定脑损伤的区域，区分脑损伤有关的症状群，有助于制定康复训练的计划。著名的神经心理学测验有以下两种。

1. Halsteal-Reitan 神经心理学成套测验（HR） 该测验包括用于不同年龄组的成人式、儿童式和幼儿式三种，它由言语和非言语的众多分测验所组成。由于它包括了从简单的感觉运动到复杂的抽象思维的测验，积分客观，有定量标准，有正常值作对照，所以目前已成为一个被广泛接受和使用的神经心理测验量表。

在国内，龚耀先等人于 1983～1985 年组成 HR 修订制作组，根据我国的文化和社会实际情况进行修订，并建立了常模。修订后 HR 的 10 项主要测验内容如下。

（1）一侧性优势测验：有测定利手、利足、利眼、利肩等项测验组成。

（2）失语检查：是由测验言语接受和表达能力的几项测验组成的言语能力的鉴别性测验。

（3）握力测验：用握力计客观测量，比较利手与非利手的握力。

（4）范畴测验*：是测定概念形成能力的一组测验。要求被试对一些包含不同属性的对象进行分类，以测定患者抽象思维和解决问题的能力。

（5）手指敲击测验*：检查手指精细动作，一种机械装置客观记录单位时间内左右示指敲击动作的速率。

（6）言语声音知觉测验*：是测查持久注意和听、视联系能力的测验。要求被试听到从磁带中放送的刺激单字后，从 9 个字（词）的卡中选出与刺激字音相匹配的字（词）。

（7）连线测验：是检测大脑两半球功能的一种测验。有 AB 两种类型，A 型要求把不同位置上的 1～25 的数码连接起来，B 型要求把不同位置上的 1～13 的数码和 A～L 的字母交叉相连。这是一种检查有感视觉概念和视动追踪的测验。

（8）触觉操作测验*：该测验采用修改后的加德堂德形板（一块有圆、方、三角等十种形状的槽板，一套与之对应可嵌入各槽内的不同形状的单个木块）。蒙住被试的眼睛，要求分别用利手、非利手将各木块放入槽板中，然后要求回忆各木块形状和在槽板上的位置。以操作时间、记形和记位的错误数为标准记分。

（9）音乐节律测验*：该测验主要用来检验颞叶的病变。一共有 30 对音韵节律不同的声音，逐对呈现，要求被试分辨节拍的异同，以错误数来记分。

（10）感知觉障碍测验：这是经常用的一些神经病学临床检查方法，检查患者是否有手指认知不能，皮肤书写认知以及触觉、听觉和视觉的缺失。

此套神经心理学测验有5个基本测验（带有*符号），根据所有测试项目，再加上智力测验、记忆测验以及人格测验的结果综合分析，了解相互之间的分数关系，可以作出定位和性质的分析。了解损伤是弥漫性的还是局部性的，是稳定的还是变化的，以此进行定位的诊断。但是这套测验所需测验时间太长，结果处理和分析复杂，特别对有些患者（如上肢偏瘫）难以适用，因此，临床广泛使用有较大的困难。

2. Luria－Nebraska神经心理学成套测验（LNNB） 这套神经心理学成套测验原是前苏联心理学家鲁利亚在临床实践中对大量脑损伤患者进行定位、定性诊断的心理学检查技术。1975年，美国内布拉斯加大学的高尔顿教授及其同事对这一技术作了修订和标准化的工作。整个测验包括11个量表，共有269个项目，每个测验项目都是针对某种特定的神经功能（表7－14）。

表7－14 LNNB项目一览表

序号	量表名	项目数	主要包括的测验
1	运动	51	左右手的运动速度、动作模仿、口和舌的简单及系列动作等
2	节律	11	音调辨别和节律形式判断的感知
3	视觉	14	包括实物及实物图片的命名、二维空间旋转匹配等
4	触觉	11	触觉定位、触觉辨认数字、文字及物体的形状等
5	言语感知	32	辨别音素、指令理解、语法结构理解
6	言语表达	41	跟读词、回答常识问题、句子填充等
7	书写	12	听写字、词、短语、句子等
8	阅读	12	分解词为字母或朗读字母、词、短语、短文
9	算术	22	简单计算、填充代数式、连续递减运算等
10	记忆	30	非言语或言语的无干扰或干扰型短时记忆
11	智力	33	包括测量智力功能各个侧面的项目

除此之外，另外还有几个附加量表，即定性量表、左半球定侧量表和右半球定侧量表。这些量表的项目是从上述量表中挑选出来的。

LNNB的评估方法是根据各项测验项目操作的正确性、流畅性、时间、速度、质量等指标，采用0、1、2三级记分。“0”为正常，“2”为异常，“1”为边缘状态。将各量表的分值累加为该量表的原始分，得分越多，表明损伤可能越严重。如果将原始分换算成标准分数（T分），便可了解各量表之间的关系，进行临床比较分析。

五、生活事件量表

当代盛行的生物-心理-社会疾病模式特点之一，就是强调包括生活事件在内的心理社会因素在疾病发生、发展、预后中的作用。在精神医学、医学心理学和精神卫生的服务和研究中，经常遇到如何评定上述事件强度的问题。至20世纪70年代末，霍尔姆斯的生活事件的定量量表是得到世界各国公认与应用的量表。而国内由张明园等编制于1987年的生活事件量表（life events scale，LES）也是在国内使用比较广的一项测验，该量表参考了国外霍尔姆斯和多伦维德及国内郑延平和杨德森等编制的量表和调查表。LES共有56个项目，包括职业、学习、婚姻和恋爱、家庭和子女、经济、司法、人际关系等方面常见的生活事件。每项的评分以我国正常人的调查均值计，详见表 7-15。鉴于年龄是影响生活事件的估价和反应的重要因素，因此常模分成若干年龄阶段：青年(18～29 岁)、中年(30～49 岁)、更年期(50～59 岁)和老年(60 岁以上)。根据受检者的年龄组别，取相应的生活事件单位(LEU)。

表 7-15　生活事件量表(LES)

序号	事件内容	曾否发生 是√　否×	发生日期 (　年　月　日)	评定员栏 LEU
57	入学或就业	□	(　　)	
58	参军或复原	□	(　　)	
52	工作更动	□	(　　)	
51	退休	□	(　　)	
49	工作量显著增减	□	(　　)	
36	名誉受损	□	(　　)	
33	被免职	□	(　　)	
31	入党入团	□	(　　)	
30	晋升	□	(　　)	
29	升学就业受挫	□	(　　)	
22	严重差错事故	□	(　　)	
19	突出荣誉成就	□	(　　)	
60	业余培训	□	(　　)	
53	学习困难	□	(　　)	
44	留级	□	(　　)	
39	退学	□	(　　)	
41	法律纠纷	□	(　　)	
24	行政纪律处分	□	(　　)	
12	政治性冲突	□	(　　)	
20	恢复政治名誉	□	(　　)	
9	刑事处分	□	(　　)	
8	开除	□	(　　)	
21	严重疾病外伤	□	(　　)	
11	家人重病	□	(　　)	
54	流产	□	(　　)	
45	夫妻严重争执	□	(　　)	
34	性生活障碍	□	(　　)	
28	怀孕(本人/配偶)	□	(　　)	
23	(开始)恋爱	□	(　　)	
16	失恋	□	(　　)	
14	结婚	□	(　　)	
6	夫妻感情破裂	□	(　　)	
17	婚外两性关系	□	(　　)	
4	离婚	□	(　　)	
25	复婚	□	(　　)	

续 表

序号	事件内容	曾否发生 是√ 否×	发生日期 (年 月 日)	评定员栏 LEU
47	领养寄子	□	( )	
32	子女结婚	□	( )	
27	子女就业	□	( )	
26	子女学习困难	□	( )	
13	子女行为不端	□	( )	
7	子女出生	□	( )	
61	家人外迁	□	( )	
55	家人纠纷	□	( )	
46	搬家	□	( )	
35	家人行政处分	□	( )	
15	家人刑事处分	□	( )	
5	父母离婚	□	( )	
50	小额借贷	□	( )	
43	遗失重要物品	□	( )	
42	收入显著增减	□	( )	
38	财产损失	□	( )	
37	中额借贷	□	( )	
18	大额借贷	□	( )	
63	同事纠纷	□	( )	
62	邻居纠纷	□	( )	
59	受惊	□	( )	
56	和上级冲突	□	( )	
48	好友决裂	□	( )	
1	配偶死亡	□	( )	
2	子女死亡	□	( )	
3	子女死亡	□	( )	
10	父母死亡	□	( )	
40	好友去世	□	( )	
64	睡眠习惯改变	□	( )	
65	暂去外地	□	( )	
66	其他	□	( )	
67	其他	□	( )	
68	其他	□	( )	

LEU 总值: 备注:

指导语:生活中遇到各种各样的事件或问题,这些事件和问题对精神或心身健康可能会有影响。请您告诉我,您(受检者)在最近月(年)中,即____年____月至____年____月间,曾经遇到过下列事件或问题么?如果有,请说明是什么时候发生的。

此外,在施测时,要注意受检者年龄,以取相应的 LEU;注意调查的时间范围,指研究所规定的时限内发生的生活事件。在指导语中加以说明,如过去 3 月、半年或 1 年内等曾发生的下列事件。为了保证该生活事件确实在评定要求的时限内,对每项做了肯定回答的时间还要让受检者说明具体的发生时间，以便核查。

LES只包括急性生活事件，持续的刺激并不包括在内。如受检者所述为表中未能列出的事件，依次填入66～68项，具体写明，并参照表中严重程度相近的项目，给予评分。评定表中的序号，按常模表中的顺序以便于查表找出相应的LEU值。将调查时限内发生的生活事件在常模表中查出其相应的LEU，然后累加，得到LEU总值，后者为主要统计量。

六、临床评定量表及其应用

在疾病的分类和诊断中还有一类量表也承担了重要的作用，那就是心理评定量表。它主要用以评定人类行为与心理健康程度、内容及范围。我国在20世纪80年代中期已开始在精神医学领域中广泛应用心理评定量表，于80年代后期起已逐步在医学心理领域中推广。评定量表在医学心理学研究中已成为必不可少的测试工具。

(一) 量表的基本原理

研究工作中最基本一条就是进行比较。这里就涉及一个"等级"概念问题，这是量表中最基本的概念之一。近十几年来的实践证明，人们的正常或异常心理活动是可以评估的。例如对人的智力或智能结构的测验已被广泛应用。同样随着医学心理学的发展，评定精神症状量表愈来愈普及。评定量表就其评定方式而言，可分为大体评定量表和症状量表，或自评量表和他评量表，或观察量表和检查量表；就其内容来分，可分为诊断量表、症状量表；根据病种可分为焦虑量表、抑郁量表和躁狂量表；还可以根据对象的年龄分为成人用量表、儿童或老人用量表。

(二) 量表的组成要素

一个完整的量表，应该具备以下几个基本的组成要素。

1. **名称**　即量表的名字。其实从看似简单的名字中，我们可以得到很多的信息。可以看出该量表的第一编者是谁，例如"比奈-西蒙智力量表"，同时还可以看出量表的种类，是测量智力的。有时还可以看出此量表是否经过修改，以及修改了多少次，如"WAIS-R"等。

2. **项目**　它是量表的主体构架。每个量表都由若干条项目(条目)组成的，各项一般都是陈述句，而且每一句都是经过多次筛选考验，最终得以保留的是最能代表对该类疾病常见症状的陈述。此外，项目数目多少也没有一定的限制，有的量表中项目有几百个，有的只有几个。而且，项目应是由特异性症状和非特异性症状组成的，其中非特异性症状在疾病中占有相当重要的地位，这样才能使项目内容反映疾病的特征。

3. **项目定义**　该条内容并不出现在被试所拿到的测验量表上，而是在主试所拿的计分单上，它是对项目的一个解释，因为出现在量表上的东西是追求最简洁、有效。例如：HAMA中的第二项为"紧张"，然后让你在0、1、2、3、4分上圈出一个最适合你自己的分数。但是，什么是"紧张"呢？这种信息不可能出现在量表上，这样太不经济了，计分单上给出的该项目的定义为：紧张感，容易疲劳，易于惊吓，易动感情，肢体颤抖，坐立不安等。但是项目定义并不是一成不变的，不同的测验所给出的定义不同，如同样是"紧张"，但它却是指焦虑的运动表现。

4. **分级**　这个级别也就是称为"几点量表"中的"几点"。例如SDS为1～4的四级法，HAMD为0～4的五级法。分级的多少取决于自评或他评，以及什么样的评定者。自评量表的分级不宜太多，一般是3～5级；如果是由精神科医生或者有经验的护士担任评定者，分级可细些，但一般不宜超过 7 级。

5. **评定标准** 为了使量表评得更确切，更大发挥它的价值，量表要有一套可操作的评分标准。所谓可操作性就是把原本模糊的东西细化、具体化，然后加以量化。例如：HAMD 的一项为心境抑郁，它的 1 分标准是指在问及时才述有抑郁，2 分标准是主动报告有抑郁的，3 分标准是不用言语也能观察到患者的抑郁，4 分的标准是在整个检查过程中，患者一直处于明显的抑郁状态。但现在也有标准是非操作性的，例如：HAMD 量表，症状不存在的评 0 分，轻度为 1 分，中度为 2 分，重度为 3 分，严重为 4 分。要求评定者要有一定的临床经验，否则较易出现偏差。

（三）量表的品质

评定量表的质量，主要是从信度与效度两个方面衡量。

1. **信度（reliability）** 指量表的可靠性，它的可信程度。如果一个智力量表第一次测出你是个天才，而第二次再测时，分数极低，说明你又是个中下水平的人，这样的量表就因为出尔反尔而没有可信度，也肯定会遭人遗弃的。常用的检验量表可信程度的方法有两种。

（1）联合检查法：是由两位或更多的评定员同时检查患者，其中一人作为检查者，其余为观察者，然后分别独立评分，最后比较评分结果，统计分析各检查结果的一致性和相关性。这也是训练评定员的重要方法和指标之一。

（2）检查再检查法：是用来检查量表的稳定性。做法是在相隔不长的时间内，由同一个评定员或两名评定员分别作评定，然后比较前后两次评分的结果相关情况。此法缺陷是有一定的局限性，主要是由于量表本身项目的定义或含义不清，评定员素质及评定尺度不一等因素影响。

2. **效度（validity）** 是指量表的评定结果能否符合编制的目的，以及符合的良好程度。打个比方来说，规定你给别人拍证件照，首先你拍的是不是这个人？如果是这个人的话，我们知道证件照是要拍人的正面头部，如果你的技术不好，拍到了侧面，或者只拍到了脚，这就是没有效的照片，对于量表来说则是效度不高。真实性检验有内容真实性和平行真实性两种。所谓内容真实性指量表内容是否包括了常见和重要症状项目，每一症状项目的定义是否合理，是否符合通行的学术观点。平行真实性有两方面含义：一是指与临床判断相比，又名经验真实性；二是与公认的其他同类量表判断结果相比，所应用的指标是相关系数。以某种焦虑量表为例，可比较临床医生对焦虑程度的评价和量表评分的一致性，临床判断疗效和治疗前后量表评分差值的相关性，也可以同时为患者作 HAMA 评定，比较两种量表得分的相关性。

（四）常用的评估量表及其应用举例

1. **90 项症状清单（SCL－90）** 1973 年，L. R. Derogatis 等编制了量表 Symptom Checklist 90，即 SCL－90 的最初版本，并于 1975 年修订完成该量表的修订版本 SCL－90－R。由于 SCL－90 具有能够反映广泛的心理症状，准确地暴露来访者的自觉症状特征等优点，迅速在临床心理评估中得到广泛的应用，成为目前临床心理评估最常用的自评量表，尤其在神经症分类诊断中。

（1）量表结构、内容及评定方法：SCL－90 共有 90 个项目，内容涉及较广泛的病理心理学内容，如思维、情感、行为、人际关系、生活习惯等方面的异常表现。并采用 9 个因子分别命名为：①躯体化（12 项）。②强迫观念和行为（10 项）。③人际敏感（9 项）。④抑郁（13

项)。⑤焦虑(10 项)。⑥敌对(6 项)。⑦恐惧(7 项)。⑧偏执观念(6 项)。⑨精神质(10 项)。

该量表评定时间范围限于"现在"或"最近 1 周",每一个项目按 0～4 分五级评分。结果分析指标有总分、总均分、阴性项目数、阳性症状均分、因子分等,并可通过因子解剖图分析,使结果描述更为直观和清晰。

(2) 对 SCL－90 的应用评价:由于 SCL－90 能反映较广泛的临床症状,能较准确地评估个体是否有某种心理症状以及该症状的严重程度,而且操作简单,结果呈现直观,所以已经成为心理健康测查的一个常规筛查量表。但是作为专业人士,要对 SCL－90 的结果作小心的解释。该量表评定的是一个人某段时间(近一周内)心理状态好坏的自我感受,易受多种因素影响,如果当事人此阶段刚好碰上了应激事件,则对这样造成的分数偏高,我们在解释时就要特别注意了。

(3) SCL－90 修订版:修正后的 SCL－90－R 与 SCL－90 一样,同样包含 9 个因子。此外,它还有三个总量数:①总严重指数(GSI),即 90 项的平均分。②阳性症状苦恼指数(PSDI),系每一症状评定 1～4 级的平均,评定为 0 的除外。③阳性症状总数(PST),系主诉症状数目,即评定为 0 以上的项目之和。

对 SCL－90－R 的最终解释也取决于这三个量数。GSI 是代表回答者心理苦恼水平的最敏感的单一数量化指针,它反映个人经验的苦恼表现数目及苦恼强度;PSDI 是一个纯经验量数,可提供回答者的苦恼风格信息。就是说,一个人倾向夸大,即夸大苦恼;或者是一个缩小者,即有缩小的陈述。PST 解释症状数目,它有助于对症状宽度和布局(个体现在体验的)的解释。SCL－90－R 无正式的效度量表,而 PST 能提示回答者是否企图有意表现自己的状况。PST 分如在正常女性成人为 3 或更少的,正常男性为 2 或更少的,便属极不常见,可视为受试者有一些疑虑。PST 分女性大于 70,男性大于 65,也属少见的,除非是住院的精神病患者。虽然这些指针未经提炼,但也能有助于确定一些个人在人群中是否有特殊的回答风格。另外,解释 SCL－90－R 时,还应利用测验的个别项目或症状。例如,为了增高抑郁分而加一个自杀观念,在解释时便不同于虽然抑郁分相同而缺乏自杀观念这一项目。在这个例子里,自杀观念应被作为明显症状来对待,缺乏它对临床决定的作用就不相同了。另外,抑郁水平与早醒,缺乏兴趣和内疚结合时,可能是一种重大情感障碍的信号。所以,同样的抑郁分相伴的症状不同,其解释便不同。这些临近项目不是任何特殊维度结构中的纯单一症状,它们代表具临床意义的症状表现,不是独立于任何 SCL－90－R 的主要症状维度。例如,失眠和食欲问题不是重要的临床表现,不单独发生于一个特殊的症状群中,但它们出现于一个特殊案例时,能作为临床决定的有力助手。

2. **抑郁自评量表(self-rating depression scale, SDS)** 此量表是 1965 年由 Zung 编制的,为美国教育卫生福利部推荐的用于精神药理学研究的量表之一,因使用简便,项目数又较少,故应用颇广。此测验的筛选性能较好,很早就被用在大学新生的入学测试之中,配合其他的测验能筛选出含有潜伏危险因子的学生,实践证明其检测结果都很准确。

抑郁自评量表(表 7－16)填表注意事项:下面有 20 条文字,请仔细阅读每一条,把意思弄明白。然后根据你最近 1 周的实际情况在适当的方格里画一个√,每一条文字后有 4 个格,表示:没有或很少时间,少部分时间,相当多时间,绝大部分或全部时间。

表 7-16　抑郁自评量表(SDS)

		没有或很少时间	少部分时间	相当多时间	绝大多数时间		工作人员评定
1	我觉得闷闷不乐,情绪低沉(忧郁)	□	□	□	□	1	□
2*	我觉得一天中早晨最好(晨重夜轻)	□	□	□	□	2	□
3	我一阵阵哭出来或者觉得想哭(易哭)	□	□	□	□	3	□
4	我晚上睡眠不好(睡眠障碍)	□	□	□	□	4	□
5*	我吃得跟平常一样多(食欲减退)	□	□	□	□	5	□
6*	我与异性接触时和以往一样感到愉快(性兴趣减退)	□	□	□	□	6	□
7	我发觉我的体重在下降(体重减轻)	□	□	□	□	7	□
8	我有便秘的苦恼(便秘)	□	□	□	□	8	□
9	我心跳比平常快(心悸)	□	□	□	□	9	□
10	我无缘无故地感到疲乏(易倦)	□	□	□	□	10	□
11*	我的头脑跟平常一样清楚(思考困难)	□	□	□	□	11	□
12*	我觉得经常做的事并没有困难(能力减退)	□	□	□	□	12	□
13	我觉得不安而平静不下来(不安)	□	□	□	□	13	□
14*	我对将来抱有希望(绝望)	□	□	□	□	14	□
15	我比平常容易生气激动(易激惹)	□	□	□	□	15	□
16*	我觉得作出决定是容易的(决断困难)	□	□	□	□	16	□
17*	我觉得自己是个有用的人,有人需要我(无用感)	□	□	□	□	17	□
18*	我的生活过得很有意思(生活空虚感)	□	□	□	□	18	□
19	我认为如果我死了,别人会过得好些(无价值感)	□	□	□	□	19	□
20*	平常感兴趣的事我仍然感兴趣(兴趣丧失)	□	□	□	□	20	□

注:* 反向评分。
“()”中的为所希望引出的症状,原量表上没有。
SDS 评定的时间范围是过去的 1 周。

总粗分:
标准分:

SDS 的主要统计指标是总分,但要经过一次转换。将 20 项得分相加得到总粗分,然后通过公式“Y=in+(1.25X)”计算,即用粗分乘以 1.25 后,取其整数部分,就得到标准总分(index score, Y)。也可通过表格作转换,那样更方便。转换见下表(表 7-17)。

表 7-17　粗分标准分换算表

粗分	标准分	粗分	标准分	粗分	标准分
20	25	27	34	34	43
21	26	28	35	35	44
22	28	29	36	36	45
23	29	30	38	37	46
24	30	31	39	38	48
25	31	32	40	39	49
26	33	33	41	40	50

续 表

粗分	标准分	粗分	标准分	粗分	标准分
41	51	55	69	69	86
42	53	56	70	70	88
43	54	57	71	71	89
44	55	58	73	72	90
45	56	59	74	73	91
46	58	60	75	74	92
47	59	61	76	75	94
48	60	62	77	76	95
49	61	63	78	77	96
50	63	64	80	78	98
51	64	65	81	79	99
52	65	66	83	80	100
53	66	67	84		
54	68	68	85		

按中国常模结果，SDS总粗分的分界值为41分，标准分为53分。与国外作者一般意见的40分和50分甚为接近。

3. 汉密尔顿抑郁量表（Hamilton depression scale，HAMD） 此量表是由Hamilton（汉密尔顿）于1960年编制，是临床上评定抑郁状态应用最普遍的医生评量表，主要是用于抑郁症等患者。有17项、21项和24项三种版本，现在介绍17项版本（表7－18）。

表7－18 汉密尔顿抑郁量表（HAMD）

序号	项　目	圈出最合适的分数				
1	抑郁心境	0	1	2	3	4
2	罪恶感	0	1	2	3	4
3	自杀	0	1	2	3	4
4	早段失眠	0	1	2		
5	中段失眠	0	1	2		
6	末段失眠	0	1	2		
7	工作和活动	0	1	2	3	4
8	迟滞	0	1	2	3	4
9	激越	0	1	2	3	4
10	精神性焦虑	0	1	2	3	4
11	躯体性焦虑	0	1	2	3	4
12	胃肠系统症状	0	1	2		
13	全身症状	0	1	2		
14	性器官症状	0	1	2		
15	疑病症	0	1	2	3	4
16	体重减轻	0	1	2		
17	自知力	0	1	2		

HAMD 大部分项目采用 0～4 五级评分法，少数项目为 0～2 分的三级评分法。

(1) 抑郁障碍：①指在问到时才说出；②在谈话中自发的表达；③不用言语也可以从表情、姿势、声音中流露出这种情绪；④患者的自发言语和非语言表达（表情、动作）几乎完全表现为这种情绪。

(2) 有罪感：①责备自己，感到自己已连累他人；②认为自己犯了罪，或反复思考以往的过失和错误；③认为目前的疾病是对自己错误的惩罚，或有罪恶妄想；④罪恶妄想伴有指责或威胁性幻觉。

(3) 自杀：①觉得活得没有意思；②希望自己已经死去或者想到与死有关的事；③消极观念（自杀念头）；④有严重自杀行为。

(4) 入睡困难：①自述有入睡困难，上床 30 min 后仍不能入睡；②自述每晚都有入睡困难。

(5) 睡眠不深：①睡眠浅，多噩梦；②半夜（晚 12 时以前）曾醒来（不包括上厕所）。

(6) 早醒：①有早醒，比平时早醒 1 h，但能重新入睡；②早醒后无法重新入睡。

(7) 工作和兴趣：①被问时才说出；②自发地直接或间接表达对活动、工作或学习失去兴趣，如感到无精打采、犹豫不决，不能坚持或强迫才能工作或活动；③活动时间减少或没有效率，住院者每日病室劳动或娱乐不满 3 h；④因目前的疾病而停止工作，住院者不参加任何活动或没有他人帮助便不能完成病室日常事务。

(8) 迟滞：指思维和言语障碍，注意力难以集中，主动性减退。①精神检查中发现轻度精神迟滞；②精神检查中发现明显精神迟滞；③精神检查进行困难；④完全不能回答问题（木僵）。

(9) 激越：①检查时显得有些心神不定；②明显心神不定或小动作多；③不能够静坐，检查中曾起立；④搓手、咬手指、扯头发、咬嘴唇等。

(10) 精神性焦虑：①问及时诉及；②自主性表达；③表情和言谈流露出明显忧虑；④明显惊慌。

(11) 躯体性焦虑：指焦虑的生理症状，包括口干、腹胀、腹泻、打嗝、腹中绞痛、心悸、头痛、过度换气、叹气、尿频和出汗等。①轻度；②中度，有肯定的上述症状；③重度，上述症状严重，影响生活或需要处理；④严重影响生活和活动。

(12) 胃肠道症状：①食欲减退，但不需他人鼓励便自行进食；②进食需他人催促或请求，或需要应用泻药或助消化药。

(13) 全身症状：①四肢、背部或颈部滞重感，背痛、头痛、肌肉疼痛，全身乏力或疲倦；②症状明显。

(14) 性症状：指性欲减退、月经紊乱等。①轻度，与异性交往无愉悦感，内分泌轻度失调；②重度，与异性交往全无兴趣，月经失调等。

(15) 疑病：①对身体过分关注；②反复考虑健康问题；③有疑病妄想；④性幻觉的疑病妄想。

(16) 体重减轻：①患者叙述可能有体重减轻，或体重记录表明 1 周内减轻 0.5 kg 以上；②肯定体重减轻或体重记录表明 1 周内减轻 1 kg 以上。

(17) 自知力：知道自己有病，表现为忧郁。①知道自己有病，但归咎于伙食太差、环境问题、工作过忙、病毒感染、需要休息等；②完全否认有病。

4. 量表评定实例

(1) 简史：男性，29 岁，未婚，制图员，2002 年 4 月 20 日入院。患者于 10 年前因高考落榜，一度出现消极观念，失眠，紧张，约 2 月后恢复常态。工作良好。3 月前，无明显诱因，出现情绪低沉，闷闷不乐，不愿讲话，失眠，工作能力下降，对任何事物不感兴趣，生活自理差。最近几个月曾有自杀念头，曾经想过要触电，又有些害怕，经常想跳楼。感觉自己是废物，对不起女朋友，对不起家人。进食差，需再三招呼才吃。体重明显减轻，瘦了十几斤。症状白天为甚，已不能上班工作。上周从 4 楼跳下，仅致数处软组织挫伤。为防止再出意外而入院。

过去史、个人史、家族史均无特殊，体检无重要阳性体征。

(2) 自评量表(SDS)(表 7 - 19)：第 2、5、6、11、12、14、16、17、18、20 项为反向评分，即按 4、3、2、1 评分，共 40 分。余按 1、2、3、4 评分，共为 31 分。总粗分 71 分，查表或计算的标准分 89 分，远高于分界值，自评结果说明患者的抑郁症状严重。

表 7 - 19　抑郁自评量表(SDS)评定记录

		没有或很少时间	少部分时间	相当多时间	绝大多数时间		工作人员评定
1	我觉得闷闷不乐，情绪低沉	□	□	□	⊙	**1**	4’
2*	我觉得一天中早晨最好	⊙	□	□	□	**2**	4’
3	我一阵阵哭出来或者觉得想哭	□	⊙	□	□	**3**	2’
4	我晚上睡眠不好	□	□	□	⊙	**4**	4’
5*	我吃得跟平常一样多	⊙	□	□	□	**5**	4’
6*	我与异性密切接触时和以往一样感到愉快	⊙	□	□	□	**6**	4’
7	我发觉我的体重在下降	□	□	□	⊙	**7**	4’
8	我有便秘的苦恼	□	⊙	□	□	**8**	2’
9	我心跳比平常快	□	⊙	□	□	**9**	2’
10	我无缘无故的感到疲乏	□	□	□	⊙	**10**	4’
11*	我的头脑跟平常一样清楚	⊙	□	□	□	**11**	4’
12*	我觉得经常做的事并没有困难	⊙	□	□	□	**12**	4’
13	我觉得不安而平静不下来	□	□	⊙	□	**13**	3’
14*	我对将来抱有希望	⊙	□	□	□	**14**	4’
15	我比平常容易生气激动	□	⊙	□	□	**15**	2’
16*	我觉得作出决定是容易的	⊙	□	□	□	**16**	4’
17*	我觉得自己是个有用的人，有人需要我	⊙	□	□	□	**17**	4’
18*	我的生活过得很有意思	⊙	□	□	□	**18**	4’
19	我认为如果我死了，别人会过得好些	□	□	□	⊙	**19**	4’
20*	平常感兴趣的事我仍然感兴趣	⊙	□	□	□	**20**	4’

(3) HAMD 检查(检查日期：1992 年 4 月 21 日)：在约 3 min 的一般交谈后，转入量表检查。患者主动提到“是因为想自杀才被送进医院的”。以下摘录了谈话的有关部分。

医生：“怎么想到会自杀的？”

患者：“我对任何事情都不感兴趣，死了算了。”

医生:“这个想法一直有么?”

患者:“晚上睡不着早就有了,我觉得很累,活着没有什么意思,对不起别人。”

医生:“请再说您的睡眠情况。”

患者:“睡不好,迷迷糊糊。”

医生:“请再说具体一些。”

患者:“睡下去要花好几个小时才能睡着,睡睡醒醒,过了半夜就醒来,就睡不着了,天天这样。”

医生:“你说的对不起别人,为什么?”

患者:“我没有用,工作也做不好,没有能力,只会添麻烦,还撒谎,是世上最无用的人。”

医生:“你说工作做不好?”

患者:“做不下去了,以前硬撑着,现在撑也撑不下去了。”

医生:“为什么?”

患者:“浑身没力气,没精神,不想吃饭。”

医生:“什么原因引起的?”

患者:“不知道,我想是对我的惩罚吧。”

医生:“担心么?”

患者:“担心。”

医生:“和女朋友关系怎样?”

患者:“一点兴趣都没有。”

医生:“和家人及同事的关系?”

患者:“马马虎虎。”

医生:“是谁跟你过不去么?”

患者:“没有。”

医生:“有无另外一个你在影响你?”

患者:“没有。”

医生:“有无自己似乎不是真的感觉?”

患者:“没有。”

医生:“内脏烂掉的感觉呢?”

患者:“没有。”

医生:“跳楼以前思想斗争么?”

患者:“有,感到对不起父母,对不起女朋友。我不会好了,将来怎么生活?没有意思。”

医生:“情绪一天中有变化吗?”

患者:“早上起来心里特别闷些。”

医生:“现在住院治疗了,相信会好起来么?”

患者:“我不知道。”

医生:“我们有信心,你会好起来的。”

患者:“希望会好。”

在检查过程中,患者语音低微,对答切题,合作,稍显被动。语速迟缓,无中断。低首皱眉,动作少,行动较慢。无搓手、颤抖、口角抽动等姿态。

(4) HAMD评定(详见表7-20):

表 7-20 HAMD 评定记录

序号	项 目	圈出最合适的分数				
1	抑郁心境	0	1	2	③	4
2	罪恶感	0	1	2	③	4
3	自杀	0	1	2	3	④
4	早段失眠	0	1	②		
5	中段失眠	0	1	②		
6	末段失眠	0	1	②		
7	工作和活动	0	1	2	3	④
8	迟滞	0	①	2	3	4
9	激越	⓪	1	2	3	4
10	精神性焦虑	0	①	2	3	4
11	躯体性焦虑	⓪	1	2	3	4
12	胃肠系统症状	0	1	②		
13	全身症状	0	①	2		
14	性器官症状	0	1	②		
15	疑病症	⓪	1	2	3	4
16	体重减轻	0	1	②		
17	自知力	0	1	②		

总分:31　　　　备注:

第 1 项,评 3 分。可观察到患者语音低微,低首皱眉,且自发流露情绪低落,心里闷,不开心,活着没意思。

第 2 项,评 3 分。责备自己无能力,撒谎,只会添麻烦。目前的状况是对自己的惩罚。

第 3 项,评 4 分。有跳楼的自杀行为。

第 4 项,评 2 分。主诉每晚入睡困难。

第 5 项,评 2 分。主诉晚上睡不好,迷迷糊糊,半夜醒来。

第 6 项,评 2 分。半夜醒后就睡不着了。

第 7 项,评 4 分。自发表达对任何事不感兴趣,没精神。已不能上班工作。

第 8 项,评 1 分。在精神检查中发现患者动作少,迟缓,接触稍显被动。

第 9 项,评 0 分。检查时未发现心神不定及小动作。

第 10 项,评 1 分。问及时表示担心。

第 11 项,评 0 分。无焦虑的自主神经系统症状。

第 12 项,评 2 分。患者进食差,需督促。

第 13 项,评 1 分。问即刻主诉全身没力气,没精神,症状不明显。

第 14 项,评 2 分。和女友交往全无兴趣。

第 15 项,评 0 分。未表现对身体的过分关注,把症状原因归之为惩罚,而非疾病。

第 16 项,评 2 分。病史中提供体重明显减轻。

第 17 项,评 2 分。完全否认有病。

(5) 评定结果:17 项总分 31 分,评定结果表明患者有严重的抑郁症状。

(陈国鹏　李　爽)

第八章

患者行为与医患关系

第一节　躯体疾病患者常见的行为反应

当个体的组织器官受到损害或存在病灶时，机体会出现程度不同的相应症状，若进行实验室检查和医疗仪器检查，会有阳性指标和病理结果，这样人的躯体已患上了疾病，此人就处在患病状态。患有疾病的人并非都称为患者，只有当一个人被宣布患病后开始取得患者角色和患者的身份，同时又显示出相应的病感和患病的行为反应，此时才构成了患病和患者角色的统一。

当人们患有躯体疾病以后会出现不同的行为反应，虽然反应的方式各不相同，但各种行为类型也存在一定的共性，常见的行为反应方式可以归纳为以下几种类型。

一、认同患病积极就医

患病有轻重之分，除了对于突发性的急症患者有着特殊的行为反应之外，一般患者的行为表现都有一个基本过程。

(一) 收集信息过程

患者在得知自己患病后就会十分关注自己，关注周围的人和环境。他们进入到一种十分警觉和敏感的状态，有意无意地开始关注所患疾病的相关信息，关注自己的躯体症状及变化情况，关注周围人群对自己患病的态度。其中关注最多的是有关疾病的信息。他们可以通过询问、打听、看书、上网等各种途径了解疾病的相关资料，构成自己对疾病知识的初步了解。患者了解疾病的病因、症状、检查、治疗、预后、预防等方面的知识，尤其对疾病的治疗方法和预后可能特别在意，因为这是涉及到疾病的康复和自己如何应对的重要方面。患者收集疾病信息的过程也是他逐渐进入和适应患者角色的过程。以往人们常常忽视患者会同步收集疾病以外信息的特点，例如关注周围人对自己患病的态度等，其实这些信息对于患者也相当重要，会直接或间接地影响到患者的认知和情绪，影响患者成为完整患者角色的过程。

(二) 选择就医过程

选择就医途径是患者又一个重要的行为反应。虽然到医院就医是一般患者都认可的就医途径，但根据我国医疗服务机构和服务品质的实际情况，患者在选择医院方面还是存在比较复杂的应对情况。通常，就近就医是患者的一般选择。但是患者会根据自己的疾病种类、病情严重程度，医院的服务范围、设备技术、医护质量等情况进行适当的评估，最后构成自己的选择。由于患者毕竟对医务界的内情了解甚少，在医院选择方面很多患者会曲解医院的规模硬件、诊疗特色、媒体宣传、大众认同等方面的信息，从而忽略了医院的实际情况，被错误的信息所干扰。这样就可能导致在就医方面的错误选择，从而走上了不必要的就医弯路。

（三）选择医生过程

每个患者都有一个共同的心愿，就是希望找一个医德高尚、医术高超的医生看病。他们会通过实地打听，网上了解来确认对医生的选择。每个患者在选择医生方面还有自己的观念和意向。有的患者在乎医生的年龄，他们认为老医生经验丰富，找老医生诊治有安全感。有的患者相信中年医生，他们认为中年医生在新的知识结构和技术能力方面有一定的优势，有新的见解和理念，找他们看病可接受到医学新观念的服务。也有的患者十分认同医生的学术背景，认为这些是真才实学，才是重要的指标。然而由于参与选择医生的变数很多，每个患者的自身愿望和就医的实际情况不容易完全相符，这就为患者选择医生带来了较大的难度。

（四）选择支持过程

患者在选择医院、医生的同时选择支持，又是他们就医过程中的重要行为反应。患者都希望获得优良的医学服务，但由于自己患了病而呈现出力不从心的状态。他们会很自然地去寻找自己认为最可靠的亲朋好友，告诉他们自己的病情，和他们商议，想方设法动用一切资源来应对就医中可能遇到的困难。此外，选择社会支持还涉及到许多其他方面，如医疗保险、在职单位、上级领导等。因为当一个患者开始取得患者角色以后就自然减轻或免除了患者对工作和家庭事务的日常责任，原来社会角色的功能会因为患病而需要取代。对于这些变化，患者会有自己的考虑，都希望找到可靠的支持来解决患病后引出的种种新情况。

二、否认患病随意拖延

当人们患有躯体疾病以后，出现的另一种常见的行为反应就是否认患病随意拖延诊治疾病。

（一）否认患病

否认是心理动力学理论中典型的心理防御机制之一。这是指把已经发生但又不能接受的事实加以否认，以保持暂时的心理平衡，缓解当前的痛苦。否认属于一种自恋防御机制，存在于潜意识中，它对于人们通过“非理性”的形式对付和减轻一时的焦虑和痛苦，有其一定的正性作用。

当患者处在“否认”状态时他会很自信地认为所感受到的躯体症状无关紧要，没有必要到医院看病。由于否认并非有意识，所以患者会不知不觉地维持在健康状态的错觉中，忽略自身机体的变化，淡化了病情症状正在日益发展的动态。当疾病不以患者的意志为转移而不断恶化时，躯体的症状会更加明显。此时完全的否认已经很难产生功效，取而代之的则是部分的否认，即把明显的躯体症状解释成暂时的轻度的身体不适或是把身体出现的问题归咎于一些无关紧要的原因上，基本上忽视机体存在的疾病状态。有的患者还会以增加工作量和频频参加社会活动来向周围人显示自己的身体“健康”。这些现象和做法与患者的智力、知识、教育、经历、地位等都无直接关联。有些人虽然有一定的知名度，但在认同自己患病的问题上就显得缺乏理性。有的医护人员在自己患病时也同样会出现否认现象，对自己的病情熟视无睹。

（二）拖延就医

患者从行为反应方面拖延就医也是十分普遍的现象。拖延就医的因素可以分为客观拖延和主观拖延两种。

1. **客观拖延** 由于某些客观方面的因素使患者拖延就医的时间和机会。有的患者由于缺乏基本的医学常识，对已出现的某些早期症状视而不见，漠不关心，甚至把一些症状误认为正常现象。如把"满面红光"，"大腹便便"看作是健康的表现，却不知自己已经患有高血压、冠心病或内分泌疾病，并不意识到需要去看病。有的患者是因为路途遥远，求医不方便，工作忙碌或经济拮据等原因在看病方面拖拖拉拉，没有及时把握机会去诊治疾病，使疾病发展日趋严重。

2. **主观拖延** 明明发现自己的身体出现了一些异常的体征，意识到可能身患疾病，但因出于恐惧的心态，害怕面对疾病的事实，尤其是对于癌症的恐惧，采取回避和拖拉的方式尽可能地不想知道有关患病的信息。家属会叮嘱患者去看病，常常遭到拒绝，用各种方式或理由来证明自己十分健康。有的患者出于害羞，觉得所患的疾病难以启齿，如患性病后怕显露隐私而被别人嘲笑，所以不愿求医，拖延就医或是听之任之，这样就延误了就医的最佳时机。

三、认定患病反复求医

有些患者的就医行为则是另一种类型，认定自己已患有疾病而反反复复地求医。这些患者的行为特征是反复求医，想尽方法求医，总想通过就医来查出自己的疾病或是证明自己的病感是某种疾病的症状。他们可以淡化医生的判断，坚信自己的需求。这类患者有以下一些不同的原因。

(一) 敏感焦虑

有些患者高度关注自身的状态，关注身体的各种变化，对身体状况的点滴变化都十分敏感，只要有一点不舒服就会放大这些感受，认为自己一定是得了严重的疾病。因而就反复求医，以防万一，一定要查个水落石出。然而求医的结果并非是他们想象的这样严重，往往都满足不了他们固有的患病期望。

(二) 获取利益

"患病"常常可以给一些人带来"继发性"的利益。如工伤、车祸、殴打事故伤势的经济赔偿。这些人往往反复就医，不断表达受伤和事件引起的各种难以用医疗仪器和实验室检查验证的主观症状，如疼痛、疲劳、胀沉、活动不便等，人为地迁延病程，以证明疾病没有痊愈，有待进一步治疗及康复。在较长的反复就医中他们所获取的经济利益及其他相关利益远远超过就医的代价。

(三) 疑病症

疑病症是一种非精神病性精神障碍。患者担心或者相信自己患有一种或多种严重的躯体疾病，事实上是把无病看作有病，把小病看成大病，对于一般的生理现象或某些异常感觉都认为是患了疾病，反复就医，反复要求进行医学检查。即使检查的结果都是阴性或是一些莫须有的结果，他们都难以接受医生的专业性的合理解释，难以打消疑病的想法和放弃反复求医的做法。

(四) 药物依赖

依赖于某些药物的患者也是反复就医的人群之一。他们对于某些药物产生依赖，这种依赖既可以是躯体因素性依赖也可以是精神因素性依赖。毒品和酒精依赖者尽管属于精神活性物质依赖的患者，但是他们一般都不会主动为此去求医。但一些经常使用具有一定依赖性的常用药物的患者，他们因对这些药物的依赖需要经常反复地就医而配取所需药物。

（五）躯体化障碍

在综合性医院中反复就医的患者中有相当一部分是躯体化障碍。躯体化障碍是指被压抑的心理冲突转化成为内脏和自主神经功能失调的障碍。这种障碍表现为多种多样，时常变化的躯体症状，涉及到全身的多个系统，最常见的有疼痛、咽部哽塞感、恶心、呕吐、腹泻、皮肤异常感觉、关节酸痛、月经紊乱、阳痿等。患者十分关注和担忧自己出现的各种症状，会到处求医。但综合性医院的诊治模式往往注重于客观的检查结果，医生对于那些症状明显而检查结果阴性的患者往往采取的措施是对症治疗，所以不佳的疗效使得患者十分失望，而以更换医院，选择不同医生和反复求医的方式来渴望得到切实的疗效。他们自身也很难意识到这些症状与心理因素和生活事件有着密切关系，也很少主动向医生提供心理压力的有关信息。那些对躯体化障碍认识不足的医生在诊治中也会陷入误区。患者因医生的重复检查和效果不明的治疗而不断强化了反复求医的动机和行为。

第二节　就医行为与遵医行为

在医学模式从过去单一的生物医学模式逐步向生物-心理-社会医学模式转变的过程中，人们的就医和遵医模式也随之发生了很大的变化。人们的就医和遵医行为有一定的共性，但是不同国家地区，不同文化背景，不同医疗制度，就医和遵医行为也存在着很大的差异。本节所阐述的内容主要是我国目前国情下的一般规律及状态。

一、就医行为

人们患病的整体疾病谱基本可以分为躯体疾病和精神疾病两大类。躯体疾病患者的就医模式和精神疾病患者的就医模式并非一致，因此就医行为的表现及特征也需分别进行阐述。

（一）躯体疾病患者就医的一般行为

日常生活中有一个常见的现象，就是患有躯体疾病的患者不一定都有患病的体验，而有身体不适体验的人却不一定都患有躯体疾病。通常躯体疾病患者的就医过程有以下一些特征。

1. *从病感到患者*　对于患病有两个概念需要区分，这就是病感（illness）和疾病（disease）。所谓病感，即人们感到自己心身不适的主观体验，如疼痛、恶心、胸闷、心悸、腰酸、乏力、沮丧、担忧、害怕，等等。病感可以是某些躯体疾病的症状，也有可能是心理问题在躯体方面的表现。疾病指的是人体的组织器官受到损害，出现病灶或是功能出现失调，体格检查或精神检查发现阳性症状体征，实验室检查和医疗仪器检查出现明显的异常指标和结果时，便可认为该个体已患有疾病。

有躯体疾病的患者最早期的体验是病感，每个人对于病感的感受性存在较大的差异。有的患者对自己身体的敏感程度高，只要出现一些躯体不适就会引起注意。但有些患者则是相反，只有当病感十分明显时才开始关注自己的健康状况。这些病感差异除了与个体的个性特征有关以外，与他们对于健康的意识及掌握疾病常识的程度也有相当的关系。从感受到病感到认同自己是患者有一个理性的认知过程。只有真正认识到自己已患有疾病，才会迈出求医的第一步。

2. 从自助到就医 求医的初期并非都是到医院去看病，自助性的医疗处理也是患者常用的方法。人们在日常生活中能积累一些判断和处理小毛小病的方法，患者会自主或是通过周围人的引导来应对一些常见病和多发病。如在感冒初期，患者会到药店去购买一些非处方药物来治疗。有脚癣的患者也会购买脚癣药膏并根据说明书进行涂擦治疗。我国民间流传有许多简易的中医中药方法，可以通过单方来处理一些疾病。例如，当淋了雨受凉之后，人们知道饮服红糖姜汤来驱赶寒气预防感冒，妇女在月经不调时，服用益母草汤来进行调理。这些都是自助形式的治病。自助治病的范围、方法和疗效都存在局限性，因此大部分患者也知道对于越出自助治病范围之外的症状和疾病就需要到医院去请医生进行规范的诊治。

3. 从门诊到住院 一般的就医都是从看门诊开始，而且都需要经过一个规范的“医疗仪式”。医疗仪式是指每个患者到医院看病都必须经过的一定过程，如挂号、候诊、诊治、检查、配药等。世界各国的医疗仪式基本相同，但在操作细节方面却大相径庭。我国的医疗仪式也有过多次变化，如今已更趋向规范化和人性化。在此医疗仪式中，患者的行为方式也都有相似的特点。

(1) 挂号：通常预检和挂号是患者到医院就医的第一事项，此时的患者是带着病痛来就诊，他已经有需要治病和摆脱病痛困扰的愿望和行为。目前挂号的形式已不再是单一的在挂号处排队挂号，已有了电话和网上预约等多种方式。

(2) 候诊：无论是初诊或复诊的患者，在候诊过程中一般都很关注同时候诊的其他患者，常常会主动或被动地互相进行交流，如询问、表露、提示或评价等。这些交流有一定的积极意义，对患者了解疾病知识及诊治疾病过程，以及遵医行为的强化有积极作用；但有时患者之间也存在非理性的相互误导，引起患者对自己不必要的焦虑及担忧。

(3) 诊治：医生的诊治过程是医疗仪式中最重要的部分。患者接受医生的望、闻、问、切，视、触、叩、听等基本诊断方法，同时也向医生了解有关疾病的资讯，还提出一些自己的愿望和要求。患者求医心切的心情需要得到医生的充分理解和相应回应，在此过程中医患关系以及患者对自己疾病的康复信心也随之得以建立，同时也能影响到患者的遵医行为。

(4) 检查：在医学检查的过程中，患者显得相对被动，但对一些可能会带来不适或轻度创伤性的检查，如内窥镜、活体标本检查等会感到焦虑和害怕，甚至会出现回避的行为倾向。

(5) 配药：当患者经历了以上的医疗仪式以后，最后的一步就是配药。一个初诊患者一般会特别地关注所配的药物，会详细地阅读药物说明书，会向医生再次确认药物的用法。他们会十分在乎药物的副作用，害怕用药治疗过程中可能伴有的机体损害。

当有些患者被确认患有较重的疾病并需要住院治疗时，患者的行为方式会从门诊的医疗仪式转向住院的医疗仪式。患者需要适应医院的病房环境，需要和同病房的病友和谐相处，需要每日接受查房，需要接受各种特殊的检查和治疗，包括药物治疗、手术、放射治疗、康复治疗等。住院的每个患者都会有一个适应过程，都需要努力直面和应对环境、疾病、治疗及康复。

4. 从一人到全家 一般在讨论就医行为时常常会忽略患者的亲属，其实一个患者的背后有着包括亲属在内的许多关心他的人。患者的就医往往牵动着整个亲属系统，大家会为患者出主意，想办法以帮助患者求得最大可能的关怀及医疗服务。亲属参与的求医行为不可忽视，这是患者的精神、物质及道义的社会支持。亲属对患者诊治过程的认同程度往往直接影响到患者的态度及求医的行为取向。在患者无法为自己做出判断及决定时，亲属的见解及行为能起到替代患者的功能。亲属的关心和支持在某些情况下也会产生负面的作用，由于陈旧的观念和知识的盲区，亲属的影响力会抵消医生的客观科学的决断和措施，导致医疗过程的阻抗。

(二) 精神疾病患者就医的一般行为

精神疾病患者的就医行为与躯体疾病患者的就医行为模式有较大的差异。由于精神疾患有非精神病性精神障碍和精神病性障碍之分，所以这两类疾病患者的就医行为模式又有着各自不同的特征。

1. *非精神病性精神障碍患者的就医行为* 非精神病性精神障碍主要表现为无精神病性症状。常见疾病有焦虑症、抑郁症、恐惧症、强迫症、躯体化、疑病症等。这些疾病的起病与生物、心理、社会等诸多因素有关，患者对自己的疾病基本上能了解，有求医愿望，与社会环境脱离不严重。这些患者的就医行为有以下特点。

(1) 有感受无认识：他们有明显的心理压力，有情绪、行为和生理方面的不良感受，但是没有充分认识到这些问题属于精神问题，所以没有积极向心理医生或精神科医生求助的行动，心理问题迟迟得不到解决。

(2) 有认识有顾虑：有的患者能够认识到自己心理不健康，需要去看心理医生或精神科医生，但出于长期以来的习惯观念，认为心理障碍就是精神分裂症，患精神疾病是丢脸的事，是会遭到社会歧视的，所以对于心理问题采取回避和拖拉的态度，对求医充满着顾虑。

(3) 有意向无方向：有意向去心理医生或精神科医生处求诊的患者，往往会处在一种犹豫不决的状态。到哪个医院去看，找哪位医生去看成了他们的沉重困惑。他们会想方设法收集有关医生的背景资料，有的甚至还到医院去进行实地了解，从候诊患者那里打听医生的水平。但由于过分的要求，反而使求医变得失去方向。

(4) 有就医有疑惑：有的患者已经迈出了就医的第一步，但是看病后又产生了很多疑惑，如所患疾病的预后，服用药物的副作用，心理干预的效果，康复时间的长短，等等。他们希望自己的所有疑团都能得到圆满的答复，但是医生的解答常常使他们感到失望，因为很多问题很难在患者就诊的早期就一目了然，给予精确的预估。

2. *精神病性障碍患者的就医行为* 精神病性障碍是指临床上表现有重性精神疾病的症状，出现幻觉、妄想等精神症状，思维、情感、行为、社会功能都出现明显异常，而且对此不认识，缺乏客观的自我评判能力。他们在被诊治过程中的行为有以下特点。

(1) 有疾病无自知：精神分裂症患者是无自知力的，他们在发作期间不了解、不相信、不承认自己患有重性精神疾病。他们对于妄想和幻觉都信以为真，对于医生的诊断完全排斥，认为自己都正确，别人都错误。尤其不能容忍别人认为他的感知、思维、情绪、行为已经越出常人的范围，属于精神病性障碍，需要尽快接受诊治。多数情况下他们是被动接受治疗。

(2) 有后果无认识：情感性障碍的患者在躁狂发作期，情绪极度高涨或者容易激惹，他们表现为自我评价过高，自我感觉良好，精力充沛，思维语言快捷，活动增多，注意力不集中，性欲亢进。患者的行为表现会明显地影响所在环境的其他人群，会产生不良的社会后果。然而重症的患者也无自知力，没有主动求医的愿望。

二、遵医行为

(一) 遵医行为的意义和价值

所谓遵医行为即患者对于医务人员医疗行为的认同与执行。遵医行为在患者的就医行为中是十分重要的组成部分，医生对患者诊治疾病的顺利、临床疗效以及康复的完整都与患者的遵医行为有着密切的关系。遵医行为的意义和价值有以下一些方面。

1. **有助于全面收集信息** 患者的遵医行为有助于医护人员在信息收集方面的全面性及正确性。无论是病史的采集、检查的配合、治疗的执行以及预防的实施都需要患者提供真实可靠的信息。客观上对于一些以往的事件以及患病的早期过程回忆会出现非主观因素的信息过滤或再制作现象，但只要患者主观上是努力遵循医生的要求提供详细信息，就能够使医护人员有充分判断病情的依据，所得到结论以及做出的相应医疗措施就能达到预期的客观性及有效性。

2. **有助于严格执行医嘱** 患者执行医嘱的严谨程度直接影响到治疗的实施及预期的疗效。患者执行医嘱是一个配合治疗的过程，无论是口头医嘱或是书面医嘱，实际上患者在执行医嘱的过程中通常都有一定的自主空间。因此患者可能因某些主客观因素干扰了执行医嘱的严格程度，也可能在医护人员完全不知情的情况下，患者在接受治疗的过程中出现了一定的阻抗。

精神病性障碍患者的遵医行为受到了疾病本身的干扰，他们没有自知力，所以也不能主动地配合治疗。在这种情况下的遵医行为则是被动的，即使患者的病情有所缓解或是进入稳定的巩固治疗期，其遵医行为同样需要一定的督促和监察。

3. **有助于医患和谐沟通** 良好的医患沟通是人性化服务的基础，也是遵医行为的氛围条件。医疗过程中始终贯穿着医患的沟通。和谐、充分、有效的沟通能提高患者对医护人员的充分尊重和信任，同时患者的遵医行为也能起到提高医护人员责任心及职业认同度的作用。

4. **有助于疾病尽快康复** 在医护人员的精心诊治下，加上和谐的医患关系及遵医行为的密切配合，患者的求医过程就能够进行得顺利，实际获益的还是患者。患者的康复不能忽视康复期的遵医行为，有的患者当症状好转，疾病基本痊愈时往往会满足于已获得的疗效而忽略继续遵医的重要性，从而导致疾病的迁延和复发。

（二）患者在特殊情况下的遵医行为

患者所患的疾病类型不同，严重程度不同，病程不同，患者本人的身心特质不同，遵医行为会有很大的区别。所以遵医行为又会在患者和疾病的关联上出现不同的反应。

1. **急症患者** 患者由于病情紧急，症状严重，可能危及生命，心急如焚，所以患者的遵医行为更倾向于“救急”。在神志清楚的情况下，患者的最大愿望是医护人员迅速处理他们的病情。他们能够尽力地配合医生的诊断和急诊处理，提供信息，就医的陪同者也能很默契地根据医嘱执行。但是在急诊抢救中，也常常会忙中出错，由于某些主客观原因没能通达医嘱的要求，延误了抢救的时机，影响了抢救的效果。

2. **重症患者** 疾病的严重程度会直接或间接地影响患者的遵医行为。重病在身的患者往往在认知和行为上表现得被动和退缩，所以遵医的程度比较高。他们都能尊重和顺从医生的建议和决定，听从医护人员的医嘱，并严格地执行医嘱。由于重症患者这种遵医行为的特点，医护人员的责任和风险就显得更大。因为患者的遵医取向可以带有一定的盲目性，使得医生的医嘱若出现一些潜在问题时，患者也会不假思索地完全服从，由此导致医疗过程的失误。

重症精神病性障碍的患者丧失自知力，在遵医行为方面是对立的、抗拒的。他们不可能很自觉地执行医嘱，所以医嘱的执行需要带有一定的强制性。

3. *慢性病患者* 慢性疾病的患者，若病程较长或迁延难愈，在遵医行为方面会表现出以下一些特点。

(1) 疏忽大意：常言道，久病成良医。慢性病患者也会因为长期患病，对疾病过程比较了解而变得自以为是，出现对执行医嘱疏忽和大意的倾向。无论是在用药或是辅助治疗方面都会不很在乎，有些轻率和马虎，不严格执行医嘱，因而影响了疗效，延迟了病程。

(2) 随意变更：有些慢性病患者受到一些外来不可靠信息的干扰，对执行医生医嘱抱质疑的态度。根据自己的理解和意向在医生不知情的情况下随意变更执行医嘱的要求，我行我素。结果是既违反了医学的客观规律又远离了医生的初衷，使慢性病的治疗受挫，达不到医生预期的治疗目标。

(3) 习惯固定：慢性病患者常常会出现患者角色习惯化的心态，他们已经习惯的行为方式显得十分固定，在遵医行为方面也是如此。其实对于许多慢性病患者来说，疾病已经痊愈，但是患者接受治疗的行为与患者角色却始终没有终止。患者的无休止遵医行为也不符合医学的客观规律，不属于理性的遵医行为。

(三) 遵医行为的阻抗因素

患者在遵医行为方面常常会出现一些阻抗现象。了解这些阻抗，有助于与患者产生同感，改善医患关系，排除引发因素，使患者更好地保持遵医行为。构成患者遵医行为阻抗的常见因素如下。

(1) 医患关系一般：良好的医患关系是患者严格执行医嘱的基础。如果患者对医生的为人、医德、医术抱有一些成见，虽然没有对医生直接表达自己的不满看法和情绪，但可以表现在医嘱的执行方面，不愿自觉认真地执行医嘱。

(2) 治病信心不足：患者对自己疾病治愈信心不足会影响到他们对医嘱执行的主动性。由于他们没有足够的心理动力来支撑治疗疾病的愿望，所以在医嘱执行方面也显得软弱和动摇。

(3) 治疗方案不明：当患者对于医生的治疗方案不明了、不认同、不理解时，对执行医嘱就会产生盲目或抵触心理。他们可能是犹豫不决，可能是拖拖拉拉，也可能是松松垮垮，不能真正领会医嘱的意图，也不能及时地向医生反馈遵医的真实信息。

(4) 主观意识过强：有些患者在个性方面表现为主观性较强，以自己的思维定势为准绳而忽视医护人员对他们默契配合的要求。他们在认知方面往往会出现“任意推断”、“以偏概全”或“瞎猜心思”等曲解的想法，从而影响了客观的判断力和合理的应对。

第三节 医患关系

一、医患关系的概念

医患关系(doctor-patient relationship)是指医护人员与患者之间的相互联系、相互影响的沟通过程，是人际关系在医疗情境中的具体形式。医患关系与一般的人际关系不同，其主要的特征如下。

1. *以医疗活动为内容，以维护健康为目的* 医患关系能维系医患之间的沟通，使医护人员能实施医疗的诊治过程，患者能接受规范的诊疗过程。

2. *一种帮助性的人际关系* 医护人员具备医学的专业知识和技能，处于帮助患者治病和康复的地位。患者因患疾病，有治病和康复的愿望，处在求助和被帮助的地位。

3. *以患者为中心的人际关系* 整个医护过程都是为了消除患者的痛苦，治愈患者的疾病，所以医患关系的中心在于患者。医患关系立足于患者的利益，以患者的健康为医护过程的宗旨及评价标准，一切都为了救死护伤，治病救人。

二、医患关系模式

医患关系模式是医学模式在人际关系中的具体体现。随着医学的发展，医患关系模式也呈现其不同的形态。许多学者对医患关系模式进行了深入的研究，并提出了不同的学术观点和模式类型。Veatch 模式、Branstein 模式和 Szasz-Hollender 模式具有一定的典型性。目前医学界广泛接受的是 Szasz-Hollender 模式。

(一) Veatch(维奇)模式

这是由美国学者 Robter. Veatch 提出的医患关系模式，认为医患关系可分为纯技术模式、权威模式和契约模式三种类型。

1. *技术模式* 又称为工程模式。在此模式中医生是纯科学家角色，负责技术工作。医生给患者提供患病的事实，要求患者接受这些事实，医生负责解决疾病的相关问题。在这种医患关系模式中患者被视为单纯的生物体。

2. *权威模式* 又称为教士模式。在这种模式中，医生如同家长，具有很强的权威性。医生不仅对整个医疗过程做出决策，而且还具有道德的决定权。患者处在被动地位，没有自主权。

3. *契约模式* 这是一种非法律性的责任与利益的约定关系模式。医患双方在契约的前提下，遵守共同的利益，医患双方一起讨论和决策有关医疗中的重大问题。患者不参与有关医疗技术的细节问题。

(二) Branstein(伯雷斯坦)模式

学者 Branstein 把医患关系模式概括为“传统模式”和“人本模式”两种类型。

1. *传统模式* 这是一种由传统的生物医学模式派生出来的医患关系模式。在这一模式中，医生关注的只是疾病的处理，很少去考虑别人的感受和期望。在情感方面医生始终保持“中立”状态，不加入任何个人的情感色彩。患者处于完全服从医生接受诊治的被动状态。

2. *人本模式* 这种模式遵循西方人本主义哲学和心理学的理念，认为医生和患者是合作者，应该共同为患者的健康负责。医生不仅需要关心患者的身体健康，也要重视患者的心理健康。无论在技术层面还是非技术层面，医患之间都需要相互沟通、相互合作，建立融洽的医患关系，共同为诊疗患者创造条件，携手应对。

(三) Szasz-Hollender(萨斯-霍伦德)模式

美国学者 Szasz-Hollender 认为医患关系有三种基本模式，即主动-被动型、指导-合作型和共同参与型。

1. *主动-被动型* 这种医患关系模式体现在患者昏迷、休克、全身麻醉，有严重创伤及患精神分裂症等的医疗全过程中。这些患者或是失去意识，或是无法表达自己的情况和意愿，所以在接受诊治过程中只能处于被动状态。相反，此时的医护人员却是需要积极主动，在患者难以配合的情况下，单向地进行思考和处置。此时，对于医护人员来说无论是职业道德还是临床经验都有着极高的要求，因为在这种主动-被动型的医患关系中医护人员将承担很大的风险，要有很强的责任感。

2. **指导-合作型** 这种模式适用于对急性病患者的诊疗过程。由于此类患者的病情急、病程短，患者对医生的诊疗意图和措施了解甚少。此时医护人员处在主导的地位，对患者在诊治过程中会做出多方面的指导，使患者了解病情，懂得相关的知识，并要求患者尽可能地进行配合。患者对医生也十分尊重，在权威性的指导下能够做到合作和协同，他们相信合作和默契将关系到医生诊疗的顺利及自身疾病治疗的效果。

3. **共同参与型** 这一模式多见于对慢性病患者的诊疗过程中。由于患者在较长时间的就医和接受诊治的过程中，也积累了不少有关疾病的知识及自身的体验和感受，因此他们的主动参与已经成为治疗过程中的一种需要。医护人员也清楚患者的共同参与对于治疗患者疾病的必要性，因此会鼓励患者的积极参与和密切配合，在医患的共同努力下使患者的慢性疾病早日康复。医患的共同参与不仅表现在医疗的实施过程，有时也表现在医疗的决策过程。医患之间的相互尊重、相互合作构成了一种医患联盟的治疗性医患关系。

三、建立良好的医患关系

医患关系的重要性早在现代医学出现之前已经为人们所认识。良好的医患关系不仅能使医疗过程顺利进行，而且对于患者疾病治愈和康复也有着积极的作用和功效。建立良好的医患关系是医护人员的职责，也是各级卫生管理部门不可忽视的重要工作。

（一）良好医患关系的重要性

良好医患关系的重要性至少包括以下两个方面。

1. **保障诊疗的顺利开展** 医疗过程是医患之间合作的过程。有了良好的医患关系为基础，患者就能充分相信医护人员，向医护人员提供全面可靠的信息，使医护人员完整、准确地了解患者的病情及需求，能客观地评估病情，给予合理的检查，做出正确的诊断，实施有效的治疗。不会因医患之间的关系隔阂而影响整个医疗过程。

2. **提供良好的心理支持** 心理支持是所有患者的共同需要，而良好的医患关系是满足患者心理需要的保证。患者作为一个社会的人，不仅需要在躯体方面得到优质的诊治，而且在心理方面和社会适应方面同样需要得到医护人员的关注和呵护。现代医学模式是生物-心理-社会模式，所以医护人员应该认真地在建立良好医患关系方面下工夫，以达到为患者提供良好心理支持的实际效果。

（二）如何建立良好的医患关系

良好医患关系的建立是医患双方共同努力的结果，但医疗部门和医患人员在此过程中仍起着主导的作用。因此，医患双方需要共同努力，主要着手于以下一些方面。

1. **坚持现代医学模式** 在现代医学模式中的医患关系，医护人员的作用尚处于主导地位。在体现自身作用的基础上，还需教会患者如何配合医疗过程，起到积极的参与作用。在接受诊治的过程中，每一位患者都有各自不同的特点以及能够参与合作的内容及程度。所以，医护人员需要坚持以患者为中心，从一切为了患者的心身健康出发，做到以人为本的人性化医疗。在这样前提下的医患关系就会更加密切，更加融洽，更加和谐。

2. **发挥精湛医学技术** 良好医患关系的建立，医护人员充分发挥精湛医学技术是极其重要的条件之一。首先，医护人员应具备并不断提升自身的医学理论及技术水准。这样患者才有信任医护人员的医学基础。其次，医护人员将自己拥有的医学理论及技术能充分发挥，应用到每个患者身上，也是体现医护人员精湛医术的现实价值。患者的需求是全方位的治病和康复，这些要求的满足离不开医护人员在医术方面的全身心投入和客观的临床效果。

这正是构成良好医患关系的基石。

3. **具备高尚医学道德** 医护人员高尚的医学道德和健康的心理素质是建立良好医患关系的又一个重要条件。医护人员若能把医德规范内化为自己的言行,爱惜生命,尊重患者,不谋私利,尽心尽职,就一定能够获得患者的尊敬、信任、理解和认同,就能成为患者心目中高尚的医生。同时医护人员也需把握自己的心理健康,具备应激和抗挫能力,这样就能以积极的认知和适应的行为来应对行医过程中来自各方面的压力,以平和、稳定的心态从事自己的医护工作。医护人员的道德素养和心理素质决定了医患之间的和谐相处。

4. **尊重依从医护人员** 患者和患者的家属在建立良好的医患关系中也同样负有相应的职责。患者应充分尊重医护人员,需努力配合医护人员。要理解医护人员在行医过程中出现的各种实际情况,要理解医护人员在应对和处置各种具体困难中所遇到的艰难处境和选择。患者的依从性不只是一种态度,而且是具有医疗功效的一个要素。患者应充分认识到自己在建立良好的医患关系中的作用,以及医患关系的最终收益者是患者自己的客观道理。以下是构成治疗效果的医患关系公式:

$$\text{治疗效果} = \text{医生的临床知识与技能} \times \text{患者的依从性}$$

第四节　医患沟通与医患互动

一、医患沟通

(一) 医患沟通的含义

所谓医患沟通,就是医患的联系过程,即医务人员与患者之间传递信息,沟通思想,交流情感的过程。当医生发出一个信息给患者,医生便是沟通的主体,患者则是沟通的客体;当患者收到医生的信息后也会发出一个信息(反馈信息),此时患者成了沟通的主体,而医生则成了沟通的客体。因此,医患沟通是一个互为主客体的过程,是相互沟通的过程。

在某些情境下,当医生向患者发出信息后却没有得到患者的反馈信息,此时的沟通就称为单向沟通。如医生询问处在浅昏迷状态的急诊患者时就有可能是这一种沟通方式。

(二) 医患沟通的工具

医患沟通的工具是符号系统,其中包括语言符号系统和非语言符号系统。语言可以分为口头语言和书面语言。在医患沟通中最常用的是口头语言,尤其是面对面的交流中都是通过口头语言进行,以达到及时交流信息的效果。但在一定的场合和要求下医患之间的书面交流也是惯用的,如检查通知、手术通知、病危通知等都需要患者及其亲属知晓一些客观情况,然后以签名方式来表达认同。

非语言符号系统是指人际感知和沟通的过程中,凭借动作、表情、实物、环境等进行的信息传递。Albert. Mehrabian 发现在人际沟通信息传递所产生的效果中非语言的沟通所传递的信息最多,其中声音(音量、音调、韵律)占 38%,肢体语言(大部分为面部表情)占 55%,而口头语言(语言内容)只占 7%。医患之间的沟通也同样如此。医患之间的非语言沟通一般有以下几种形式。

1. **体态和表情** 医患之间即使没有语言对话,身体的姿态、脸部的表情、举止的方式也都可以成为沟通的信息进行相互间交流,构成心领神会的效果。

2. **距离和空间** 人类学家Edward T. Hall的研究表明，人们在互动中会无意识地运用四种距离：亲密距离是15～46 cm，朋友距离是46～122 cm，社交距离是122～366 cm，公开场合距离是366～600 cm。在医患的互动中距离也同样会产生不同的沟通效应。医患之间的距离一般在50～120 cm。医护人员应掌握这些客观的原理和规律，运用好医患的距离和空间的效用，创造良好的沟通氛围。

3. **视野和目光** 视线的接触是人际互动中十分广泛的一种非语言交流形式。在医学领域，当医护人员的目光与患者的目光在视野中接触时，会出现非常特殊的沟通效应。医生能从患者的眼光中了解需求，患者能从医生的眼光中获得信心。

4. **音量和音调** 音量、音调、共鸣、节奏、音韵等都属于非语言沟通中的重要方面，同样的语言在表达形式上的不同，就会产生截然不同的沟通效果。

在医患交流中更需要注意的是非语言沟通的形式往往会对诊疗过程构成影响，既可产生正面的鼓励作用，也可能产生负面的不良效果。还有一种转换式信息——“弦外之音”也不可忽视，因为表达信息者和接受信息者若能心领神会地一致理解弦外之音，就能达到贴切的同感，但如果出现词不达意或领悟错位，那么就会产生误解，造成不必要的误会。

（三）医患沟通的条件

在患者和医护人员的沟通中必需一些条件方能达到信息交流的目的。通常实现沟通的必要条件如下。

1. **信息源** 即发出信息的人。在医患沟通中患者和医护人员都能为信息源，患者向医生或护士提供病情的相关信息，医生和护士也需要向患者表达对疾病的看法、建议及有关诊治方面的动态等。

2. **信息** 是沟通的内容。在整个医疗诊治过程中无论是患者还是医护人员需要相互交流的信息都是大量的和复杂的。在现代医学中医患沟通的信息量以及广度和深度已远远超过传统医学中的范围。

3. **信息载体** 信息的渠道是信息的载体，即通过一定的方式和工具从信息源传递给接受者。在医患沟通中常见的载体有：谈话、身体语言、电话、影视、网络、信件、签约文件等。

4. **信息接受者** 患者、患者的家属和医务人员都是医疗过程中的信息接受者，同时他们又都是信息源，由此构成了信息的互为传播及交流。

医患沟通的条件若受到某些因素的作用就会不同程度地干扰和影响沟通的畅达及效果。如发出信息的人语言表达不清，词不达意，态度表情不诚恳等，就会使接受信息一方感到疑惑不解。当接受信息者情绪不佳，对发出信息者和信息内容不信任、不认同、不接纳时沟通同样会受阻，使沟通无法深入或继续。

（四）医患沟通的功能

医患沟通的功能一般可以归纳为以下三个方面。

1. **协调关系作用** 医患沟通能够促进协调医患关系。患者求医，医生看病，理应关系良好。由于医患关系并非是单一的求助和施助关系，而是一种十分复杂的社会关系，所以需要通过充分的、诚信的、有效的沟通才能协调好相互的关系，达到医患各自的目标。

2. **心理支持作用** 良好的医患沟通具有积极的心理支持效果。医护人员与患者充分地沟通，能使患者增强对医护人员的信任，理解医生的解释，认同医护人员的医疗措施，获得心理需求的满足。同样，患者对医护人员的充分沟通，也能对医护人员产生积极的心理支持作用，使他们充分地了解患者，理解患者，同情患者，关注患者，更加尽心尽职地投入诊疗过程。

3. **提高诊治作用** 医学诊疗是一个复杂的过程，需要大量的正确信息和及时的反馈信息，医患之间的充分沟通能使医护人员全面把握诊疗过程中的每个环节，保证医疗质量及有效进度，也能使患者积极配合治疗，以达到诊疗的预期效果。

(五) 医患沟通的基本技术

医疗过程中涉及到大量的医护人员与患者的交流和沟通，所以沟通的技术具有十分重要的价值，因为这是达到有效沟通目的的基本条件。医患沟通中具有根本意义的技术有三个，这就是关注、倾听及同感。

1. **关注** 指的是医护人员与患者同在的方式，是人和人、心连心的同在。关注并非是一种抽象的势态，而是可以通过实际的操作得以实现。常用的技术包括以下五种。

(1) 面对患者：即采取一种表征投入的姿势，和患者面对面地交流，即使医患交谈中所处的距离和方位不是近距离直面，但给患者的感觉也应该是十分投入，以患者为中心。

(2) 开放的姿势：医护人员的开放姿势可以成为一个信号，显示对患者的接纳程度。如果医生的双手交叉，这样的姿势会明显削弱对患者关心和愿意提供帮助的印象和感觉。

(3) 上身的前倾：前倾的目的是向患者提示医生对患者的交流话题和内容很感兴趣，十分在乎，是沟通过程中医生的某种灵活性和反应性的表现，以强化对患者关注的表示。过分的前倾姿势和频繁的前倾动作反而会引起患者的反感。

(4) 保持良好的目光接触：医患在深入的交谈过程中稳定自然的目光接触能提升患者对医生的信任感和亲和力。如果在谈话中医生的目光不断地随意飘向别处，实际上会给患者带来一种不情愿说话或对患者情况不感兴趣的暗示。

(5) 行为的放松和自然：在医患沟通中医护人员无论在身体姿势和谈吐表达中都应是轻松自如，自然得体，这样患者也能在轻松的氛围中充分地进行表达。如果医生表现出不安和紧张，患者会难以理解医生的处境和意图，难以和谐地与医生深入交谈。

2. **倾听** 是医护人员获取和理解患者所传达信息的能力，这些信息既包括语言或非语言的表达，也包括清晰或含糊的表述。所以完全的倾听应该做到以下四点。

(1) 观察患者的非语言行为：在倾听患者叙述的同时应观察患者的非语言行为。例如：①躯体行为：姿势、身体移动和手势。②面部表情：微笑、愁眉、噘嘴。③嗓音：语音、语调、语气、强弱、抑扬顿挫、语词间隙、停顿沉默、自信流畅。④生理反应：呼吸局促、脸红、皮疹、脸色苍白、大汗淋漓。⑤身体特征：虚弱状态、气色。⑥总体外表：衣着、服饰。

(2) 理解患者的语言信息：医护人员需要倾听患者关于他们体验、感受和行为的语言描述。在这些描述中患者会出现用语不当，含糊不清等种种问题，这就需要医护人员在倾听的同时加以理解。这种理解需要真正体会渗透在言语和非语言行为中的想法、行为、情感和情绪。一般无心的倾听，甚至附带有猜测成分的倾听都会误解患者语言信息的真实内容。

(3) 联系患者的所处环境：患者的表述内容并非是他(她)的语言和非语言信息的叠加，实际上患者都是在一定的情境中进行表达的，所以医护人员十分需要设身处地，倾听和领会患者诉说的内容。如果脱离了患者的现实处境，医护人员倾听的效果和理解的正确度都会受到很大影响。

(4) 接受患者的挑战质疑：患者在谈话中常常会对医生提出相关的质疑，希望能得到医生的详细解释或表达对医生诊治过程某些环节处理的疑惑。但患者没能把握情绪和态度情况下会流露一些不满或是带有一些针锋相对的势态。在这种情况下医生耐心地倾听就显得格外重要。医生应接受患者的质疑，理解患者的渴求。患者需要医疗服务，也需要心理方面的支持和安慰。

3. 同感 如果说关注和倾听是医护人员接触患者内心世界的技能，那么，同感就是使医护人员能够对患者内心世界理解的技能。在诊疗过程中尽管医患双方都处在同一个客观环境中，但是双方的认知却存在着明显的差异。所以同感在获得良好沟通中具有十分深刻的意义。著名心理学家罗杰斯十分推崇同感在沟通中的价值。他所描述的具有同感的倾听应该做到：进入他人的个人感知世界，并在其中达到几乎忘我的境地。它包括不断对他人的内心正在发生变化的洞察，同时也对他人的感受保持敏感。这意味着瞬间融入他人的生命之中，体验一切而不作评判。

医护人员与患者进行沟通的技巧有三个维度，这就是察知、方法和决断。

察知：即感知患者的正确性。医护人员应该做到与患者所感知的信息保持一致。错位的感知只会导致沟通的疏远。

方法：当医护人员了解了患者的反应和需求后，就应将这种理解想方设法地表达出来。如果医护人员缺乏向患者表达理解的能力，即使获得了信息，但还是没有使患者感受到被医生所理解，达到真正理解患者的目的。

决断：准确的感知和完善的方法如果在需要的时候没有付诸于行动，也将成为纸上谈兵。所以决断对于医护人员也是非常重要，只有当机立断，付诸行动，果断行事，才能体现出沟通同感的实际效果。

同感的理解和应答在医患沟通中至关重要，要做到这点，必须掌握以下一些要素。

(1) 搜寻潜在信息：医生在给患者做出同感的应答时，一定要首先搜寻和聚焦潜在信息。所谓潜在信息就是患者出于情感或在情感背后的经验和行为方面的隐含信息。掌握了这些信息，就能做到对患者真正的了解和理解。

(2) 顾及情绪反应：体验患者的情绪反应需了解情绪的类型，如沮丧、失落、犹豫、轻松、喜悦等。同时还需要感受他们情绪反应的强度，这样才能充分估计患者的情绪态势，才能得体地作出相应的应答。

(3) 把握整个局面：常言道，锣鼓听声，听话听音。一个具备良好同感技术的医护人员对于患者的应答并不仅仅基于患者的语言和非语言行为，而且会考虑到患者的整个背景，以及围绕和渗透患者陈述中的每一个因素，同时领悟患者所处环境的特殊影响。

(4) 考虑选择应答：从同感到应答客观上难以做到面面俱到，所以在实际的操作中只能有一定的选择性。无论对于患者的想法、情绪还是行为，医护人员都只能是选择患者最敏感、最需要的方面选择性地进行应答，这样才能使患者获得鲜明的医护人员的同感。

同感在医患沟通中能够产生强大的力量，引导医患之间构成和谐的氛围，融洽的关系，深度的包容及密切的合作。同感有助于实现医患沟通的下列目标。

建立合作关系：在医患的交往中，同感是传达谦恭的工具，以此传达尊重的信息。这样建立的合作关系稳定而牢固。

促进自我探索：在医患交流中医护人员也同样需要有自知之明。同感是一个非强制性工具，具有让医护人员了解自我是否被患者接纳和理解的客观功能，有助于医护人员对医患之间关系在沟通中不断地进行微调，修正沟通中的欠缺。

核查理解程度：只有当医护人员的体验与患者的表达融为一体时，患者才会感受到被理解。所以，同感能够核查医护人员对患者理解的实际程度。

提供心理支持：同感能源源不断地向患者提供理解，它就形成了贯穿于整个医疗过程的心理支持，使患者的心态不断得以调整。

促进深入交流：同感能成为沟通中的润滑剂，当医护人员能聚焦患者的核心想法、核心情感和核心行为时，就能推进沟通的深入，促进医患的合作。

约束医生护士：同感能够防止医护人员去做一些缺乏价值的无用功，诸如提过多的问题，给出不成熟建议和没有必要的忠告。同感能使医护人员的行为取向更有针对性。

(六) 医患沟通的障碍

掌握积极的、有效的医患沟通技术通常会觉得简单容易，实际上真正的实施会有难度，甚至会因一些障碍而导致产生负面效果。医护人员在进行沟通中容易出现的障碍一般有以下一些方面。

1. 倾听的障碍

(1) 不充分的倾听：在医患交谈中医护人员的“走神”是一个障碍，医护人员会不由自主地陷入自己的思绪中。这种状态很容易被患者觉察，感到自己的诉说没有引起医护人员的足够关注和重视。医生出现倾听障碍的原因有多种，可能是因为疲劳，可能还有重要的事情等待处理，也可能是对患者过于啰嗦，耽搁较多的时间而感到不耐烦。不管是来自各种主客观因素的任何干扰，医生对于患者得到倾听和理解的需要都应给予充分的满足。

(2) 批判性的倾听：在通常的医患沟通中，即使医护人员十分专注地倾听患者的谈话，也难以摆脱批评性思维的干扰。他们会一边听一边在想：对——不对，可以——不可以，有关——无关，有必要——没有必要，等等。以诸如此类的标准去对患者谈话的内容进行评判，甚至带有否定性倾向，这样的倾听会影响客观效果。

(3) 过滤式的倾听：医护人员在倾听中很容易对来自患者的信息进行过滤，符合自己意愿的话容易入耳，而不在自己兴趣范围的话就若耳边风。其实医护人员的初衷并非对患者有意排斥和对立，而是生活习惯中的“过滤器”在职业范围中产生了作用。在日常生活中“过滤器”为人们提供对信息的筛选，其功能有利有弊。但是在医疗过程中的沟通，若边听边进行“过滤”，则有可能疏漏具有重要价值的信息。

(4) 忽视人的倾听：医学的专业知识可以成为倾听的障碍。专业知识往往会使医护人员构成一种知识的心理定势，把所获信息与书本知识和自己的经验进行对照。医学理论知识有助于医生在诊疗过程中组织患者提供的信息，但有些医生会重视临床医学报告而忽略当前的患者，构成“见病而不见人”的状态。医生服务的对象是当下的患者，因此倾听患者的诉说应成为医生收集信息及为他们服务的实施环节。

2. 表达的障碍

(1) 陈述夹带提问：向患者表达过程中，在还没有告一段落时就插入提问，这很容易使患者的思绪从聆听转向应答。其实患者并没有完整地领会医生的谈话内容，但当他回答医生问题时就有可能出现答非所问的情况，实际上患者的应答已经干扰了医生对完整想法的表达。

(2) 双重信息难辨：医护人员有一些语言或信息具有多重理解的可能性，如“此药的副作用是有的，但没有关系。”患者对于此话的理解可以倾向于用药放心，不必焦虑；但也可以倾向于药物副作用的不可避免性，由此产生担忧和害怕。医生在说出某些双关语时可能是“说者无意”，但患者却会“听者有心”。而且在交换双重信息时一般都是从自己的角度去理解，在没有确认正确与否的情况下就草率地作出自己的反应。

(3) 感受需求模糊:感受是认知层面的感性内容,而需求则是人们对内外环境的生理和社会需要。医护人员在与患者的沟通中如果没有表达清楚自己的感受和需求,患者会不知所措,反应会出现盲目,甚至导致误解。所以医护人员尽可能要避免这种有障碍的表达。

(4) 观察想法混淆:医护人员常常会在表达中混淆观察和想法。观察是对于客观事物的主动感知过程,而想法来源于大脑的思维过程。观察偏重于客观的评价,而想法偏重于主观的思维。如果医护人员在向患者的表达中将两者混淆,患者就难以琢磨医护人员的真正表达意向及内容,由此作出的反应可能会错位。

3. 同感的障碍

(1) 一言不发:在交谈中一声不响,沉默很久是很糟糕的做法。如果患者向医生谈了很多有关他的病情和有关诊治的意愿,医生应该做出应答,即使应答简单明了,也不能一言不发。否则患者会误解,认为自己所说的内容没有意义,不值得多提,医生对他毫不在乎。

(2) 质疑口吻:在医患交谈中如果医生总是对患者提供的信息质疑,虽然医生的目的可能是希望获得更多、更详细的资料,但质疑的口吻难以使患者体会到医生的积极意图,相反患者会以为医生对提供的信息有疑惑,不信任,从而产生抵触情绪。

(3) 陈词滥调:医生的陈词滥调和泛泛而谈会使患者对医生的谈话感到乏味,会感到医生有打发患者快点离去的暗示。这等于在说:"你没有什么大的问题,要说的你都说了,没有必要再多说了。"对此患者会感到十分沮丧。

(4) 鹦鹉学舌:同感不等于重复患者的谈话。有的医生总是重复患者的话,想以这种方式来表达自己已有同感。但这样的表达给患者的感觉会十分别扭,因为单纯的重复不可能体现医生对患者的真正理解,也不能让患者体会到医生对患者充分的关注和重视。

(5) 赞许同情:同感和同情不是一回事,同情表征着赞同,而同感则是表示理解,这种理解是处在和患者的处境和感受上的理解。医生要做到"急患者所急,想患者所想",只有在构成同感的基础上才能体现出来,而不是单纯的同情可以取代的。

总之,在医患沟通中医患双方都应该努力排除引起沟通障碍的因素,其中医护人员的努力显得更为重要,因为在医患关系中患者往往处在被动的地位而医护人员处在把握诊疗全局过程的地位。以患者为中心是医疗工作的服务理念,但要达到良好的医患沟通,主要的努力方还是在医护人员。

二、医患互动

医患关系在诊疗中有开端、有结束,是一个整体过程,它包括建立、加强、维持及终止。医患关系在此过程中始终处在互动的状态,所以医患互动十分重要,它关系到医患沟通的结果以及所产生的实际效果。

在医患互动中有三个必备的要素,这就是医护人员、患者以及情境。如果三个要素都充分具备,那么医患互动就能达到最佳状态。美国著名心理治疗学家 Virginia. Satir 的理论认为"一致性"(congruence)是一种个人与自己、与他人沟通的最理想方式。

(一)"一致性"的特征

一致性特征体现在以下一些方面:①认同自己的独特性。②在人际交往中充满着动态的能量。③具有个性的观点。④信任自己也信任他人。⑤愿意尝试、允许脆弱。⑥善于运用自己内在的和外部的资源。⑦开放自己,与别人建立亲密感。⑧拥有完善自己与接纳别人的胸怀。⑨善爱自己也善爱别人。⑩面对挑战和改变时的心态是既开放又富有弹性。

（二）医患互动中如何体现一致性

医患互动中的一致性不仅是一种客观的状态，也是信息传递的一种形式，所以语言和非语言内容必须保持一致。在医患沟通中非语言的成分占了大部分，医护人员常常认真地关注患者语言和非语言表达的一致性，却忽视了自身语言和非语言表达的统一性。这实际上在医患互动中是一个很容易被忽视的误区，因为患者的言行不一致医护人员会主动直接进行询问，但当医护人员的话语与非语言表达不一致时，患者即使感到疑惑也不一定会直率地反馈。这样医患互动就有可能因信息的错位而导致反应和配合的错位。语言的表达和非语言表达往往存在时空的差异，身体语言表达的信息是现时的、当即的，而口头语言表达的内容却可以是过去、现在和将来的。医患之间的沟通可以是非常真诚的交流，但是，不一致的状态可以使医患的沟通方向和轨迹都出现问题。这会导致沟通的失误，但若要追根溯源，却很难归咎于医患的诚信，而是互动的不一致所引起的不良效果。

对于是否达到一致性互动的评估标准可以体现在：①语言：口头语言与身体语言保持内在的和谐统一，对感受的充分觉察及表达。②情感：丰富的表情和语言的表达，达到内在的一致。③行为：行为在体现能力的同时又体现了个人的特质及创造性和活力。④内在的体验：从内心深处体会到和谐、平衡和自我价值。⑤心理反应：心理健康。⑥生理反应：机体健康。⑦面对“医护人员”、“患者”及“情境”时能做到关注、协调、周全、自尊。

（三）一致性在医患互动中的意义

医患互动中的一致性既是一种状态，也体现了沟通的品质。一致性的互动对于医患双方都是极其重要的。一致性互动使医患双方都能接纳自己的感受和经验，同时又将信息充分地向对方表达。在互动中相互倾听对方的看法和期待，从中提炼出深层的渴望所在，从而有的放矢地以真诚的努力来满足对方的需求。一致性的互动有利于医患自身素质的提升，有利于医患关系的和谐，有利于医患各自角色功能的充分发挥，有利于医疗过程的顺利进行。

（四）医患互动中常见的不良状态

在医患互动中常常会出现一些不尽如人意的状态。这些状态之所以达不到一致性互动的良好效果，是因为在互动的过程中患者、医护人员及情境三要素中的某些被忽略了，导致了互动中的要素缺损以及在这些情况下所构成的扭曲的互动效果。

1. 医患互动中医护人员常见的不良状态

（1）超理性状态：超理性的沟通状态是忽略医护人员自身及患者的状态。医护人员很容易进入这种状态，他们以过度的理性去关注情境而忽视了医患互动过程中的其他两个要素。医护人员在与患者的沟通中往往表现为僵硬的姿势，脸上缺乏表情，直视患者。他们的言语不多，都带有说教口吻。他们似乎都凭借客观指标来说明问题而不带任何感情色彩。他们在谈话中总是使用一些复杂的医学术语，使患者和家属似懂非懂。他们给患者的感受是严肃、规则、沉闷及疏远。这几乎是医护人员医患互动中的“职业病”。如果医护人员能够考虑到患者的感受、期盼和希望，考虑到自己在患者心目中的地位及自己的内在感受，就能避免这种超理性状态。

（2）指责状态：医护人员往往在指责状态中体现自己的权威，其实这非但没能显示出权威，反而使医患沟通产生了距离。医护人员的指责状态并非一定是大叫大嚷、暴风骤雨，冷冷对峙、吹毛求疵、拒绝要求、反对提议等都隐含在指责状态中。在互动的三要素中，指责状态所忽略的是患者，忽略了他们的真正存在。指责状态的另一种表现是“你错了”或“不搭理”。患者尽管没有直接经受指责，但客观上在医患互动中已经处于被关注的范围之外。患者会感到纳闷，会体验到被冷落的处境，但很难表达出，这正是一种指责状态的沟通，而且沟通的效果使人十分失望。

2. 医患互动中患者常见的不良状态

（1）讨好状态：在医患互动中，患者也常常处在一种不良的状态之中，这就是讨好状态。患者或患者的亲属为了获得较好的医疗服务，在医患互动中会表现出一种讨好状态，这种讨好的实质是忽略了患者的自我。在讨好医生的背后隐含有患者的需求和渴望，在就医过程中包括医护人员的重视、关注、给予的待遇、给予的机会、优先服务，等等。其实，处在讨好状态的患者在讨好医护人员的过程中也同时在付出心理代价，他们的姿势、情绪、话语、口吻都得需要压抑自我、贬低自我。渴望重视的内在需要和讨好状态构成了冲突，会对患者的心身带来负面的影响。讨好医护人员是患者单向的互动状态，如果医护人员对于讨好并不领悟或者能接受讨好却没有满足患者期望的需求，这种打击和失望会形成医患关系的离心力，拉大医患关系的距离，干扰医患关系的和谐，甚至构成医患关系的冲突。

（2）打岔状态：打岔状态的医患互动是部分患者的一种特征性的沟通模式。打岔的患者会显得兴致勃勃，他们能给医生和周围的患者带来热闹的气氛，但是医护人员却很难琢磨他们的意图及需求。他们在向医护人员提供信息时常常是漫不经心，信息指向性不明，诉说问题内容杂乱，想法意见随意多变。打岔状态的患者忽略了互动三要素的所有要素。他们的语言、神态、姿势、情绪等都十分不稳定，难以被人理解。他们也常常不顾医护人员的感受及其他人的感受始终维持自己的风格。打岔状态在医患互动中也是会产生负面效应的一种模式。它会让医患关系显得表面上亲近而实质性疏远，使医患的沟通无法聚焦，无法形成共识，给医护人员的工作带来很大的难度。

第五节　医患关系对医疗行为的影响

医患关系是人际关系中的一种特殊形式。医患关系和谐的价值不只是体现在医患之间的一种良好氛围，而且对整个医疗行为都有着至关重要的影响。它的价值已远远超过了医患个体的默契合作以及由此而构成的显著疗效，更重要的是能构成一种模式影响整个医疗行为，提升医疗质量，发展医学事业。

医患关系对于医疗行为的影响可以归纳为两个方面，这就是患者就医方面以及医护人员的行医方面。

一、医患关系对患者就医的影响

医患关系在患者的就医过程中是一种特殊的力量，它对患者自身及诊疗过程都会构成直接或间接的影响。

（一）影响患者对治疗的合作

患者在医疗过程中参与和合作的内动力很大程度上源于医患关系。医患关系使医疗的目标成为医患合作的共同目标，既不是医生的指令，也不是患者的服从。然而常常使诊治目标不能达到预期目标的原因是患者合作不力，他们没有根据医生的医嘱执行，或是在执行医嘱中附带了自己的意愿和做法，常常出现背道而驰的实际后果。作为患者理应懂得医嘱是自己疾病痊愈的保证，但这些理性的常识可以被非理性的医患关系的阻抗所干扰。细小的问题可以引发医患关系的裂痕，而医患关系不佳导致的医疗后果又会加深医患关系的冲突。此外，某次医患关系的冲突事件可以成为患者向其他医生求医的阴影，影响进入另一医疗过程，建立新的良好医患关系。医护人员在医疗过程中常常为患者的不合作而感到困扰，解除这一困扰的有效方法之一就是建立和保持良好的医患关系。

（二）影响患者对康复的信心

患者对于自己疾病能治愈、能康复的信心既来自于直观的临床疗效，也来自于和谐的医患关系给予的心理支持。良好的医患关系能使患者得到安全感，他们会信服医护人员高超的医术和尽心尽职治病救人的天职。患者在患病过程中心理上也会产生压力，对疾病的趋向、措施、效果、预后都会产生很多疑惑。尽管医护人员会向患者作一些解释，但患者还是会顾虑重重，医护人员也难以用满口的保证来使患者提高对康复的信心。良好的医患关系则是“一帖良药”，患者能在充分沟通和相互理解的氛围中增进对配合医生驱赶病魔，获得康复的信心。

（三）影响患者对疗效的认同

在诊治疾病的过程中由于疾病的种类不同，性质不同，病程不同，预后不同，所以对于疗效的评估临床中常常会出现主客观不能完全统一的状况。有时，这种分歧不仅会构成患者和医生的负性情绪状态，同时还有可能引发医疗争执或纠纷。患者对医生的认同与对疗效的认同是基本统一的，但也有认同医生却不认同疗效的情况。构成这种分离状态的因素很多，但只要医患关系和谐，患者和医生在一些不统一的方面就能互相理解，使医疗过程能继续深入推进，求得尽可能圆满的治疗效果。

（四）影响患者对医生的敬重

在通常情况下患者对医生的敬重是顺理成章的。但不良的医患关系却会成为影响患者对医生敬重的干扰因素。受到患者的敬重能增加医生的自我认同感，也是一种正性强化物，能激励医生对医疗行为的投入，对患者的关注，对职业的热爱，对事业的追求。但个别患者对医生的不满，与医生的争执、对立或冲突也能成为具有恶性刺激的生活事件，对医生的从业热情构成负面影响。医患关系可改变患者对医护人员的情绪、行为和看法，同时也会因对医生的敬重而构成整个医学事业的和谐发展。

二、医患关系对医护人员行医的影响

在医疗过程中服务的对象是患者，我们都提倡以患者为中心。同时医疗的主体是医护人员，在他们的努力下治好了患者的身心疾病，结束了患者的“患者”角色，回复了患者的社会功能。患者和医护人员的关系既会影响到患者的就医行为，也会影响到医护人员的行医行为。这是一个不容忽视的医学及社会现象。

（一）影响医护人员对患者的态度

传统的中国文化非常重视人际关系构成的机制，把“缘”作为人际关系的催化剂，事实上医患关系同样有“缘”的成分。良好的医患关系直接影响到医护人员对患者的态度。医生的天职是治病救人，但每个医护人员也都是现实的社会成员，他们也需要得到社会各方面的理解和呵护。建立良好医患关系需要医护人员的努力，也需要患者和患者家属的支持。各国多年来的研究结果表明，医生患抑郁症的人数比例是正常人群的 1.5 倍。在构成抑郁的诸多因素中来自医患关系的压力也是重要的方面。日常生活中医护人员的心理状态和生理状态也有一定的波动，而职业的医患关系可以成为一种刺激源。良好的医患关系就是一种正

性的刺激源，能起到激励医护人员工作态度的积极作用。反之，不良的医患关系也能成为医生的心理负担，影响整体的工作状态。

（二）影响医护人员对诊治的投入

医患关系能直接影响医护人员的医疗行为。影响医护人员医疗行为的因素很多，可以是体制、机制的因素也可以是环境及人际关系的因素。良好的医患关系是一种氛围，也是一种动力，能促使医护人员对诊疗工作的投入及敬业精神的发挥。医护人员在融洽、和谐的医患关系中工作，其投入状态会有所提升。反之，对立、冲突的医患关系会使医护人员产生回避的心理行为，对所承担的医疗责任可能会仅仅停留在“不求有功，但求无过”的基线上，而达不到尽心尽职和全心全意的境界。通常，建立良好的医患关系都被误认为只是医护人员的工作内容，但实际上除了医护人员的努力之外，患者及亲属的努力及支持也是不可缺少的重要方面。

（三）影响医护人员对责任的承担

医护人员能主动尽责地承担诊疗过程的责任对于提高医疗服务质量有着至关重要的意义。当医护人员的医疗行为中出现患者利益与个人风险构成冲突的情况时，如何平衡这样的关系对于把握治病良机，寻求医疗的最佳效果是十分现实的问题。由于医疗体制的不同，各国在应对此类问题中的方式有很大的差异。在我国国情的背景下平衡这种冲突的关键方是医护人员。他们能够清楚如何求得患者的最大利益，同时也不至于因风险而导致个人职业上的失误。然而把握这种局面是极其错综复杂的，没有固定的实施模式。在这种情况下医患关系就成了一种潜在的动力，影响医护人员的风险承受能力的发挥程度。其实，真正的获益者是患者，因此患者和其亲属应该懂得良好医患关系的重要性以及参与建立和谐医患关系的现实价值。

（四）影响医护人员对职业的热爱

从宏观的层面来看，医患关系的重要性还表现在它能影响医护人员对职业的热爱。医护工作是一个具有高标准、高责任、高风险、高投入的特殊的为人群及个体的服务性职业。医护人员的敬业精神直接影响到医疗质量及广大人群的健康水平。提高医护人员敬业精神需要来自内外环境的多方面强化动力。医患关系正是这些动力源中的重要方面，是激励医护人员热爱自己工作的良性机制。有调查研究结果表明，在我国不良的医患关系已明显影响到医护人员对自己职业的认同及热爱。一定数量的医护人员辞职离开医护行业，甚至医学生在实习期间已经打算毕业后放弃进入医学生涯。多年来不良医患关系对于医护人员职业精神的冲击所构成的负面影响不可忽视，需要全社会各方面引起充分重视。

（陈福国）

第九章

综合性医院中的心理问题

第一节 概 述

在综合医院中，心理问题是指除精神病以外的各种与心理障碍或心理应激相关的疾病。涉及面较广，具体包含内容如下。

躯体疾病中的心理问题：躯体疾病所致心理反应，包括肿瘤患者、危重症患者、慢性病患者、创伤患者及器官移植者等的心理问题；诊断、治疗、手术中的心理问题；疾病行为、治疗环境引起的诊断过程中的心理反应；治疗作用引起的心理反应；在病因中有显著心理致病因素作用的心身疾病；功能性躯体不适，即躯体形式障碍（somatoform disorders）；不同类型神经症；不良生活方式与行为所致障碍；人格特征突出与人格障碍。

疾病所致心理反应是指疾病本身影响脑的功能而造成的心理障碍，即躯体疾病是病因，精神障碍是后果，如综合医院中常见的器质性脑病综合征，临床各科老年患者中较为常见。国外资料显示，21%～26%的内科门诊患者有精神障碍，年龄性别调查后，慢性躯体疾病患者的精神障碍患病率为25%，无躯体疾病者为17.5%，慢性躯体疾病患者的终身患病率达到42%（多为物质滥用，情感或焦虑性疾病），无慢性躯体疾病患者为33.4%，33%～60%的短程普通内外科机构的患者有明显的心理社会因素和精神障碍。国内资料显示综合医院住院患者中精神疾病发生率为20%～70%，差异之大可能是诊断标准不一致的缘故。其中抑郁性障碍、器质性脑病综合征和焦虑性障碍占70%～80%，如甲状腺功能亢进时的易怒、急躁、情绪的兴奋和抑郁等，尿毒症时的淡漠、呆滞、迟钝等，慢性功能不全引起水、电解质、蛋白质、糖类、脂肪代谢障碍，因有毒代谢产物蓄积而中毒引起的类神经中毒症状如情绪不稳、易怒、乏力等，这些心理反应较易被临床医生所忽视，相反脑外科与心内科抢救中因缺血或继发供血不足所引起患者的情绪反应、谵妄、意识障碍较易被发现。不同类型表现的心理反应取决于疾病本身的轻重缓急及痛苦程度。

由于对患者角色和疾病行为适应不一致，每个人对疾病、衰老与死亡有不同反应，疾病、治疗、患者的心理活动与社会环境因素复杂地交织在一起，躯体疾病引起了一系列心理变化，即身心反应（somato-psychiatric reaction）。各种治疗、就诊、出院等均时刻影响患者的心理问题，这些心理问题存在于临床各科中，各科医生诊疗患者过程中应该注意这些身心反应，以利于患者心理与身体一样得到康复。据粗略统计，综合医院初诊患者分类中，略高于1/3的患者是躯体疾病，不足1/3的患者是心理疾病，即神经症，其余1/3的患者是与心理因素密切相关的躯体疾病，即心身反应（psychosomatic reaction），此广泛存在的反应又恰恰是被忽略的现象，如心血管系统的高血压、冠心病，消化系统的溃疡病、肠易激综合征，呼吸系统的哮喘病，内分泌系统的甲状腺功能亢进，以及皮肤科的神经症性皮炎等。处理上应请精神科医生联络会诊，协助治疗。

在综合医院的各科门诊中，上述的约 1/3 就诊者经各专科医生各项检查后没有发现任何器质性病变，即以往所诊断的神经官能症，如心脏神经症、胃肠神经症，外科诊断的外伤后神经症，妇科诊断的更年期神经症等。其中绝大多数患者不愿到精神病院或精神科就诊，而是分散在各专科门诊或基层医院诊治，有的久治不愈，其中约 10%因迁延不愈最终到精神科诊治。目前绝大部分患者包括不同类型神经症在综合医院心理科或心身科诊治。

在功能性躯体疾病患者中还有一部分患者并不符合神经症诊断，自感躯体与器官有某种不适，甚至有强烈病感，反复求医以解除症状，但均未找到相应内脏病变，且病变程度与患者不适程度不符合，这类患者符合躯体形式障碍（somatoform disorders）[《国际疾病分类》第 10 版（ICD－10）]。其生活事件或心理冲突伴有负性情绪（焦虑、抑郁、愤怒）与认知功能降低（精神不振及记忆力降低），可导致多个系统不适。躯体不适可有躯体化症状（somatization symptom）、持续疼痛等不同形式表现，它们由心理冲突、情绪矛盾转化而来。也有学者认为躯体不适是抑郁症状，为隐匿性抑郁症。由于我国改革开放以来，就业结构发生改变，社会竞争日益加强，近年来此类以功能不适诉述的患者不少，他们大多分布在综合医院各科门诊，如背痛者在骨科诊治，胸痛者在心内科诊治或在基层地段医院诊治，作过多种检查，花去昂贵检查费用，既未得到明确诊断，症状亦未缓解，最后经精神科医生诊治后，明确诊断，并用抗抑郁药物治疗，取得了良好疗效。为适合目前临床诊断需要，躯体形式障碍也纳入了《中国精神障碍分类诊断标准》中。因此在当今医疗改革社会中，迫切需要提高各科医生的医学心理学与精神病学的基本知识。

随着社会发展、科学进步，生活方式与人类行为本身所致疾病日益受到人们关注，称为现代社会病，例如城市中车祸，进食障碍中神经性厌食与贪食症，酗酒行为所致慢性酒精性精神障碍及酒精性肝硬化，慢性胃炎，获得性免疫缺陷综合征（AIDS，简称艾滋病），嗜赌行为，攻击及自杀行为，性放纵行为或迷信等，不良行为与不良生活方式所致心理问题均可出现在综合医院门诊或急诊就诊的患者中。另外还有部分人性格特征突出，性格不健全，过分虚荣，嫉妒心理或逆反心理者并不属于心理障碍，而是心理健康有问题，也需要得到心理咨询或心理治疗。

综合医院中治疗手段有药物与非药物治疗两大方面，这些不同治疗会给患者带来不同心理反应，而直接影响患者治疗效果的各种心理反应却往往被各科医生所忽略，因为他们经常注意的是患者的躯体反应。需注意药物治疗中引起的心理反应，例如肿瘤患者化疗会引起消化系统及脱发等不良反应，为此患者不太愿意接受此类治疗。同样治疗剂量在同一疾病不同患者身上会引起差异很大的不良反应，其原因除了患者自身体质好坏不同以外，患者的心理反应在治疗中起了很大作用。如果事先能向患者仔细讲述可能发生的不良反应，以及预防不良反应发生的措施，了解这一治疗在疾病中的重要性，鼓励患者以积极态度对待治疗，能在很大程度上减少患者的心理反应，有利于减轻患者的不良反应。非药物治疗中手术治疗、理疗、体疗等，本身可引起不同心理反应，尤其手术治疗，术前可因担心手术的麻醉，对手术的不了解而产生焦虑、害怕等反应，如果既往有手术不成功体验或原有心理功能障碍者，在手术时颇易产生强烈和持久的焦虑，如计划生育手术者，对手术有心理反应者占 80%以上。手术以后又往往会产生抑郁、易激惹、持续疼痛等。这些反应可见于女性乳房切除术患者，她们往往有心理上的损失感，性功能下降，工作、生活能力下降，或自我评价能力损失，主诉颇多，以躯体症状为主，时间持续，似“隐匿性抑郁症”样表现。某些手术患者，如心胸手术或脑外伤手术后患者容易出现谵妄等急性脑器质性病变，轻者为定向不全，反应迟钝，近事记忆障碍，重者伴幻觉、恐怖症，可伤人或自伤。手术所致创伤、感染、电解质紊乱等均可导致谵妄产生。为预防手术前后心理反应，各科医生必须开展术前咨询，术前咨询是取得手术成功的关键。对有不同心理反应者手术前适量应用抗焦虑药物，术后定期随访患者，观察病情，建立良好医患关系，均能减少手术患者各种不良反应。

上述内容均归属综合医院中的心理问题，最终可通过精神科医生，尤其是临床心理科医生，以联络会诊方式处理，但临床各科医生务必提高识别这些不同类型心理卫生问题的能力，共同努力，提高患者生活质量，促使患者身体健康和心理健康。

第二节　慢性病患者常见的抑郁障碍及处理

根据世界卫生组织的调查，在一般人群中因患慢性病而造成的躯体或心理功能缺损，影响社会适应者占 8%左右。我国于 20 世纪 80 年代已经基本完成了由传染疾病向慢性疾病模式的改变，当前慢性病已成为危害居民健康的主要疾病。当代医学尚无法使一些患病率高的慢性疾病痊愈，以致不少患者成为终身慢性病患者，如类风湿关节炎、糖尿病、冠心病、癌症和肢体残疾患者等。由于这些患者长期患病，注意力和兴趣变得狭窄，对自身躯体不适的感知较正常人敏感，即有轻度病变，患者就会表现出与病变严重程度不相称的多方面躯体主诉。

慢性疾病种类、病情严重程度、个体心理特征和社会环境因素等不同程度地影响慢性病患者的心理反应，内向投射是慢性病患者的一种变型心理反应。这类患者自我压制，压抑不能接受的观念、感情和冲动。如果患者以往是内向心理者，或者是遇事对己严、对人宽者，则患病后容易自己责怪自己，感到患病给家庭及他人带来负担，对疾病治疗失去信心，从而失去生活信念，产生厌世消极观念，呈现出抑郁、自责、退缩，甚至有自杀活动。在慢性病患者中自杀者比例远高于一般人群，尤其是老年患者，感到风烛残年，经常想到死亡的事。上海调查某医院内科患者心理反应，50 岁以上者中 33%有不同程度的厌世绝望感，而中青年组仅有 4%。

慢性病患者伴有抑郁的，如果不及时治疗，会加重原有慢性病程度及延缓慢性病的康复。多方面研究发现，抑郁症可增加患者患脑血管病危险性及延迟卒中患者的康复。

伴抑郁障碍的类风湿关节炎患者把自己的病看得过分严重，过分担心可出现无法以病变程度解释的躯体主诉，会引起不必要的大剂量应用类固醇激素。糖尿病患者伴有抑郁症状不缓解，会使血糖已正常者仍然有许多躯体不适感觉，严重影响患者生活质量，或可使血糖持续升高，经多种降糖药物治疗无效。甚至可加快糖尿病并发症的出现。

在临床上更严重的是抑郁可使患者原患疾病加重而死亡。尤其在年龄大于 65 岁的人群中，发现患心血管病的抑郁症患者，各种原因的死亡率和冠心病的相对危险增加，抑郁症或抑郁情绪是患者死亡和心搏骤停的主要危险因素。

一、抑郁障碍与内科疾病

目前已知许多躯体疾病会伴发抑郁障碍（表 9－1），其中以神经科患者、透析（包括血液透析和腹膜透析)患者和内分泌患者为多见。如透析患者伴发抑郁的比例国外为 18%～53%，国内上海资料为 54%～79%；甲状腺功能减退患者伴发抑郁的比例为 19%～36%；8.5%～27.3%糖尿病患者伴发抑郁，其抑郁严重程度与糖尿病的症状呈平行关系。

表 9－1 引起情绪抑郁的常见躯体疾病

躯体疾病	抑郁发生率	躯体疾病	抑郁发生率
肾功能衰竭	5%～22%	产后哺乳期	15%～25%
慢性疼痛类风湿关节炎	12%～30%	AIDS	20%～35%
糖尿病	10%～30%	肺气肿	20%～40%
脑血管意外	10%～25%	阿尔茨海默病(老年痴呆)	30%～35%
甲状腺功能异常	10%～30%	冠心病	20%～60%

有研究表明躯体疾病是老年患者发生抑郁最常见的诱因。另一决定因素是内科疾病的严重程度，内科疾病较严重的患者其抑郁症患病率显著升高。Kennedy 等发现社区中患 4 种以上疾病的老人中 30%有抑郁症，相对无躯体疾病的老人抑郁症的比例仅 5%。

1. **癌症** 已证实与抑郁密切相关的癌症有肺癌、乳腺癌、前列腺癌、消化道癌、宫颈癌和胰腺癌。Fras 报道胰腺癌伴发抑郁比例最高(76%)。

2. **神经系统疾病** 最常见的神经系统疾病包括脑血管疾病、帕金森病、多发性硬化、癫痫和头痛等。脑血管意外患者似乎特别易患重度或轻度抑郁，半数以上患者抑郁症与左侧额叶病灶显著相关，病灶越靠近额叶，抑郁就越严重。脑卒中后患者抑郁发生高危期长达 2 年，而未经治疗的抑郁障碍可持续至少 6 个月。

癫痫患者发作间期抑郁较普通，抑郁严重度与癫痫发作次数有关。抑郁症是帕金森病的常见后遗症，该病患者脑中 5－HT 代谢障碍，增加了抑郁症的易感性。2/5 的帕金森病患者有抑郁障碍。表 9－2 列出了常见神经系统疾病所伴发的抑郁障碍。

表 9－2 神经系统疾病中的抑郁障碍问题

神经系统疾病	抑郁障碍可能性	
脑血管意外(CVA)	15%～60%	(右半球、额叶)
癫痫	15%～40%	(额叶)自杀危险是普通人群的 4～5 倍
脑肿瘤	52%～78%	尤以额叶、颞叶部位常见
脑外伤	18%～66%	
帕金森病	20%～60%	
多发性硬化	6%～63%	自杀危险是普通人群的 14 倍

3. **心脏病** 心脏病患者中抑郁症很常见，会长期被漏诊或误诊。研究发现伴有抑郁症的心血管病患者病死率较不伴有抑郁症的患者高，尤其心肌梗死后出现抑郁症的患者预后较差。

4. **类风湿关节炎** 国内研究发现类风湿关节炎患者中 15%有严重抑郁症状，国外 Murphy 用定式精神检查 80 例确诊为类风湿关节炎的患者，其中 20%有不同程度的抑郁或焦虑，12.5%为重症抑郁，除了抗抑郁治疗外，这些患者更需要类固醇激素治疗。

5. **糖尿病** 由于糖尿病患者有严重饮食控制和长期治疗经济负担及各种并发症出现，尤其有性功能障碍及视力障碍，使其抑郁和焦虑问题尤为突出。上海资料报道，20%～40%儿童与成人糖尿病患者有明显抑郁症状，国外用定式精神检查糖尿病患者，其抑郁症检出率为8.5%～27.3%。用抑郁量表检查糖尿病，其中抑郁的患病率为21.8%～60.8%。

6. **呼吸系统疾病** 呼吸是与人类生命活动最密切的生理功能。呼吸系统疾病患者可因恐惧加重呼吸困难。在慢性阻塞性肺疾病中，呼吸困难是患者焦虑和抑郁的关键。痛苦的躯体症状和社会功能退缩使抑郁持续存在。

二、抑郁障碍的治疗

及时治疗躯体疾病伴有抑郁与恢复躯体疾病或提高患者生活质量息息相关。我们在研究糖尿病伴有抑郁中发现，当患者服用抗抑郁药物2周后至4周内，其抑郁症状明显好转的同时，患者血糖及糖化血红蛋白出现明显下降坡度。在抑郁症患者俱乐部进行健康知识教育或一般心理治疗后，那些有抑郁症的心血管病患者很少有心绞痛发作，并且血压控制稳定。

临床医生治疗躯体疾病和抑郁症同时存在的患者应警惕抗抑郁药物禁忌证与药物副反应的进展，尤其对于体质虚弱老年人，他们绝大多数服用一定数量的治疗药，与抗抑郁药可存在潜在的药物相互作用。过量会产生毒性作用，必须从小剂量开始，选择对各个系统副反应小的药物，酌情增减剂量，恰如其分地使用。

1. **药物治疗** 抗抑郁药物是改善心境的首选治疗药物(表9-3)。治疗适应证有：严重抑郁或抑郁复发；有躯体症状或精神病性症状的抑郁；有自杀观念，既往药物治疗有效；心理治疗无效。

表9-3 临床常用抗抑郁药

药物名称	治疗剂量(mg/日)	药物名称	治疗剂量(mg/日)
三环或四环类抗抑郁药		舍曲林(左乐复)	50～100
阿米替林	25～150	西酞普兰(西普妙)	20～60
丙咪嗪	25～150	曲唑酮(美舒郁)	50～200
马普替林(路滴美)	25～150	单胺氧化酶抑制剂(MAOIs)	
氯米帕明(安拿芬尼)	25～150	苯乙肼(phenelzine)	15～90
多塞平	25～150	吗洛贝胺(Moclobemide)	150～600
5-羟色胺再摄取抑制剂(SSRIs)		其他	
氟西汀(百忧解)	10～60	氟哌噻吨美利曲辛片(黛力新)	0.5～2.0(氟哌噻含量)
帕罗西汀(赛乐特)	20～40		
氟伏沙明(兰释)	50～150		

药物治疗在服药1～2周后才会产生明显的疗效，最佳疗效要到服药后4～8周，长期服药才能预防复发。抑郁症状缓解有助于慢性疾病康复。对于有慢性病的患者，为减少抗抑郁药物引起的副反应，应首选5-羟色胺再摄取抑制剂。

2. **心理治疗** 认知治疗、行为治疗等均由经过训练的有经验的临床医生进行。以上治疗的同时，需要家属的感情支持，医生的鼓励和继续治疗的保证是减轻或消除这类抑郁反应的最后措施。

第三节 诊断、治疗和手术中的心理问题

一、诊断中的心理问题

(一) 疾病与病感

当人体的器官组织受到损害或有病灶,并有体征和实验室检查的阳性发现时,我们认为人的躯体有疾病(disease)存在。患者感到不适的主观体验,我们称之为病感(illness)。疾病与病感两者均可使患者在工作、做家务和一般社会生活中的适应能力遭受损害,这就是社会功能障碍。患者并不是疾病、病感和社会功能障碍三者均具备,许多患者可以只有其一而没有其他表现。如早期胃癌患者有疾病存在,但可能没有病感和社会功能障碍。到癌症后期,患者感到胃痛,不想吃东西,但他不愿意停止工作,强迫自己正常工作,这时他有疾病,有病感,但没有社会功能障碍。最后出现胃出血和贫血,感到十分虚弱无力,才找医生看病。这时,疾病、病感和社会功能障碍三者均具备。有时,患者的病感既有躯体症状,又有心理障碍,或者只有心理障碍,对患者诊断时要考虑全面。如患者由于个人问题出现烦恼,紧张性头痛,而他的一位亲友最近死于肿瘤,于是他认为头痛是脑肿瘤引起的,为此感到害怕,以至停止工作找医生看病,这位患者有病感和暂时性社会功能障碍,并无疾病(脑肿瘤)。医生在诊断过程中务必不能从狭隘的生物学观点出发,以免做不必要的危险的生物检查和治疗。

(二) 患者角色和疾病行为

当一个人被宣布患病之后,这个人就取得了患者角色和患者身份,患者显示其病感的行为称作疾病行为。由于某些患者对患者角色适应困难或没有正确的疾病行为,使患者延迟诊断或反复求医,妨碍了健康,不利恢复。

患者角色需要适应过程。有时,因患者或其家属对病感的认知评价过低,医学知识缺乏,症状的严重性不足引起患者的警惕,对疾病没有正确认识,认为红光满面、身体肥胖是健康的表现,使高血压、动脉硬化或内分泌代谢疾病患者延迟求医而耽误诊治。甚至有的患者或其家人的信仰,可使患者患病后寻求宗教或巫医帮助,耽误了对患者的及时诊断。其他一些因素,如既往求医的不愉快体验,如遇到冷淡、粗鲁的医生,或求医不方便,或患者的方向作用(reaction formation)即患者增加工作或活动量以显示其“健康”等原因也可使其延误求医,耽误诊断。

另一方面,有些人有心理社会问题,尽管他们无躯体疾病,但他们欢迎患者角色。因为患者角色有助于摆脱困境,回避矛盾,求得别人的同情和照顾。或患者角色习惯化,依赖于患者角色,如外伤后患者,症状迁延不愈,难以改变患者角色,易患“赔偿性神经症”。疑病症患者,总觉得自己身体患有严重疾病,阴性的检查结果和医生的一般性解释不能解决其问题,而反复求医。在医生诊断过程中,要求做各种检查,浪费很多钱财和时间。

(三) 诊治环境对患者的心理影响

日常生活中,为什么有时候医务人员给自己家里人或亲戚看病,效果总是差于给不相识的患者看病呢?大城市大医院所给的药物与基层医疗机构所给的相同,但是效果却往往好得多。这就是“医疗仪式”及所处治疗环境起了不同心理影响之故。“医疗仪式”是指每个患者到医院中看病必须经过的一定过程,即排队挂号、候诊、诊治、配药等步骤,这一“仪式”少则半小时,多则几个小时甚至半日。而医务人员给自己家里人诊治,并不经过如此复杂过

程，结果医务人员往往得不到信任，因为人们常低估自家医生的技术能力，只有当他们自己经历了这一繁琐医疗仪式，身临其境，且最后得到的处方配药与自己家中医务人员完全一致时，才信服“原来如此”。因此在一般情况下候诊时间越长，给予治疗的医生年龄越大，物理和化验检查越多，对这些患者引起的心理反应就越良好。

患者因病而住院，生活环境发生了显著变化，可以产生很多心理症状。生活内容必须由医护人员安排监护，受到医院规章制度的约束，在病房内进食、料理个人卫生、更衣、就寝，使患者感到不方便和不安；那些诊断不明、初次入院或不了解自己疾病性质和预后的患者会产生期待性焦虑；老年人、儿童或心理依赖性较重的成年人，住院就不得不和原先他们所熟悉的人分离，而这些熟人可能是患者原先心理的乐趣和支持，一旦分离可产生分离性焦虑；甚至患者会因自己生病而懊丧，产生自觉性悔恨，同时又为日后躯体康复、功能康复、经济开支、病后家庭的生活、学习与工作能力等问题担忧而处于紧张状态。

住院患者的医患关系、患者间关系、患者与家属间关系等对患者均可产生不同心理影响。医生们查房时间、交谈内容也会直接影响患者的心理反应。患者可因医生三言两语、敷衍塞责而感到委屈，也可因医生们检查次数过于频繁而自危、焦虑。甚至在手术台上及病床前的学术争论也可加剧患者精神紧张。因此医生们必须注意病室气氛、言行场合，协调并建立良好的医患关系，使患者能正确地客观估计自身疾病。对其功能性不适症状，应给予及时、热情解释，以消除其不必要的顾虑。

二、治疗中的心理问题

（一）治疗作用引起心理反应

治疗是指药物、手术、放射线、放射性核素治疗和理疗、体疗等。这些治疗作用本身就可引起不同的心理反应，如利血平可导致忧郁状态，肾上腺皮质激素类可导致欣快状态，心脏手术后经常发生谵妄状态等。王欣等对 2 053 例心脏手术患者进行观察，结果显示，54 例患者出现精神障碍并发症，发生率为 2.63%。其中体外循环后发生率为 3.12%，非体外循环术后发生率为 1.47%，两者间差异显著（$P < 0.05$），主要与精神因素、体外循环损伤、心功能状况、年龄等有关。精神因素中主要是术前的紧张不安，体外循环为非生理性循环，尤其是非搏动性灌注，对脑血流特别是脑部微循环造成一定程度障碍，同时心功能差、高龄者较易出现精神障碍。因此，建议术前检查好心功能状态，术中脑保护及术前术后对患者的心理治疗，术后重视镇静、止痛综合治疗措施。

医生必须注意区分心理反应是疾病本身所致还是治疗措施所致，因为两者的处理原则是完全不同的，如红斑狼疮和用以治疗红斑狼疮的皮质类固醇两者都可产生精神障碍。如果精神障碍是红斑狼疮引起的则要加大药物剂量，若为皮质类固醇所致，则需停药和减药。

临床上发现许多患者就诊后并不取药或虽取了药也不服下，这就是治疗所致不良心理反应的表现。据国外统计资料证实，50%的药品被丢弃而浪费。我国实行公费、劳保医疗制度，药品浪费相当严重。分析其不遵医嘱治疗的原因大致如下。

1. **患者角色缺失**　有些患者患病后不承认自己有病，表明他们接受患者角色存在一定困难，对医生治疗持消极态度，不肯接受治疗。相反，争取患者角色者，较易与医生配合，遵医服药。

2. **疾病因素相关**　不遵医嘱有时与疾病的某些因素相关。例如一个吞咽困难患者，难以咽下药丸或胶囊；精神病患者往往改变或拒绝执行医嘱的方法；某些脑器质损伤的患者，记忆减退，无法执行简单医嘱等。

3. **医嘱执行不力** 慢性病患者抱着“试试看”的心情，对执行医嘱不积极。

4. **医生指导不明** 医生指导服药的言语不明确，过多地使用医学名词术语，使患者机械地错误理解医嘱。

5. **习惯因素干扰** 治疗措施要求改变患者的工作、生活、习惯乃至饮食和嗜好，而患者难以花很大努力持之以恒。即使了解改变其习惯的意义，也无法接受，如糖尿病的饮食节制等。

6. **新闻媒介因素** 患者从电视、杂志、报纸得到多种真假混淆的医药信息，使患者对疾病的诊断与治疗受先入观念的影响，就诊时点名要开某种药，如果医生处方与患者的期望不符合，便会“自作主张”不执行医嘱。只在医生处方与患者的期望相吻合时，才有遵医行为。

7. **年龄因素影响** 在家庭生活中，不服从父母管教的青少年就易发生不遵医行为，中壮年较多配合医生，而老年者健忘，可自动停止执行医嘱。

此外，药品价格、患者对医生行为的评价等因素，在不同程度上也影响遵医行为。

为了更好发挥患者对治疗的主观积极性，医务人员必须充分掌握患者的心理，根据患者的不同年龄与性格，采用指导性及协商性医嘱，了解患者对医生和治疗的看法，以获得患者的充分理解、信任和积极配合，争取患者在治疗中准确执行医嘱，以发挥最佳治疗效应。

（二）治疗措施本身引起的心理反应

治疗措施本身可致心理反应，如上述药物引起的情绪改变。同时，在对治疗的态度上，患者对治疗的认知评价不同，也常产生不同的心理反应。此时治疗措施在引起心理反应中的作用是间接的，因为心理反应是通过患者本身的心理机制产生的。例如因治疗带来的痛苦而产生的不良情绪反应，这里起直接作用的是痛苦，而不是治疗本身。对治疗的恐惧，可能与患者心理素质及患者既往接受治疗的体验有关。患者怕治疗会给自己带来痛苦或害怕暴露身体，害怕讨论敏感问题，从而恐惧，不愿顺从治疗。

如肿瘤患者化疗过程中，往往因抗肿瘤药物引起胃肠道反应，如恶心、呕吐、食欲减退、脱发等严重反应，患者难以忍受，甚至要求中止化疗。因此，要让患者在化疗以前充分作好心理准备，让他们了解在化疗中可能出现的反应及对策，增强患者信心及恒心。

（三）治疗环境引起的心理反应

大医院中高大的建筑、复杂的仪器、繁多的手续程序，甚至可使患者对治疗的信心倍增，这些都是治疗环境所带来的有利一面。然而它们也可以产生一些不良反应，如过长的候诊时间，颇费周折的大医院转科会诊、化验检查，手续复杂的取药过程等会使某些患者感到烦恼甚至愤怒。有些人一走进医院即会血压升高或头痛。临床观察发现，过于庞大的仪器或特殊的环境，对患者来说，不利影响居多，如有人试验将患乳腺癌的患者分成两组，接受同样的放射治疗，一个治疗室内放着复杂的治疗器械，让患者目睹机器的转动以及复杂的操作；另一个治疗室则将机器隐蔽在邻室，室内陈设简单。结果在后一治疗室接受治疗的患者，症状减轻程度较前一治疗室者明显，而且较少产生焦虑和忧郁等情绪改变。

三、手术中的心理问题

手术乃外科治疗患者的一种主要手段。患者可因手术成功而康复，但也可能在手术中发生意外，甚至死亡。手术也是一种极为严重的心理刺激，因而人们常对手术产生恐惧反应。上海某医院调查 83 名内科患者，其中 32 例表示“十分害怕手术”，8 例“害怕手术”，共占

48.2%。可以说多数人是害怕手术的。甚至有时候，手术对某些患者能构成精神威胁，产生手术后精神障碍。

手术作为刺激，可以影响患者的心理活动，而心理活动也可以影响手术效果，影响疾病转归。有人统计，手术前发生过情绪障碍者，手术后半数出现并发症或适应性问题。一般而言，社会适应良好、术前只有轻度焦虑、对手术充分了解、对疾病充满信心、希望康复的动机充分、对手术有合理期望、智能良好者均提示手术预后良好。

手术患者年龄是影响其心理变化的一个重要因素。临床经验表明，老年与儿童发生不良心理反应的机会较大。少年与儿童害怕开刀所引起的疼痛，术后均有不同程度疼痛、适应障碍或因与家人分开所致的分离性焦虑反应；老年人多为手术死亡危险而担忧，有人估计，65 岁以上的老人，如果接受手术，约 50%术后产生忧郁反应；青年人会因手术的安全性以及可能产生的并发症和不良后果而忐忑不安。

患者的家庭与社会环境，在不同程度上也会影响手术患者的心理反应。20 世纪 80 年代湖南就报道女性节育术后发生精神障碍者 192 例，其中 66 例(34.4%)存在明显的精神因素，而与手术无关者(包括亲人病丧、经济受损、家庭不和、人际纠纷等)竟高达 42 例(21.9%)。

不同的手术，对患者可有不同的心理影响。心脏手术，因脑缺氧而出现较高的术后谵妄发生率；女性乳房切除术或盆腔手术后易产生忧郁反应；中年男性前列腺手术后 16%产生性功能或性心理障碍；毁容整形手术，如额面损伤手术后会出现焦虑、忧郁反应或自主神经系统症状，并且迁延很久，不易恢复；结肠造瘘患者术后常有性格改变。我国有人报道 60 例女性输卵管结扎术后发生精神障碍，其中癔症 20 例(33.3%)，脑衰弱综合征 16 例(26.7%)，疑病症 12 例(20.0%)，精神障碍 6 例(10.0%)。

手术时心理问题，较常见者有术前及术后的焦虑，术后忧郁、谵妄和持续疼痛等。

(一) 术前及术后的焦虑

焦虑是感到有预期心理威胁的一种情绪反应。手术前、手术后的心理反应大多为焦虑。与焦虑有关的因素如下。

1. 对手术的不了解 患者缺乏医学知识，不了解与手术有关的解剖生理学知识，对他们将经历的手术、麻醉会发生怎样的情况，导致怎样的后果一无所知。例如甲状腺手术患者往往因担忧手术损伤喉返、喉上神经所致的发音嘶哑而恐惧。女性绝育术，对受术者来说是一个复杂的心理刺激：首先由于受术者本人及家属对绝育方法缺乏常识，术前对手术本身就已有顾虑；其次手术虽不打开腹腔，但需住院；再则术前医生将手术中可能发生的意外等情况告诉家属及受术者，加上道听途说对绝育术的不利宣称，即造成了受术者术前的种种精神顾虑。有人报道，女性绝育术的 69 人中 64%术前有精神顾虑，放环术 52 人中 50%术前有精神顾虑。绝育组的顾虑内容主要有怕术中疼痛、大出血，怕术后腰痛、无力、肥胖、性欲下降、小孩发生意外等；放环组顾虑内容有怕带环妊娠、术中疼痛、术后腰痛、月经量过多，甚至怕避孕环长在子宫上等。在术中，受术者处于紧张状态，往往对微弱刺激都会产生强烈的反应。这些精神顾虑成为术后不良心理反应的病因。

术前焦虑的轻重状况会程度不同地影响手术的效果。轻度焦虑者，手术效果较好，因为轻度焦虑恰好反映患者正常心理适应功能。严重焦虑者，预后差。无焦虑者，预后更不佳，因为他们对手术及医生有过度心理依赖，对手术危险性、并发症等缺乏足够的心理准备。一旦面临状况，则会一筹莫展，措手不及。

为预防及减少术后不良心理反应，进行术前心理咨询有极重要意义。有人采用随机抽样方法，对女性绝育术 69 人中 33 人进行心理咨询，结果近期及远期效果良好，术后 1 年内无不良心理反应，术后性生活改善率达 31.3%。而未咨询组中术后 1 年内新发的不良心理反应占 19.4%，并且全部是神经症样反应；性生活改善率占 11%。两组对比有显著差异，提示未咨询组术后新发的神经症样反应与术前及术中精神紧张有关。

2. **既往的手术体验** 如果患者以往有过一次不成功的手术史，那么当年手术前后不愉快的心理体验可以重现，更加重患者术前焦虑和担忧。

3. **既往的情绪障碍和心理创伤** 如果患者原先有心理功能障碍，在手术时颇易发生强烈和持久的焦虑。有人报道，在绝育术的受术者中，术前有精神疾病的患者 80%以上有精神顾虑。

4. **医务人员及医疗环境影响** 医生的态度及患者对医生的心理评价对患者来说是一种刺激。术前精神紧张，术中受术者更处于精神紧张状态，往往微弱刺激即会使其产生强烈反应，尤其是医生言语、态度均可加重或减轻患者的心理反应。

(二) 术后的抑郁和谵妄

抑郁通常是指心理上有损失感的一类反应，这种心理上的损失感指自我评价、工作能力、性功能、独立生活能力的损失。这类反应多见于女性的乳房切除术、甲状腺切除术、绝育术、子宫全切除术、肠切除、截肢等手术后。如影响今后正常性功能的维持，将会给患者带来很大的精神威胁，术后患者可出现抑郁、紧张、焦虑不安的情绪反应，有时呈现易激惹、睡眠障碍、食欲减退、持续疼痛、不愿活动，主诉颇多，多呈以躯体症状为主的“隐匿性抑郁症”样表现。

谵妄是一组急性脑器质性病变的精神症状群。轻者仅表现为定向不全、应答缓慢、近事记忆障碍，重者伴视幻觉、恐惧感，可伤人或有自伤。手术所致的创伤、感染、电解质紊乱等均可导致谵妄发生，尤其是老年患者，即使是不大的手术，如白内障摘除术，也常导致术后的谵妄，这可能与原先有脑损害基础或手术后因双目被包扎而丧失时间感觉有关。如果既往有抑郁症史、心理适应障碍或有家族精神病史者，手术后产生谵妄的机会更多。

(三) 术后持久疼痛

疼痛是一种复杂的生理心理反应。在一个人对疼痛的反应中，情绪因素起了很大作用。焦虑、抑郁能使痛阈减低而增强疼痛。手术后疼痛是一种常见症状，约 32%患者诉述疼痛极其严重，41%诉述中等程度的疼痛，27%认为疼痛较轻，可以忍受。一般手术伤口愈合后，功能恢复，疼痛即消失。如果患者疼痛持续存在，延续数周或更长时间，而又不能以躯体情况解释时，则成为一种术后不良心理反应。

少数患者术后持续疼痛原因为原先心理素质不够健全，痛阈较低，不愿活动，食欲减退，处于术后抑郁状态；或这类患者进入“患者角色”，感到有“继发性获益”(如因病而获得较长时间休息和较丰富营养，取得精神与物质上满足等)，从而使其疼痛症状持续下去。

(四) 术后心理反应的预防与处理

1. **术前咨询** 让患者了解手术性质、方法，可能发生哪些问题，术中、术后注意事项，能使患者有充分心理准备。如原有精神疾病者，可请精神科医生会诊，共同研究。使医患关系建立起指导-合作的共同参与模式。

2. **术前用药** 应用适量安眠药及抗焦虑药物能保证患者术前足够睡眠。对术前焦虑情绪明显者，使用抗焦虑药物可减轻其焦虑症状。剂量因人而异。

3. **术后处理** 术后定期访视患者、观察病情、应用适量的止痛药物可减少其不良心理反应。一旦发生不良心理反应，应及时根据其不同情绪反应采用不同抗焦虑或抗抑郁等药物，或查清谵妄病因，对症处理。

4. **建立良好医患关系** 这在防止术后心理障碍方面起重要作用。患者对医生的观念直接影响到手术的效果。如知道手术者是一个技术高超、服务态度良好、受患者尊敬的医生，受术者必然会减少术后不良反应。

第四节 躯体疾病中的心理问题

一、疾病所致心理反应

疾病所致的心理反应是指疾病本身影响脑的功能而造成的心理障碍，即躯体疾病是病因，精神障碍是后果。如甲状腺功能亢进时的易怒、急躁、情绪的兴奋或抑郁等，尿毒症时的淡漠、呆滞、迟钝等。心脏科与神经外科抢救所引起患者的精神反应发病率较高，主要是心功能代偿不良而致继发性供血不足、缺氧之故，或因慢性功能不全引起水、电解质、蛋白质、糖类、脂肪等代谢障碍，使有毒的中间代谢产物蓄积而引起中毒，可表现类神经症中毒症状，如情绪不稳、抑郁、易疲倦、萎靡、乏力等。各类疾病本身的缓急轻重、痛苦程度直接影响到疾病引起的反应。

二、患病后的心理反应

焦虑与抑郁是一种负性情绪，持久存在的焦虑与抑郁可诱发心身疾病，或加重躯体疾病的症状，随着医学模式的改变，躯体疾病伴有焦虑、抑郁现象已引起医学心理学人士的关注。尽管在国内外调查中，报告焦虑与抑郁发生率各有不一，但相同点是均明显高于正常人群中的焦虑(3%)及抑郁(5%～10%)。国外 Cassmen 报道心脏监护病房患者焦虑占 12%，抑郁占 34%，中度抑郁占 4%。叶氏报道对 957 例住院患者的调查，焦虑发生率 22.7%，抑郁发生率 17.34%。笔者对综合性医院中住院患者焦虑、抑郁情绪调查，焦虑情绪占 31.2%，抑郁情绪占 34.9%，明显高于其他组，此结果与年龄及教育程度有关。因本组调查 60 岁以上老年人占被调查人口的 41.4%，文化程度以初中以下居多，即高龄、文化程度低者焦虑与抑郁发生率高。同时发现正常人群中女性焦虑、抑郁发生率高于男性，抑郁状态在不同疾病分布呈显著差异。其中以血液、内分泌、肾病科发生率高，其次是神经内科、心血管内科、消化科，均在 30%以上，而普外、妇产科最低。我们认为血液病中以白血病居多。而余氏在造血系统恶性肿瘤患者心身障碍调查中发现，造血系统恶性肿瘤患者病前心理负荷很高，人格因素中情绪不稳定，心理障碍率高达 70%。神经内科患者有不同程度的躯体瘫痪或其他功能障碍。这些疾病所致心理障碍的负性情绪反应必然高于其他疾病。北京医科大学梁氏在研究冠心病 71 例住院患者心理反应特点及影响因素中发现，冠心病患者广泛存在焦虑情绪(93.75%)，其中严重焦虑约为 16.0%。他们担忧心肌梗死、心绞痛不是一种短期能彻底治愈的疾病，症状缓解并不意味着完全脱离危险，精神负担自然存在，同时又担忧出院后面临工作、保健问题。部分患者焦虑可能来源于早期对诊断归属不明的不安。焦虑严重者，其住院时间有延长趋势。

各类躯体疾病的心理反应轻重是取决于患者对疾病的认识，患者的心理素质、不同性格及患者想象中的病情轻重等因素。一种轻微疾病，可因误信江湖庸医的严重估计，或因家属的知识水平及社会上不适当的医学知识宣传，而终日惶惶不安，表现出强烈的心理反应。如早期冠心病患者可自觉气短、乏力，整日卧床。相反，一种威胁生命的严重疾病，患者可因自认与医生无缘，不相信医生的诊断而不表现明显的心理反应。

人体对疾病的敏感性及耐受性会受到社会因素的影响，使人们产生不同的心理反应。当疾病使人受损时，如影响升学、婚姻、晋升时，可出现讳疾忌医的情况，忽视内部疾病信息而延缓求医。与此相反，疾病能使自己减轻义务，摆脱责任，得到营养补给等继续获益时，个别患者不愿出院而使症状迁延不愈。临床医生要区分哪些是器质性，哪些是心因性的，以利处理。

三、肿瘤患者的心理问题

近年来疾病转归模式发生了明显改变，恶性肿瘤已成为我国居民的主要病死原因之一，仅次于心脏病、脑血管病。在上海的表现更为明显，1985 年死于恶性肿瘤者近 2 万人，即每 4 个死亡者中就有 1 个是死于恶性肿瘤的。20 世纪 90 年代上海女性以乳房癌及直肠癌发病率最高，男性以肝癌患病率第一。在人们心里“癌症”的概念已与“逐渐走向死亡的过程”联系在一起。但另一方面，由于肿瘤研究进一步深入，临床诊断技术日益完善，癌症患者的存活率、治愈率也显著增加，故癌症患者的心理反应已日益受到临床学家的注意。认识和处理肿瘤患者的心理反应已是广大医务人员迫在眉睫的问题。

（一）心理社会因素

动物实验与临床实验证明，恶性肿瘤的发生、发展与转归，与社会心理因素明显相关。一般而言，负性情绪的存在给癌症的发生提供了条件。情绪抑郁和压抑，仇恨、悲观、绝望心情等常与肿瘤的发生和发展相平行。不少研究者在对癌症患者的回顾性研究中，都发现负性情绪削弱了机体的免疫功能，而加强了机体对癌的感受性。在子宫颈细胞学的癌前普查中，根据半年前有否绝望感等心理指标，对宫颈癌的发生可作出与活检显著一致的正确预测。有人应用 Mausley 人格调查表调查，发现肺癌患者病前情感释放能力明显低于正常人。

（二）患者的心理反应

肿瘤患者的心理反应类型、轻重与患者基本健康状况、个性特征、病情严重程度、对预后的判断及患者对癌的认识了解等因素有关。不同患者的心理反应可有不同类型。

1. **肿瘤引起的心理反应**　肿瘤的发展或并发症能引起心理反应，主要可分为两大类型，一是进展稍迟缓的痴呆，二为急剧进展的意识障碍。前者伴有记忆障碍，情绪改变，后者为不同程度的定向、记忆、判断、感知、思维的障碍，严重者表现“癌性谵妄”。这与肿瘤的部位、器官的生理功能及精神活动等密切相关，在此不一一介绍。

2. **人对肿瘤的心理反应**　肿瘤生长在不同的患者身上，患者可出现不同的心理反应。是否通知患者，在什么情况下通知患者，是一个面对现实的心理问题。据统计，约 80%患者愿意知道自己的病情。有人对早期乳腺癌患者的调查发现，约半数患者知道癌的诊断后能冷静接受，4%的患者出现焦虑、抑郁反应，9%的患者完全被“吓倒”。对癌的恐惧使他们的生活遭到相当大的破坏，感到万念俱灰，丧失希望。轻者抑郁寡欢，沉默少言；重者消极厌世，只等待死亡，甚至采取自杀行为。对后两者，癌的诊断是一桩十分严重的事件，不能轻率处理。一旦抑郁症状产生，应该给予抗忧郁药物，并注意防范，以免发生自杀身亡惨例。一般而言，对早期发现、情况良好、过去生活又较稳定、与医生关系良好者，可以及早告诉患者真实情况，争取患者在各项治疗措施中充分合作。

患者知悉无法根治的肿瘤之后，其心理反应可分为三个阶段：①“休克”期（emotional shock），此期短暂，为时数日或数周，有不同程度的“休克”、“不相信”、“不听话”、否认态度、抗议与愤怒，继而出现抑郁、恐惧、紧张或食欲和睡眠障碍。②求索（bargaining）退缩期，患者千方百计探索民间治疗方案，以求生存希望，作一些不切实际的工作计划或治疗方案，逐渐终止自己对家庭与社会义务，专注自己的生活。③知命（acceptance）与平静期：患者能冷静地面对即将发生的情况，心境平静，治疗合作，轻度抑郁、焦虑，晚期处于消极被动应对，处于无望及无助状态。

3. *治疗引起的心理反应* 治疗包括手术根治、化学疗法与放射治疗。肿瘤治疗多数是破坏性的。不少患者对抗癌治疗怀有恐惧心理。如女患者担忧手术带来毁损性后果，尤其是乳房根治术及盆腔手术者，为术后性生活而顾虑重重。化学疗法中某些药物引起脱发可给患者带来不安。医生在治疗前应详细说明治疗的必要性、效果及可能发生的反应，使患者有充分心理准备；治疗期间耐心听取患者诉说躯体及心理反应，并作必要的解释和处理。在开展手术或放射疗法、化学疗法同时应结合心理治疗，以减少心理反应，提高机体免疫力，从而提高远期疗效。

治疗后复发的肿瘤患者，他们的心理反应更为复杂。随病情发展，患者常常产生深沉的孤独感，受到既有希望又使人绝望的折磨。根据复发情况拟定治疗计划虽可给患者带来希望，但患者预期的不良后果也相应增加。医务人员及家属给予患者的情感支持是很重要的，应关心、同情患者，对于患者强烈要求使用“治癌秘方”，只要不会产生不良后果，也可不使之失望；对有强烈痛苦体验的患者，要防止其自杀；对性格异常，持敌视态度，不能合作的患者应加以谅解。

抗肿瘤治疗中，由于药物或放射治疗本身对神经系统的损伤，也可导致心理反应。如激素的使用可致患者情绪不稳，产生欣快或抑郁；L-天冬酰胺酶可能会影响蛋白质的合成，而使患者出现精神混浊，甚至谵妄。药物所致心理反应一般在停药后即可减轻，必要时可用抗精神病药物。

处理肿瘤心理反应时，必须分清哪些是器质性、哪些是功能性症状，以利及时正确处理。

四、危重症患者的心理问题

（一）监护病房中的心理问题

住进监护病房的患者都是病情严重或危急者，尽管这里有最全面的医疗及护理照顾，但仍有约50%患者发生不良心理反应。这些心理反应受到多方面因素的影响。如疾病因素引起人体功能不全所致症状；治疗与环境因素，如药物影响脑功能引起不良心理反应；人际关系因素，监护病房气氛因素及医务人员讲话少等妨碍了与患者关系的协调。

监护病房患者的心理反应过程一般分为四个阶段。

1. *焦虑期* 为初期心理反应，发生在入病房后1～2日。是一种合理的心理反应，是原始心理防御机制的反映。一般采用合理的心理安慰、必要的保证可使之减轻。少数焦虑严重者，如出现心悸、出汗者，需给予抗焦虑药。3～4日后，多数患者随治疗的熟悉及病情的稳定，焦虑逐渐减轻。

2. *否认期* 约有半数以上患者产生心理否认反应。多数患者在入室后第2日开始出现，第3日或第4日达高峰。患者常声称自己无病或根本不严重，不需要住监护病房。这又是一种保护性心理防御反应，可以避免过度焦虑。经耐心解释，患者往往可以接受。但是病前有心理缺陷的患者往往有长期持续的心理否认，拒绝执行医嘱。此时，要采取与患者协商的办法，尊重他们的合理要求，帮助他们恢复自制能力，防止对立情绪发生。

3. **抑郁期** 一般于入室后第5日发生，约占患者的33%。患者可出现对一切事物不感兴趣，自我评价过低，消极意念。对有持久抑郁者应给少量抗抑郁药物。

4. **撤离病室时的焦虑** 由于患者对监护病房的适应和心理方面要求，对离开监护病房缺乏充分心理准备，或已对监护病房产生依赖，使患者在离开监护室时产生焦虑反应。因此提早告知患者转室日期及其转室必要性，将有助于防止撤出监护室时的不良心理反应发生。

(二) 心搏骤停患者的心理反应

濒死体验正受到广泛的关注，但研究不多。1985年Greyson对89例声称有过濒死体验的人进行了研究，并由国际濒死情况研究会成员评定，将其濒死分为超然(38例，占42.7%)、情感(37例，占41.6%)和认识(14例，占15.7%)三类型。根据患者回忆，可将濒死者心理体验分成两类：①自窥型(antoscopic)，即自身的视觉体验。②超然型(transcendental)或幻想型，指濒死者自感进到了另一个世界。该89例中有30%属自窥型，53%为幻想型，17%是两者兼而有之。若细加分析，不难看出三种濒死型主要由四种因素所决定：①认识因素(cognitive)，指时间畸变，思维加速，回顾往事，顿觉醒悟。②情感因素(affective)，包括平静、愉快、超脱、光线明媚感。③超然因素(paranormal)，先占性表象，明显散在性思维，分离性精神障碍。④幻想因素(transcendental)，进入一个不存在“王国”等。

心脏停搏期患者有灵魂出窍感、遨游太空感、万籁俱寂感和忏悔往事感等。患者有时会听到哨声，看到远处灯光，感到自己在山谷之中，往事历历在目，甚至听到有人在床旁宣布他已死亡，听到一些异乎寻常的风声，或感到自己在黑暗的隧道中行走等多种感受。复苏后，患者常诉头晕，记忆力减退。当时有罪恶、恐惧感者复苏后可能会情绪不佳，甚至抑郁。当时有灵魂出窍感觉者，病后一般情绪较佳。

(三) 呼吸功能衰竭患者的心理反应

根据观察，呼吸功能衰竭时，由于通气功能严重丧失，抑郁与焦虑成为主要心理反应。气管切开、通气装置的安放，常使患者精神紧张、不安，常感到喉头阻塞，胸部重压，“气”不够用。同时，患者言语表达困难，变动体位不易，这既影响患者与他人的交往，又导致心理上的不安全感，也是导致焦虑发生的重要因素。

为减轻及避免引起呼吸衰竭的不良心理反应，在气管切开后，应指导患者作慢而深的呼吸动作，让患者自觉地放松；教会患者表示需要进食、变动体位或大小便等的特殊手势；适当与患者交谈，让他以非言语方法表达自己的体验，逐渐使患者树立信心。必要时采取催眠和松弛疗法。

五、慢性病患者的心理问题

慢性疾病种类、病情严重程度、个体心理特征和社会环境因素等均不同程度地影响慢性病患者的心理反应，其共同心理特点有以下几点。

(一) 外向投射性心理反应

外向投射在心理学上是指一些患者在遇到自己不能接受的意念、欲望或遭受精神挫折时，将原因完全推委于客观情况，责己少，责人多。他们对躯体方面微小变化颇为敏感，常提出过高的治疗与护理要求。经常责怪医生未精心治疗，责怪家人未尽心照料，好挑剔，任性，易动感情，人际关系紧张。建立良好的医患关系，合适的心理治疗，适当的医疗措施将有利于情况好转。医务人员应该了解这类患者推委于人的心理反应原因主要在于患者自己失去了对疾病治疗的信心。所以当疾病部分症状缓解时，应及时肯定成绩，鼓励患者树立信心。告知患者的家属要耐心、热情地照料，采取关心、同情态度可使矛盾缓和。

（二）内向投射性心理反应

内向投射是慢性病患者另一类型的心理反应。这类患者自我压制，压抑不能接受的意念、感情和冲动。如果患者以往是心理内倾者，或者是遇事对己严、对人宽者则患病后容易自己责怪自己，感到患病给家庭及他人带来负担，对疾病治疗失去信心，从而失去生活信念，产生厌世消极意念，呈现出抑郁、自责、自卑、退缩，甚至有自杀行为。因此在慢性病患者中自杀者比例远高于一般人群。尤其是老年患者，自觉风烛残年，几乎经常想到死亡的事。上海调查某医院内科患者的心理反应，50 岁以上者中 33%有不同程度的厌世绝望感，而中青年组仅有 4%。家属的感情支持、医生的鼓励和继续治疗的保证是减轻或消除这类忧郁反应的最后措施。必要时可给予少量抗忧郁药。

（三）“患者角色”的习惯化

原有的社会身份为患者身份所取代，这种患者身份又称为“患者角色”。慢性病患者一旦进入患者角色，会慢慢地觉察这是一个长时期的过程，需要休养、服药、打针和照料。这一心理适应过程有利于慢性病的治疗，使患者能面对现实，执行医嘱，配合治疗。患者角色也会因为解除某些责任或约束而使患者得到某些利益，即“继发性获益”，从而逐渐形成患者角色的习惯化。慢性病患者如长期依赖于医生的治疗及他人的照顾，安心地休养下去，则患者角色作用便会成为巨大的障碍，不利于患者康复，甚至妨碍疾病的好转。在慢性疾病治疗过程中，始终要注意到有利康复的措施。医患关系应建立在共同参与的医疗模式上，共同参加治疗方案的制定，或让患者对方案提出意见。既让患者好好休息，又鼓励其进行适当活动；既要劝患者安心养病，又要鼓励他们为日后恢复工作或社会生活进行准备，使患者摆脱心理依赖，产生要“康复”的动机，以尽早达到心理上的康复。

六、创伤者的心理问题

随着生物-心理-社会医学模式的形成和疾病流行模式的转变，疾病构成和致病因素也都发生了变化。据统计，创伤和意外死亡率已上升为上海居民死因的第 5 位和第 7 位。1965 年该市意外死亡 5 826 人中死于交通事故者占 15.5%，1985 年上海市有 688 名青少年丧生于交通肇事。工业化与城市化程度的提高，还将使工伤、车祸、坠跌伤等事故不断增多。因此，研究创伤的心理问题具有很大的现实意义。

创伤突然地、意外地发生，事前无先兆或前驱期，患者对创伤毫无心理准备；创伤后改变了患者生理、心理及社会状况，需要迅速调整和适应。故创伤后的心理问题是不少的。

（一）创伤与社会心理因素

调查表明，外伤前常有心理社会因素。对 214 名因车祸而受伤的驾驶员进行研究后，发现他们受伤前均有生活事件的发生，如家庭成员争吵或意外、人际关系紧张、邻居纠纷等。与对照组相比，刺激频度高，有明显差异。另外酒精中毒与车祸及工伤事故也直接相关。勉强从事某项生产操作者，发生创伤的比例较高。

经心理分析学研究，创伤者有共同心理倾向即“意外倾向”。他们心理特征往往轻率、热情、不受拘束、偏执和带攻击性，尤其在车祸调查中，此种倾向更为多见。

(二) 创伤后心理反应

1. **情绪休克期** 多数持续几日。是一种心理防御反应。患者表现出出乎意外的镇静与冷淡,其表情淡漠,答语简单,很少与人交谈,既不呻吟,亦无主诉,对治疗反应也平淡,似乎显得无动于衷。事实上这是一种强烈的心理反应,提示心理创伤是严重的。

2. **焦虑和抑郁反应** 情绪休克期后,患者可发生各种形式的心理反应。一旦他们面临现实困难时,会显得焦虑不安和心神不宁。个别严重患者变得性情恶劣,怨天尤人,容易激惹,无故发怒。医生应该理解患者这一心理反应,应给予劝慰及必要的抗焦虑药物。

创伤往往给患者带来肢体伤残,面容破相,使学习或工作困难,经济损失或个人前途受挫等,自然使患者产生抑郁反应。这实际上是一种"损失感"心理反应。而肇事者则受到双倍心理压力,一方面是创伤的影响,另一方面是对他人负伤的责任感。临床上往往表现为沉重抑郁,悔恨交集,自责,沮丧失望,反复想死,甚至产生自杀行为等。对这类患者支持性心理治疗是重要措施之一,严重者可给抗抑郁药。

(三) 康复后心理

各种创伤有不同性质、部位及病因,但在康复期都有共同的反应特点,如患者多考虑康复后社会适应、工作能力变化、生活功能锻炼等问题。这类心理反应的发生与病前个性特征、伤残程度、心理社会环境因素有关。伤残程度严重、影响功能活动明显者,病后适应也较困难。一般面部伤残和肢体功能的受损对心理影响最为明显。性格暴躁者,常操之过急,急于求成,过度地进行功能锻炼与活动,其效果往往适得其反,甚至最终出现自暴自弃的结局。相反,依赖型性格者,一切听从他人指导与帮助,不作主观努力,又可使功能恢复及适应过程延长,病情慢性化。当失去周围人支持时患者常表现为抑郁、灰心。另外,家庭成员关系、家属对疾病态度、经济来源保障及社会支持等,均对创伤后康复产生不同程度的影响。

创伤康复期,尤其工伤、交通事故及斗殴致伤者,当由肇事对方赔偿患者全部损失时,患者很易出现迁延不愈的"赔偿性神经症(compensation neurosis)",症状迟迟不消失,或其症状与创伤程度不符。这主要是"继发性获益"在心理上强化,使疾病过程大为延长。若处理不好,少数患者可成为终身的"社会残废"。处理原则应是劝告双方尽早解决经济或司法纠纷,及早明确责任及治疗方案,减少后遗症,建立良好医患关系。同时,告知对方患者创伤好转情况,让其从维护患者的利益出发,对患者给予适当照顾。但也要避免过度的生活照料,以免使患者产生病态性依赖心理。

七、器官移植中的心理问题

脏器移植是一门新兴学科。肾脏移植开创了脏器移植的医学新纪元,角膜移植、肝脏移植及心脏移植,也相继取得成功。今后将会有更多的脏器移植。究竟脏器移植会产生怎样的心理反应?这是一个值得研究的课题。

器官移植术对于供者(多为患者近亲)与受者都会构成心理学上的问题。供者想到的是降低了自己生命的安全系数,他们的贡献也可能并非完全自愿而是受到某种压力。受者对脏器面临生理排斥与心理排斥双重反应。生理排斥现象产生躯体不适,引起患者焦虑感。心理反应可分为三阶段,即异体物质期、部分同化期与完全同化期。

异体物质期,见于术后初期。受者想到是以损害他人的健康来延续自己的生命,即使器官取自刚死的人也是将自己的生存机会建筑在别人死亡的基础上,会陷入深沉的忧郁。有的患者嫌恶自己依赖罪犯(真实的或想象的)脏器而生存,产生罪恶感,导致病情恶化;同时患者想到有一种不属于自己的物体进入体内，会产生一种强烈异物感，觉得这一脏器功能活动与自己的功能不相协调，自己身体的体像及完整性受到了破坏，因此担心自己的生命安全而恐惧不安，为自身脏器的丧失而抑郁、悲伤。有时，这种排斥还受到供者与受者个人间关系的影响。如果是活着的供者，他原先与受者有矛盾，使受者从心理上厌恶这一脏器，可拒绝这来自该人的脏器。曾见报道，有一患者在肾脏移植后情况一直良好，至第 3 个月末突然获悉移植的脏器来自一个他深恶痛绝的亲属，患者立即陷入忧郁，不久发生肾功能衰竭而死亡。

进入部分同化期及完全同化期后，不良心理反应大为减少。此时受者到处走访打听，希望详细了解使他获得第 2 次生命者的全部历史、特征，甚至生活琐事，犹如我们对所得的心爱物品，总想作详尽了解。曾有报道，供者的详情被患者了解后，供者的心理特征可能对受者的心理活动及人格产生影响。如女性患者移植男性肾脏后，心理活动变得男性化；相反，男性患者性格亦可女性化。

以肾脏移植为例，器官移植后患者心理反应的发生率是很高的。有人统计 292 例肾脏移植患者，其中 94 例(32.2%)发生不良心理反应，主要是焦虑和抑郁，有 7 名曾有自杀行为。就移植成功率而言，供者活着的高于尸体，而不良心理反应发生率恰恰相反。有报道，供者是活着的亲属时，不良心理反应发生率达 57%，而供者为死者时则为 31%，其原因尚待进一步研究。加拿大奎北克某医院血液透析和肾脏移植组对 40 多例患者进行了持续 10 年的研究，结果发现，肾脏移植后的早期阶段，患者通常是以欣快和再生感为其特征，常伴有自恋情绪及“被奇迹般地治愈和复活了”的幻想。因为肾脏移植在患者看来似乎不仅是一种避免死亡的手段，而且能摆脱因透析而引起的本能剥夺。紧接着是幻想的觉醒和抑郁。患者往往因幻想的醒悟而感到沮丧，“新生”并不是像最初幻想的那样美好，没有“从此摆脱患者状态”，仍要回院来检查身体情况和移植器官的功能，观察和治疗并发症及排除药物的可能并发症。此时患者可因为有体型与容貌改变的并发症出现而产生不同程度的幻想。患者会出现一种适应性策略，表现在下列言语中，“我眼光不超过明天”或“我只瞄准短期目标”等。这种态度称为“得过且过”综合征，实际上，这也是一种适应与防御心理的反映。这种综合征有两种类型。一种类型是退缩性夸大性防御，在意识中只对移植器官为代表的部分自我排斥，有抑郁和焦虑，面对自身死亡的抑郁与焦虑则被否定。此型在身心方面的预后较差。另一种类型是紧张性轻躁狂性防御，此时一方面对于移植器官为代表的部分发生排斥反应，有抑郁、焦虑；另一方面，也不排除关心整个自身死亡的抑郁、焦虑。这种类型在身心方面预后良好。

移植器官存活固然重要，但生命的质量和整个生命本身则是更重要的。我们应在关心患者整体健康的前提下，去关心移植器官，同时关心这类患者的心理反应。做过器官移植手术者，如肾移植、肝脏移植、人工角膜移植、安装人工心脏起搏器或人工瓣膜者，他们的生命完全掌握在医生手中及其使用的仪器及药物上了，患者对医护人员的依赖性增加，多数采取被动服从态度，但也有理想及敌视态度。面临疾病恶化与发生并发症威胁，医护人员应给予仔细治疗，耐心解释。家属及社会应给予精神和经济上的支持，可减少抑郁、焦虑的不良反应。随着内脏移植的发展，器官移植的心理学知识将会进一步得到充实与提高。

（吴文源）

第十章
心 理 治 疗

第一节 心理治疗概述

一、心理治疗的一般概念

当人们遇到心理压力或心理问题时，常会得到家人、亲朋好友或社会各方从精神上给予的支持、安慰、劝告、指导和各种帮助。虽然也能带来宽慰、理解和同情，能缓解心理挫折和创伤引起的痛苦，但这些仅仅是一些非规范、非职业化的帮助，不同于心理治疗师的帮助。因为心理治疗师受过严格的专业训练，有相应系统的理论为指导，采用的是科学严谨的方法，同时又具有一定的临床经验，所以，来自心理治疗师的以语言交流为主要形式的治疗才是正规的职业化的心理治疗。

（一）心理治疗的定义

所谓心理治疗是一种治疗形式和特殊的人际关系过程，经过专业训练的治疗师与患者之间，或者在集体环境中与小组成员之间建立起语言或非语言的交流或沟通，运用心理治疗的理论和技术，对患者进行治疗。其目的是为了帮助患者改善情绪障碍，改变不合理的思维模式和不适应的行为方式，消除或缓解患者的心理问题与心理障碍，促进人格的成熟和发展。

（二）心理治疗的对象和范围

从广义的角度来讲，凡有心理上的痛苦和功能失调，希望并能够接受心理治疗的人都可以适用心理治疗。但在实际临床运用中，心理治疗主要适用于如下一些对象。

1. *有心理困扰的人* 由于早年某些伤害性的经验，成长发展过程中的扭曲，在现实的社会生活中应对失败、适应不良而引起心理困扰的人。

2. *遭受心理挫折和打击的人* 由于面临的应激性社会生活事件，遭受到打击而失去心理平衡的人。有时可表现为神经症和某些精神症状。

3. *精神疾病患者* 心理治疗常用于神经症患者，对于一些精神病性障碍的患者也可根据病情以及患者的个体情况实施心理治疗。心理治疗可以帮助他们有效地提高应对能力，更好地适应环境，提高社会功能，预防疾病复发。

4. *行为适应不良者* 对于各种因素引起行为偏差和适应不良的人，可以实施心理治疗。但是接受治疗的指征与他们的求治愿望有着密切关系。

5. *心身疾病患者* 由于身患躯体疾病而引起的某些不良心理反应。

心理治疗还有一些禁忌证，并非所有的心理障碍患者都可接受心理治疗。以下一些患者不宜实施心理治疗：

没有主动求治动机和愿望的患者：若患者没有渴望改变自己的要求，很难做到全身投入、密切合作，难以配合心理治疗师所实施的心理治疗。

有偏执性特质和态度的患者：有偏执人格特征的患者会盲目抵制对他们的任何改变，所以难于同心理治疗师建立正常的治疗性医患关系。

会出现冲动而失控的患者：这些患者的承受能力很低，不能适应心理治疗中的挑战和压力，容易突然中断治疗或做出难以预料的冲动性行为。

无法进行正常语言交流的患者：语言交流是心理治疗的最基本手段，由于各种原因在语言沟通上有障碍，又难以用其他方式替代的患者不宜采用心理治疗方法。

二、心理治疗的类型

心理治疗有多种类型，最常用的心理治疗类型有以下三类。

1. **个别长程心理治疗** 精神分析是最典型的个别长程心理治疗。心理治疗师通过患者的自由联想来收集资料，运用医患关系、追溯童年经历和对梦的分析等方法，从不同角度去解析患者早年的问题是如何反映在当前面临的心理问题中。精神分析每周 3～5 次，疗程很长，可达几年时间或者更长。

2. **个别短程心理治疗** 主要的方法有短程精神分析、认知-行为治疗和患者中心治疗等。这些治疗的共同特点是疗程时间基本限定，但是受限的时间长短不等。一般可分为 3 类：1～6 次，7～25 次和 26～40 次。短程心理治疗的目标明确，结构紧凑，操作性强。

3. **人际关系治疗** 主要包括家庭治疗、夫妻治疗、小组或团体治疗等。这类治疗注重运用人际间的交流沟通、承担角色、分享情感、认同关系等技术来改善家人、夫妻和各类群体中的人际关系，达到个人心理健康的目的。

三、心理治疗师的会谈技巧

在心理治疗中最主要的形式是医患之间的会谈。心理治疗师如何掌握好会谈技术，把握会谈的基本要领，是心理治疗能否成功有效的重要条件。在心理治疗的谈话中应该注意如下一些要点。

1. **尊重患者，认真投入** 无论患者的背景地位是高是低，心理问题是轻是重，心理治疗师都应该自始至终地尊重他们。在诊疗一开始，心理治疗师就应该认真投入，谨慎反应。

2. **积极发现患者的潜能** 心理治疗师应该在谈话中密切注意患者的积极方面，重视他们没有发挥出来的潜能。因为这些正是患者能够转归的重要因素。

3. **确切理解患者的信息** 许多患者在向心理治疗师叙述心理困扰、内心感受、躯体不适、行为反常时往往有他们独自的言语和表达方式。所以心理治疗师不能单从一般的字眼上来理解患者的表达，要确切了解和读懂患者提供的信息。

4. **给予反馈，确认聆听的效果** 心理治疗师在谈话中应不断作出应答和给予反馈。可以通过复述的方式把已领会的有同感的意思用自己的语言再表达，以确认自己聆听的效果。

5. **领会非语言性表达** 患者除了语言表达之外，还会有其他各种表达方式，如目光、表情、手势、音调等。另外，自主神经系统的反应，如出汗、脸红、心跳、腹痛等也是一种信息的表达。所以心理治疗师不能忽视患者的非语言表达。

6. **着眼于当前的问题** 虽然很多患者的病程很长，心理问题的根源又与过去的经历和挫折有关，但是心理治疗师与患者的谈话重点仍应放在当前的问题上。因为，治疗的目的重点是为了解决患者当前存在的心理问题。

四、心理治疗的疗效评定

心理治疗的总体目标是患者的心理健康。患者的感觉、体验、情绪、心境、行为、躯体症状、个性的表现、社会生活适应和应对能力等都能反映心理的状况。因此，可以通过能检测上述指标的各种临床评估手段，用自评、他评和仪器检测等方法来评定心理治疗的实际效果。

五、心理治疗师的职业准则

心理治疗师必须遵循一定的行为准则。首先，心理治疗师的工作模式必须符合生物-心理-社会的医学模式。心理治疗师不仅要从生物、心理、社会的多角度去评介患者，而且要从这些方面着手进行干预和治疗。其次，心理治疗师必须具备自己的职业道德。对心理治疗师最基本的道德要求如下。

1. **维护患者的利益** 心理医生必须要以患者为中心，在治疗过程中当各种利益发生冲突时，医生应该把患者的利益放在首位。

2. **充分估计自己的能力** 心理治疗师应充分衡量自己的能力。当医疗中遇到难题无法解决，或者患者已不再适宜自己继续予以治疗时应该及时转介，推荐患者到更合适的地方继续接受治疗。

3. **注意保密** 心理治疗师必须为患者保密，不能向任何人谈及患者的隐私。如果心理治疗师知道了患者有明显的自杀意图，为了抢救患者的生命，可以采取积极的防范措施。

4. **限定医患关系的范围** 由于治疗性医患关系是心理治疗的基础，心理治疗师需要明确限定自己医疗关系的范围。通常，心理治疗师不宜接纳患病的家人、亲属、好朋友或亲密的同事作为自己的治疗对象。

5. **不能自我推崇** 心理治疗师切忌向患者推崇自己，不应以自己的某些成绩为手段来拉拢患者，更不能向患者作出任何对疾病的预后没有把握的允诺。

第二节　精神分析治疗

一、精神分析概述

精神分析治疗(psychoanalysis)形成于 19 世纪末，由奥地利精神病学家 Freud 在广泛总结前人研究成果以及自己的临床观察基础上创立了精神分析的理论体系及治疗方法。以后，在 Freud 的精神分析基础上衍生出多种心理治疗方法，那些与精神分析法关系较为接近的治疗方法称为心理动力学心理治疗，与精神分析法关系不很紧密的方法称为人际关系治疗。

以精神分析的理论及治疗技术为基础，Freud 的同辈、学生以及后人又作了进一步的发展。因而形成了几个发展阶段：①Freud 精神分析。②新精神分析学派。主要是 Alfred Adler 的个体心理学(individual psychology)，认为要真正了解一个人，同时了解他的家庭情况以及家庭成员之间的相互关系十分重要，治疗需要加入家庭的元素。③后精神分析学派。主要包括 Freud 的女儿 Anna 始创的“自我心理学”(ego psychology)，提出自我比本我和超我更为重要，主张要加强对自我的分析以及关注当前的困难与冲突，力图增加自我的功能。

Freud 精神分析强调心理决定论，认为我们所有的想法、情感和行为都是由预先的精神活动所决定，而这些精神活动都是在潜意识中进行的。Freud 认为，人们童年时期在生物学和情感方面的需要没有得到满足，就会将这些痛苦的记忆放逐到潜意识中，虽然心理防御机制能够避免意识和面对这些内容，起到暂时的抗焦虑作用，但是却消耗了机体整体的心理能量(libido)。精神分析治疗的目的就是为了帮助患者洞察到自己困扰的来源。患者由于潜意识中的某些无法接受的内容而产生焦虑，精神分析家就试图让患者把这些内容带入到意识的层面，从而意识到这些潜意识的内容和信息。当心理冲突从潜意识转入到意识层面之后，患者就获得了内省，得到了转变。同时因心理防御机制的使用减少，所释放的心理能量也不再侧重注入心理防御机制，可使用到其他更为合适的功能方面。

二、精神分析治疗的基本理论

精神分析学派的理论比较复杂，Freud 的理论和著作已经渗透到当代社会的方方面面，不仅对精神病学和心理学产生了深远的影响，而且也影响到哲学、文学、电影及其他领域。对于精神分析的理论需要正确的理解，需要超越肤浅的继承，这样才能真正领会这一心理治疗方法的基本思想及原则。

(一) 心理结构理论

Freud 将人们的心理活动分为三个层次，即意识、前意识和潜意识。

1. **意识(consciousness)** 是心理结构的表层，是人们心理活动的外显部分，是与机体的感知相联系的心理活动。意识活动遵循“现实原则”，符合社会规范和道德标准。

2. **潜意识(unconsciousness)** 也有人翻译为“无意识”，是人们心理活动的深层次结构，是人们无法意识到的心理活动。人们的大部分心理活动都是处在潜意识中，平时的日常行为都受到潜意识的驱动。潜意识中的心理活动内容包括人类本能的欲望和原始的冲动以及被压抑的愿望。潜意识是人类心理原动力的所在。

3. **前意识(preconsciousness)** 是介于意识和潜意识之间的心理活动。即当前未曾注意到，但在集中注意，认真回想，没有干扰时能进入意识的活动。前意识的作用是保持对欲望和需求的控制，使其尽可能按照外界现实要求和个人的道德来调节，是意识和潜意识之间的缓冲。

(二) 人格结构理论

Freud 认为人们的人格结构可以分成三个部分，即本我(原我，id)、自我(ego)和超我(superego)。

1. **本我** 追求生物本能欲望的满足，是人格结构的基础，是人格中的一个永存的成分。“本我”与生俱来，存在于潜意识中。“本我”的内容除了人类共有的带有原始的特性以外，还具有个体的特征。“本我”遵循“快乐原则”而不顾及“现实标准”，只是通过“自我”间接地表现出来。

2. **自我** 是意识状态下的自己。“自我”的功能主要有检查现实、适应环境、区分主客观界限、控制情感与本能活动以及对体验进行综合判断。“自我”可以按“现实原则”确认是否可以满足“本我”的各种要求。

3. **超我** 是在后天的教育中形成的,具有自我控制与道德监察的功能。“超我”代表良心或道德力量的人格结构部分。“超我”的活动遵循“道德原则”。

(三) 心理发展理论

Freud 通过对儿童成长过程的观察以及回溯成年神经症患者的童年成长史得出结论,认为从婴幼儿开始的整个童年阶段受挫的心理发展对人格特征的形成以及成年后的精神疾病的形成有着重要的影响。童年成长史可以划分为以下五个阶段。

1. **口唇期(oral stage,0～1 岁)** 在这一阶段,婴儿的口腔及周围黏膜是获得满足的最重要的身体部位。婴儿通过吸吮和吞咽等活动来获得满足和快乐。在此阶段,婴儿的性敏感区在口唇部位,性驱力投注的对象是母亲或母亲的替代者。

2. **肛门期(anal stage,1～3 岁)** 在此阶段幼儿的原始欲力主要靠大小便的排泄所产生的刺激获得快感和满足。此时期对幼儿卫生习惯的训练十分重要,如果管制太严,可能会留下后遗性的不良影响。

3. **性器期(phallic stage,3～6 岁)** 此阶段处在儿童的学龄前期,主要是靠性器官部位获得满足,从而获得原始欲力的需要。在这阶段中幼儿喜欢触摸自己的性器官,在性质上已算有“手淫”的开始。此时期幼儿已经能辨别男女性别,并以父母中的异性者为“性爱”的对象。于是便出现了男童以父亲为竞争对象而爱恋母亲的现象,而女童则以母亲为竞争对象而爱恋父亲的现象。

4. **潜伏期(latent stage,6～12 岁)** 6 岁以后的儿童兴趣日趋广泛。从对自身和对父母的关注转变到对周围事物的兴趣上。此时,原始欲力呈现出潜伏状态。在这一时期,男女儿童之间在情感上显得比以前疏远,团体性活动有男女分离的倾向。

5. **两性期(genital stage,青春期以后)** 这一阶段的开始时间,女生约在 12 岁,男生约在 13 岁。这时个体的性器官开始成熟,生理方面与心理方面都显示出两性的特征及区别,两性的差异开始显著。在此时期,性的需求开始转向相似年龄的异性,出现两性生活的想法,有了婚姻家庭的意识,由此性心理的发展也趋于成熟。

(四) Carl Jung(荣格)的理论

Jung 是 Freud 的学生,但却持有不同的学术观点。Jung 相信人格由心理能量决定,但不是性力和攻击力。潜意识对人们的行为有重要的意义,但是潜意识由两部分组成:个体潜意识和集体潜意识。个体潜意识的内容与 Freud 的潜意识理论相似,而集体潜意识是一种对全人类轨迹的潜在记忆,具有象征符号的普遍性意义。Jung 的治疗分析法在于指导患者去探究他们的梦、幻想以及象征的使用,目的是帮助患者获得对内心世界的了解。

(五) Alfrec Adler(阿德勒)的理论

Adler 也不同意 Freud 关于潜意识是行为驱动力的观点。Adler 认为人的行为是由社会兴趣和欲望驱动的,所以意识更为重要。人们心理防御机制的激发不仅仅是由于机体内部的威胁,而且也包括来自于外部的威胁。Adler 十分重视每一个个体的独特性,他把自己的理论命名为个体心理学(individual psychology)。他对儿童和家庭功能特别感兴趣,认为要真正了解一个人,了解他最早的家庭情况以及家庭成员之间的关系十分重要。Adler 又强调了自卑在心理障碍中的重要性。他认为所有的人都经历过自卑的感觉,只是有的人为了平衡这种感觉取得了很多成就,有的人却没有能够平衡这种感觉,结果形成了一种消极的个性特征,这称作为“自卑情结”(inferiority complex)。

在治疗中,治疗师同样需要建立良好的医患关系,由此来提高患者的社会兴趣,同时也强调家庭的格局。既关注童年时期的记忆，又重视患者在家庭结构中的处境及家庭成员之间的关系。相信通过治疗，患者能够减少自卑感，并增加日常功能。

三、精神分析治疗的常用技术

经典的精神分析是一种治疗次数多，需花很长时间的心理治疗。一般患者每周要接受3～5次精神分析，每次1 h，持续时间3～5年。这是一种长程的心理治疗过程。从20世纪70年代起，现代的精神分析已经努力在不失去其特色的前提下，大大缩短了标准的精神分析时间。对于一些典型的精神障碍的治疗时间可以缩短到4～6个月。精神分析的常用技术如下。

1. **催眠** Freud在总结自己临床经验的基础上相信，催眠可能是开启潜意识秘密的钥匙。但是Freud又认为，催眠之所以没有持久的效果，主要是因为患者在接近意识内容时会回避自我。患者仅在被催眠的状态下，才能接触到潜意识的内容。但是当他们从催眠中醒来，他们的心理防御机制又开始继续发挥作用，使患者无法意识到潜意识的内容。

2. **自由联想** 为了让患者能够接触到潜意识，同时又回避心理防御机制的作用，Freud创立了一种解决的方法，这就是“自由联想”技术（free association）。患者在进行自由联想时，躺在长榻上，医生鼓励患者说出此时想到的任何东西。治疗师仅是一个仔细和专心的聆听者，并不引导患者的叙述。Freud认为，在这种无结构的、不确定的叙事情境下，患者会很放松，其潜意识的内容会浮现。由于患者是完全苏醒的，不同于催眠状态，所以能够意识到整个过程，由此很多被揭示的潜意识内容会变成患者有意识的体验和记忆的一部分。在自由联想中患者可能并没有意识到他们随意叙述的意义，但是心理分析师却可以理解和解释患者那些似乎是漫无边际话语中的重要意义。

3. **梦的分析** 这也是一个与自由联想相似的过程。Freud认为，人在睡着的时候，自我的控制较觉醒的时候放松，所以潜意识能够自由地在梦里表达。所以梦是通向潜意识的捷径。Freud将梦的内容分为两个水平：“梦的显意”和“梦的隐意”。“显意”是指梦的实际内容，而“隐意”是指显意的象征。由于梦的隐意经过充分的伪装后，以更加温和的、可以接受的显意形式出现，我们才能够继续做梦，而且在醒来时还能想起梦的内容。做噩梦是由于心理防御机制在起作用。梦从隐意转换为显意的过程称为“梦意加工”（dream work），这是在潜意识中进行的。虽然是一种伪装的形式，但是它允许我们表达我们无法接受的愿望和感情，以达到自我的释放，这是一种自我保护的过程。

在梦的分析过程中，精神分析师经常要求患者对梦的内容进行自由联想，这样有利于让患者提供所意识的内容，便于患者和心理分析师更接近、理解患者潜意识中的动机、记忆和冲动。

4. **化解阻抗** Freud认为，阻抗是精神分析不可避免的一部分。患者通过心理防御机制来避免体验那些无法接受的冲动、情感和记忆，这正是阻碍患者和分析师将潜意识的内容带入意识中的阻力。所以化解阻抗便是精神分析中不可缺少的一个环节。精神分析师要想方设法鼓励患者接受治疗，尽可能避免他们在治疗阶段出现的退缩。要尽早发现患者在治疗中的阻抗表现，如在自由联想中语速突然减慢，突然走神或谈论到生活中一些无意义的细节等。分析师要敏感地觉察阻抗的出现，随时化解这些阻抗。

5. **医患关系与移情** 精神分析的核心是患者与精神分析师良好的医患关系及联盟，这种关系有别于一般的人际关系和医患关系，因为这一关系的好坏会直接影响到精神分析的效果。

在心理治疗联盟中有一个很重要的方面，这就是移情(transference)。在治疗过程中，患者会出现一种指向治疗师的情感(如愤怒、依赖、吸引等)。尽管这种情感与现实情况不相符，但是患者似乎是发生在现在一样在重新体验过去的经历和感受。这是他们把潜意识中的情感转移到了与治疗师的关系中。移情发生在潜意识过程中，而不是一个逻辑的过程，所以不会考虑逻辑、时间或地点。在精神分析的情况下，移情才能得到分析，并用作为改善病情的一种方法。移情在精神分析中非常重要，因为它能将潜意识的需要和冲突带到意识中，患者能够真实地触及到这种感受。

6. ***解释与修通*** 在精神分析中，患者必须在知识上和情感上达到一个新的水准，并在这个水准上对自己的行为进行内省和理解，这种内省和理解需要分析师对患者向前压抑的内容进行治疗性的解释(interpretation)。解释包括用新的语言来重新阐述患者的行为和感情，以及形成一个新的参考框架。通过解释告诉患者某一行为的潜在意义，包括移情关系的内涵。

在作解释之前，心理分析师必须要考虑患者是否能够接受这一解释。如果患者没有思想准备，就会产生抵触，无法听取和接受这些解释，会直接影响治疗的效果。所以分析师在对患者的深层次冲突和情感作解释之前，先要对患者的心理防御机制和阻抗进行一番解释。分析师在对患者潜意识中的愿望、情感和记忆进行反复的解释时，患者会在很多不同的背景下反复体验和理解这些解释，这一过程被称为修通。修通需要一个较长的时间过程，所以精神分析治疗的时间也就随之需要相当长。

7. ***现代心理动力学的治疗方法*** 由于后继的精神分析的理论家、研究者和治疗学家不断改进和发展 Freud 最初的理论和方法，形成了现在的精神分析取向治疗，又称为心理动力学治疗。

现代心理动力学治疗与经典的精神分析有所不同，具体体现在：①用非常简洁的解释替代 Freud 理论中很多用语及复杂的结构。②认为人际关系与个人的内心活动同样具有重要的价值。③治疗较传统的精神分析更加简明，定义更加明确易懂。现代心理动力学的治疗方法有多种，较有代表性的有自我心理学、客体关系、短程心理动力治疗、人际关系治疗等。

(1) 自我心理学：由 Freud 的女儿 Anna 创建，更强调了自我的重要性。自我心理学的关注点并不集中在本能、需要以及早年的童年经历，自我分析更加重视当前的困难与冲突。治疗师通过激励患者的积极合作，增强其自我效能和适应能力，帮助患者认识和建立自己的优势，努力去适应环境。与精神分析相比，自我心理学的治疗更趋于一种重新养育和教育的过程。自我分析的心理治疗比传统的精神分析所花的时间要短得多。

(2) 客体关系：这是建立在 Otto Kernberg、Heinz Kohut、Margaret Mahler、John Bowlby 等心理学家研究基础上的。客体关系理论不同意 Freud 的人受性本能和攻击本能驱使的观点，对于人性持有一种更加积极的观点，认为人的动机是寻找社会支持与他人的合作，或者称之为是在寻求"客体"。强调婴儿和儿童与抚养者的关系对于个性的形成以及以后人际关系的质量有着极为重要的影响。客体关系心理治疗注重于探查患者人际关系的本质，以及寻找在这些关系中那些早期人际关系经历所存在缺陷的渊源。客体关系心理治疗的治疗目的不仅在于了解儿童的人际关系以及这种人际关系的模式是如何带入成年以后的生活中，而且同时运用与治疗师的移情关系来构成人际关系问题的原型，帮助患者意识到这些有缺陷的人际互动的行为和态度，从而改善人际关系，以达到治疗当前心理问题的效果。

(3) 短程心理动力治疗：一些 Freud 学派的继承者认为传统精神分析的过程不需要这

样冗长和繁琐，于是在20世纪70年代开始了短程心理动力治疗的实践。Malan、Sifneos和Davanloo等学者主张，要鼓励治疗关系中移情的发展，通过对移情关系的分析，将潜意识中的冲突意识化，这样治疗的周期能够短得多，从15次到50次不等。最近，研究者和临床医生对短程心理动力治疗又进行了改进。心理学家Hans Strupp和他的同事创建了限时性心理动力治疗(Time-Limited Dynamic Psychotherapy，TLDP)，他认为病理心理源于患者生活中产生和维持的不良人际关系，这是一种恶性循环模式，即患者刻板的人际关系行为、对自己的负性情绪、其他的人际交往中的自我挫败的期望，最后导致问题性的人际关系以及病理心理的出现。TLDP能够获得疗效的机制是患者能够意识到自己与他人交往中不良的态度和情感。患者通过与治疗师建立稳定的治疗性医患关系，并体验不同人际关系的结果来学习新的行为模式，从而消除心理障碍。

第三节　行为治疗

一、行为治疗概述

以行为主义理论发展成的心理治疗方法称为行为治疗。学习理论始于苏联生理学家Ivan Pavlov。他在对狗的实验中发现，铃声这种无关刺激，只要通过与食物一起组合刺激，也能逐渐成为与食物一样的刺激信号，最后能单独引起狗的唾液分泌，这就是著名的经典条件反射的实验。由此得出结论，从一个无关的刺激转换为具有某种信号属性的过程，也是一个潜在的新行为模式形成的过程。美国心理学家John Watson对Pavlov的工作进行了改进和发展，致力发展学习的原理，关注外在的可观察的行为。Watson认为，人们与生俱来有三种基本情绪：害怕、愤怒和爱。他通过对婴儿和白鼠的实验证实了情绪是可以学习的。于是他想运用学习和条件反射的原理改变人们的问题行为或适应不良的行为。他对于儿童遗尿症采用尿湿即构成铃声响的方法，成功治疗了遗尿症，为行为治疗有效地应用到临床提供了重要的依据。20世纪50～60年代还有三位学者为行为治疗的发展做出了巨大的贡献。这就是美国的B. F. Skinner，南非的Joseph Wolpe和英国的Hans Eysenck。

1953年Skinner撰写的《科学和人类行为》一书的出版，把行为研究的方向从经典条件反射转向操作性条件反射。操作性条件反射涉及的是行为后果的处理，行为的后果能够改变行为的出现及频率。Skinner提出了行为治疗及行为矫正的概念，并提出心理学家应将注意力和实践集中到可观察测量的行为和控制这些行为的环境因素。他成功地用操作性条件反射的理论和技术治疗了精神发育迟滞、精神分裂症以及吸烟和饮食障碍等患者。

Wolpe(沃尔普)是南非一名精神病学家，最早也受训于精神分析，后来转向对于行为的实验研究。他通过对放在笼子里的猫实施电击，从而诱导其产生恐惧。他发现电击后的猫出现拒食的现象并表现出焦虑和恐惧的行为。他又发现，通过给猫进食可以产生抑制焦虑的效应。最终他通过使用称为“交互抑制”(reciprocal inhibition)的条件反射方法成功地利用猫的进食反应抑制了焦虑，从而克服了对于某一事物已经构成的恐惧。1958年Wolpe阐述了交互抑制的原理：如果一个能拮抗引起焦虑的刺激出现，使之产生了一种对抗焦虑的反应，那么原本引起焦虑反应的刺激与焦虑反应之间的联系就会被削弱。能拮抗焦虑的反应方法有多种，包括肌肉放松、自信行为、性行为等。Wolpe根据交互抑制的原理发展了一种治疗引起焦虑的恐惧行为的方法，这种方法被称为“系统脱敏疗法”。

Eysenck是一位英国临床心理学家，他在1959年首先提出了"行为治疗"的术语。他所撰写的《行为治疗和神经症》一书和创办的《行为研究和治疗》学术杂志对行为治疗的发展产生了深远的影响。

二、行为治疗的基本理论

行为治疗是指开展和实施某些程序和方法，来帮助人们改变自己的行为。包括通过改变环境来影响和改变行为的方法。以下是行为治疗中行为矫正的基本理论及原理。

（一）行为强化

1. **行为强化的定义** 当一个行为造成有利的结果时，这个行为更有可能在将来的相似环境中被重复。也就是在一个具体的行为发生以后，就有一个直接结果紧随这个行为，这就会导致这个行为在将来被加强了。

2. **正性强化和负性强化** 强化有正性强化和负性强化之分，两者都是加强行为的过程，也就是说，它们都会增加这种行为再出现的可能性。但是，在正性强化中，随着行为的发生出现了刺激的增加或刺激强调的增加（正性刺激），而在负性强化中，随着行为的发生出现了刺激的消除或刺激强调的降低（负性刺激）。

3. **逃避行为和回避行为** 在负性强化中会出现逃避行为和回避行为，这两者之间也有所区别。在逃避行为中，行为的发生导致已经存在的一个负性刺激的终止，也就是说个体通过从事某个具体行为来逃避负性刺激，从而强化了这个行为。在回避行为中，行为的发生阻止某种负性刺激的出现，即个体通过从事某一具体行为来防止负性刺激，从而强化了行为。

4. **非条件强化物和条件强化物** 有一些刺激物与人们的生存价值有关，如食物、水和性刺激，这些都成为自然的正性强化物，而逃避痛苦的刺激，如严寒、酷暑、令人不适的刺激，这些正性和负性的强化物被称为非条件强化物，因为这些刺激的形成不需要条件或训练。另一类强化物称为条件强化物，是指通过与一个非条件强化物或者一个确定的条件强化物配合，能变成强化刺激的中性刺激物。所谓中性刺激物是指目前并不具有强化刺激功能的刺激物，它并不影响所跟随的行为。例如父母的关注、金钱、奖券、代币等。

5. **影响行为强化效果的因素** 行为强化的效果会受到若干因素的影响。这些因素包括：①直接性：当刺激物在行为之后立刻发生，它作为强化物的强化效果更大。②一致性：刺激物与行为的一致性越大，它作为强化物的强化效果越大。③已形成的事件：有一些事件能够使具体的行为在某一时候比在其他时候更具有强化作用。④个人差异：行为的结果成为强化物的可能性因人而异。⑤强度：强度越大的刺激物作为强化物的效果就越明显。

（二）行为消退

1. **行为消退的定义** 一个先前被强化的行为不再得到强化的时候，这种行为就会减少或停止。

2. **行为消退过程中的特征** 在行为消退的过程中具有一些特征：其一，是"消失爆发"。这是指被强化的行为一旦得不到强化的时候，行为的频度、持续时间或强度会出现暂时性的增加或者暂时性的异常。其二，是"自然恢复"。即行为在消退发生一段时间后又会再次发生。自然恢复是行为在消退之前，遇到以前行为类似环境的条件会再次发生的一种倾向。如果强化物一直不再出现，那么行为的消退就会维持很长时间。

（三）惩罚

1. **惩罚的定义** 当一个具体的行为发生，在这行为之后立刻紧随着一个结果，于是将来这个行为不太可能再次发生。

2. **正性惩罚与负性惩罚**　正性惩罚是指，一个行为发生之后，跟随着一个刺激物的出现，其结果这个行为将来不大可能再次发生。而负性惩罚是指，一个行为发生之后，跟随着一个刺激物的消除，其结果这个行为将来不大可能再次发生。

3. **非条件惩罚物和条件惩罚物**　痛苦的刺激物或者极端水平的刺激具有生物学上的重要性，这种刺激物称为非条件惩罚物。例如炎热、寒冷、电击、疼痛、呕吐等。条件惩罚物是指通过与一个非条件惩罚物的中性刺激物或者另一个条件惩罚物搭配形成的惩罚物。例如，语言中的"不"、威胁、罚款、警告、训斥等。

4. **影响惩罚效果的因素**　与影响强化效果的因素相似，包括直接性、一致性、已形成的事件、个体差异和强度。①直接性：如果一个刺激在行为之后立刻出现，那么它作为惩罚因素的效果会更大。②一致性：如果刺激的出现与行为相一致，那么它作为惩罚因素的效果就会更大。③已形成的事件：有一些事件能够使具体的行为在某一时候比在其他时候更具有惩罚作用。④个人差异：行为的结果成为强化物的可能性因人而异。⑤强度：强度越大的负性刺激作为惩罚刺激的效果越明显。

三、行为治疗的常用技术

行为治疗的技术有很多种类，这里重点介绍一些常用的行为治疗技术。

（一）系统脱敏(systematic desensitization)

又称为交互抑制法，是一种缓慢的，逐步暴露的行为干预技术。这种方法主要是通过指导使患者逐步分级地暴露于伴有焦虑情绪的恐惧情境中，并通过放松训练，以放松的状态来对抗这种焦虑情绪，从而达到降低焦虑而克服恐惧的目的。

在系统脱敏治疗过程中，治疗师的鼓励、赞许对患者的操作训练起着强化作用，使患者在恐惧情境下仍保持放松，不再引起焦虑，这样，恐惧行为就会自然消退。换句话讲，治疗师有步骤地让患者在放松状态下想象并逐步接触以前曾引起他恐惧和回避的情境，逐步增加其耐受程度，由于处于放松状态，患者一般不会出现回避行为，并且能直接体验到平静和放松的情绪，因而原先产生恐惧反应的强化因素被消除，这样经过反复多次操练以后，患者的恐惧和回避行为就会逐步减退和削弱。

系统脱敏疗法的实施包括四个步骤。

1. **确定系统脱敏的具体目标**　进行系统脱敏的第一步是由患者和治疗师共同确定需要进行脱敏治疗的靶目标。目标应该是明确、具体、现实、可以操作的。例如对于恐惧的系统脱敏，无论是针对场所恐惧、社交恐惧还是特殊事物的恐惧，其目标都必须十分清晰、明了、具体。

2. **设定恐惧的程度等级**　在治疗师的指导下，根据患者主观度量尺度，以极度恐惧为100单位，心情平静为0单位，分别划分出中间状态，如轻度恐惧为25单位，中度恐惧为50单位，高度恐惧为75单位等。然后以主观度量尺度从轻到重设定不同等级单位的对恐惧事物不同恐惧程度的情境。

例如患者对乘地铁的场所恐惧，可以细分为：①看地铁车厢内环境照片：5单位；②想象乘坐在地铁车厢内：10单位；③站在地铁候车室，看到地铁到达站台：25单位；④当地铁停站后，车厢的门打开时，患者快速走进车厢并即刻退出车厢：50单位；⑤当地铁到站后走进车厢，乘坐1站路在下一站就下车：75单位；⑥在地铁到站后走进车厢，乘坐3站路后下车：90

单位;⑦能乘坐在地铁车厢内,路程超过 5 站路:95 单位。⑧能乘坐地铁到达任何目的地:100 单位(表 10-1)。

表 10-1 对乘地铁场所恐惧的程度等级表

序列	恐惧情境	单位
1	看地铁车厢内环境照片	5
2	想象乘坐在地铁车厢内	10
3	站在地铁候车室,看到地铁到达站台	25
4	当地铁停站后,车厢的门打开时,患者快速走进车厢并即刻退出车厢	50
5	当地铁到站后走进车厢,乘坐 1 站路在下一站就下车	75
6	在地铁到站后走进车厢,乘坐 3 站路后下车	90
7	能乘坐在地铁车厢内,路程超过 5 站路	95
8	能乘坐地铁到达任何目的地	100

患者处在不同程度恐惧情境而不可回避时可能伴有焦虑情绪,同样也可以根据主观度量尺度,以极度焦虑为 100 单位,以轻松自如为 0 单位,进行不同等级的评估及单位估量。

3. **放松练习** 可以运用腹式呼吸、沉思、全身肌肉松弛等练习。使人体全身肌肉进入放松状态,各种生理反应指标,如呼吸、心率、血压、肌电、皮电等都达到放松的反应指标。放松练习每日 1～2 次,每次历时半小时,一般需要进行 6 次以上练习,以达到全身能够迅速进入松弛状态为合格标准。

4. **分级脱敏训练** 要求患者在全身放松的状态下,按某一等级的恐惧情境进行脱敏练习。在脱敏练习的过程中治疗师必须积极关注,保持良好的医患关系,在有条件的情况下最好治疗师能亲自在场,若有实际困难,患者在练习中也需要有一位十分信任的助手陪同。对于每一等级恐惧情境的脱敏练习必须征得患者的同意,只有患者在某一等级的恐惧情境中通过放松而完全适应了恐惧的情境,消除恐惧的效果得到充分巩固后,才能在患者认同下进入后一级恐惧程度较重的情境进行深一步的脱敏训练。

针对患者恐惧事物的不同类型,系统脱敏的方法也有一些相应的变化。最常用的有以下四种方法:①真实生活脱敏法:此法的主要特点是采用引起恐惧反应的实际刺激物代替想象。②接触脱敏法:这种方法特别适用于特殊物体恐惧症,例如对蛇或蜘蛛的恐惧。③声像脱敏法:治疗师根据同患者一系列交谈的结果,制作出逼真的录音、录像或多媒体素材对患者的恐惧进行脱敏治疗。④情绪性意象法:这种方法的主要特点是治疗师通过形象化的描述,诱导患者的兴奋、自信和勇气等积极的情绪。

(二) 快速暴露法(exposure)

又称为冲击疗法或满灌疗法,是让患者快速暴露在刺激性的环境或事物中,使之承受并适应这种刺激环境或事物。快速暴露法主要适用于恐惧障碍以及某些强迫行为(强迫仪式动作)。对于场景恐惧及某些特殊恐惧更适合使用此方法。

对于快速暴露法的具体操作需要注意以下一些要点。

(1) 对于需要暴露的对象,包括恐惧的场景、特殊的事物或强迫仪式动作等都必须十分具体,不能似是而非,模棱两可,要具有十分清晰的针对性。

(2) 患者需要有一定的文化程度,有强烈求治要求和良好的合作态度,这样才是适合接受快速暴露治疗的对象。如果患者有人格障碍的基础，恐惧无特定对象，强迫症状十分多样或缺乏信任和合作，都不适宜列为暴露干预的对象。

(3) 患者的求治动机和治疗场所的安排(医院、特定情境或家中)以及家庭成员参与治疗过程等对快速暴露的疗效有着很大的影响。在治疗前需要让患者充分地了解暴露疗法的原理和方法，并与患者一同制定治疗计划。取得患者的同意和合作，调动患者的主观能动性，使其积极参与治疗。如果能有某些家庭成员参与督促及指导患者的暴露，则有利于暴露疗法的顺利进行。

(4) 应用快速暴露法治疗需要根据不同的问题制定相应的暴露治疗计划。在快速暴露的过程中会出现意外或并发症，例如，对血液和外伤恐惧的患者在暴露治疗时，可能出现晕厥、心动过速或心动过缓，因此需要在治疗过程中特别加以重视。对于合并有严重心肺疾病的患者，不适宜采用快速暴露治疗。由于快速暴露也可能引起心理、生理剧烈反应，可能加剧恐惧，导致回避，甚至可引起呼吸循环意外等，所以接受快速暴露的患者需要经过严格的筛选。

(5) 对于社交恐惧的患者，在实施快速暴露前，需要对患者的人际关系进行特别准备和处理，要事先对患者进行社交技巧方面的训练，避免患者直接进入到社交环境中出现强烈的惊慌失措状态，从而导致行为干预的失败。对于性问题方面的恐惧患者需要事先调整其夫妻情感关系，然后再根据制定的暴露计划实施行为干预。

(6) 不可忽视良好的医患关系。医患之间的轻松、愉快关系有助于患者克服不良行为。一般认为治疗师和患者之间的关系是一种共同参与模式。在实施快速暴露期间，治疗师或家庭成员都不允许采取强制或体罚的手段迫使患者完成治疗计划。

(三) 厌恶疗法(aversive conditioning)

厌恶疗法的目的是减少适应不良或不健康行为的发生频率，如酗酒、吸烟、暴食以及服用其他有害刺激物的行为等。治疗是通过不愉快的、恶性刺激的方式来产生一些不愉快的情绪。所以厌恶治疗的方法只有在正性的行为治疗效果不佳时才采用。

厌恶疗法最常用来消除成瘾行为或破坏性行为。例如，为了治疗一个有严重吸烟习惯的患者，治疗师在来访者每次吸烟时给予一个厌恶刺激，或是用气味难闻的气体喷到患者的脸上，或是用轻微的电击刺激患者的手指。经过多次这种配合后，患者会把吸烟与难闻的气味或电击等不愉快感受联系起来。同样，为了减少或消除酒精依赖，治疗师可将催吐药混入酒精饮料中，或者在患者喝酒的同时给予注射催吐剂，以致酒精成瘾者在饮酒后产生恶心和呕吐。又如对于有严重躁动不安的精神病患者和一些有自伤性行为的自闭症儿童可采用电击方法的配合。

但是，有关厌恶疗法的预后存在着争论。例如戒酒药二硫仑与酒精相互作用所产生的恶心感，缺乏长期的疗效。电击能抑制吸烟和暴饮暴食，但长期的疗效欠佳。需要强调的是，即使在厌恶治疗能够取得成功疗效的情况下，治疗师一般也尽可能不用这些方法，只有在其他较少产生痛苦的行为治疗无效时，才可考虑使用厌恶疗法。

(四) 放松训练

放松训练(relaxation training)是一种通过调节患者自主神经兴奋状态从而达到减轻焦虑和恐惧的行为干预技术。自主神经兴奋状态表现为全身肌肉紧张、心悸、四肢发冷、脸色苍白、呼吸局促、出冷汗等。而放松训练能够降低自主神经的兴奋性，使机体调整到平静、松弛、安宁、舒适的状态，从而能够减轻或消除焦虑和恐惧情绪。

放松训练最为常用的方法有渐进性肌肉松弛法和腹式呼吸法。

1. 渐进性肌肉松弛法 当人体的局部肌群人为地进行收缩紧张，随后立即放松，肌肉将出现比原先更加松弛的状态，这就是肌肉松弛法的基本原理。治疗师在指导患者进行渐进性肌肉松弛法训练时可以分为以下三个步骤操作。

第一步，放松练习需安排在宁静无干扰的室内进行。让患者坐在一张舒适的靠椅上，轻轻闭上双眼。

第二步，首先选择优势侧手及手臂进行，使肌肉紧张 5 s，然后突然放松。让患者体会到紧张与放松状态之间的区别，集中关注和仔细体验此时的松弛状态 5～10 s，患者可以清晰地感受到放松后的局部肌肉的舒适及轻松。然后根据表 10－2 的顺序，依次对全身的每组肌群进行紧张及放松练习。

表 10－2 全身不同部位肌群及紧张方法

肌 群	紧张的方法
1. 优势侧的手和手臂	先用力，向肩部屈肘
2. 非优势侧的手和手臂	同优势侧
3. 前额及双眼	睁开双眼并提眉，尽可能使前额有很多抬头纹
4. 上颊及鼻子	皱眉，斜眼，皱鼻子
5. 腭部，下颊，颈部	咬牙，翘起下巴，嘴角降低
6. 肩部，背部，胸部	耸肩，尽可能地往后拉肩峰，好像要使它们互相触到
7. 腹部	轻轻向腰部弯曲，上腹部挺起，尽可能地紧张肌肉，使腹肌坚硬
8. 臀部	收紧臀部，同时向下推压椅子
9. 优势侧大腿	推挤肌肉，使之紧张变硬
10. 优势侧小腿	脚趾向上翘，伸展并紧张腓肠肌
11. 优势侧脚	脚趾向外，向下分开，伸足
12. 非优势侧大腿	同优势侧
13. 非优势侧小腿	同优势侧
14. 非优势侧脚	同优势侧

第三步，当患者能够熟练地掌握全身每一肌群的紧张放松练习，并做到不依赖图表或录音提示，能完全记忆放松肌群的整个程序时，患者可以尝试不通过顺序性地对每组肌群进行紧张放松练习过程，而直接进入到自我全身放松。在这种过渡中可以通过一些提示语，如“我要全身放松”，由患者在自我提示下立即进入到全身的放松状态，最终达到自我提示和全身放松形成一种条件反射。患者能够在对自己进行提示放松后便即刻进入到全身放松的状态。

2. 腹式呼吸法 当患者处在焦虑状态下，都伴随自主神经的兴奋，呼吸会表现为浅而快的局促紧张状态。此时若用一种慢节奏的深呼吸来取代，通过呼吸的调整能够达到减轻焦虑的效果。用以取代的深呼吸是一种腹式呼吸，是通过膈肌的上下运动达到的一种深呼吸。腹式呼吸的训练有以下两个步骤。

第一步：患者选择一个舒适的静坐姿势，用一只优势手轻放在胸肋下的腹部，这正是膈肌的位置，以检察腹部的运动状态，而用另一只手放在胸部以检查胸部的运动状态。当患者使用膈肌进行深呼吸时，可以通过优势手感受到腹部向外慢慢地放松地鼓起，而放在胸部的手感到胸廓略微有平稳的运动。此时的腹式呼吸才达到了膈肌深呼吸的要求。

第二步：练习腹式呼吸可以选择坐姿、站姿或躺着的姿势。先慢慢闭上双眼和嘴巴，缓缓地用鼻子吸气 3～5 s，腹部有向外鼓出的感觉。然后再缓缓地用鼻子呼气 3～5 s，把肺部的空气顺着膈肌的向上运动，自然地排出体外。这样反复的练习能够产生降低焦虑的效果。在进行腹式呼吸的练习中，患者应该把注意力集中在对呼吸的感受上，感到腹部在内外运动，胸部保持平稳。腹式呼吸的最终效果体现在降低焦虑的程度。

腹式呼吸练习是众多放松训练的一个组成部分，腹式呼吸可以配合其他放松练习同时运用。

（五）代币疗法（toke economy programs）

在现实的社会生活中，很多方面都实际是在应用代币法的原理规范人们的行为。例如，当人们有了成绩，能够获得奖励，得到奖金、奖券、奖状、分数等。代币管理计划和执行有几个需要注意的方面：①行为的改变必须可操作化，代用币或其他象征性的强化物一定是可选择的。②参加者一定能用代币来换取物品、服务或权利。在赢得代币之前，必须明确代币与物品的交换率。

代币法制定的最初目的主要是用于医院、福利院等处的住院人群。以后扩展了使用的范围，可以用于慢性精神疾病的住院患者，也可以在正常人群中使用。

第四节　认 知 治 疗

一、认知治疗概述

20 世纪 50 年代开始，认知治疗和行为治疗出现整合，学术界称之为“认知-行为治疗”（Cognitive-Behavior Therapy）。Albert · Ellis（艾利斯）和 Aaron · Beck（贝克）为认知-行为治疗的形成及临床应用做出了杰出的贡献。

Albert · Ellis 原是一位精神分析师，由于他对精神分析治疗家的相对被动的角色以及治疗进程的缓慢感到不满意，从而离开了关注潜意识的内驱力和性心理阶段的精神分析治疗，转而对于影响情绪和行为的认知或思维的重要性产生了浓厚的兴趣。Ellis 旨在通过改变人们的思维方式来改善人们的情绪和行为功能。他在 1955 年就出版了《理性生活指南》，1961 年出版的《心理治疗的理性及情绪》具有里程碑的意义。他创立的理性情绪疗法，阐述了被称为适应不良行为的 ABC 理论。Ellis 认为应激性生活事件（A：activating events）不会直接引发心理障碍或情绪反应的后果（C：consequences），而非理性信念（B：irrational beliefs）或不现实的解释，是导致人们对所遭遇的生活事件产生心理障碍的真正原因。Ellis 又把 D 和 E 加入到他的理论中，治疗师通过争辩（D：disputing）和指导患者对非理性信念进行调整，用恰当的理性信念来替代非理性信念，最后要求患者对替代的效果（E：effects）进行评估。Ellis 以他的临床实践，推进了他的治疗方法，因而被公认为是认知行为治疗创建者之一。

还有一位为认知行为治疗的创始人，这就是 Aaron · Beck。1959 年他开始在宾州大学担任精神医学助理教授，并做梦的研究。他曾经对抑郁症患者进行梦的分析。研究过程使他感悟到精神分析的前提，包括实际方法与规划经不起学术分析的严格检验，实验结果和临床的观察使Beck放弃了精神分析的治疗模式。1967年Beck完成并出版了名为《抑郁症：成因与治疗》的书。1973年，Beck和他的同事完成了《抑郁症的认知治疗》的训练手册，并根据此手册的理论和技术，进行了对认知治疗与氯米帕明（氯丙米嗪）药物治疗的疗效对照研究。1979年在《认知治疗与研究》的创刊号中刊登了Beck和他的同事合作撰写的论文：《有关单相抑郁症的认知疗法与氯丙米嗪治疗的疗效比较》，结果发现认知治疗的效果优于药物治疗。同年《抑郁症的认知治疗》一书正式出版，这是一本在抑郁症的研究与治疗方面的经典著作。由此美国精神医学会给Beck颁奖，表彰他创立认知治疗以及对抑郁症研究的成就。1982年Beck被誉为"十大最有影响力的心理治疗学家"。如今Beck还在继续认知治疗的深入探索，如新模式的应用，心理治疗方法的整合，通过进化论、动物行为学、演化模式等，进一步发展认知治疗。他的新著作中讨论了吸毒的认知治疗，住院患者的认知治疗，认知治疗在临床与非临床人群中的应用等很多新的专题。

鉴于学术的发展历程，原来的"认知行为治疗"（cognitive behavior therapy）的提法逐渐被"认知治疗"（cognitive therapy）所替代。认知治疗的英文缩写仍为CBT，在业内，这些专用名词已经被约定俗成。在认知治疗中，同样包含行为干预技术的应用。但是认知治疗和行为治疗理论上、实践上仍存在着差异。认知治疗以人为本，坚信人有自由意志，可以改变自己，人有改变自己的责任，每个人都想改变。认知治疗注重于人们的内在世界、个人的知觉与组织信息的方式，以及这样的组织形式是如何影响个人的情绪与行为。认知治疗强调人和环境的高度互动，也充分肯定环境因素对人的客观影响。在认知治疗中应用行为治疗技术，目的是要改变患者的认知。若要患者保持新的行为模式，必须改变其认知，同时行为的改变又会激发患者对于认知的改变。认知治疗坚持以情绪、行为和认知这三个通道来解释人的功能。而认知通道则是进入到这一"群集"（constellation）的入口，是患者产生改变的最为主要的动因，其他的通道也同样需要兼顾。

在2002年左右，美国有一些学者开展了应用功能性磁共振成像（fMRI）来检测认知治疗在大脑成像方面的变化研究。Bandettini博士于1993年发表论文，指出人脑功能性磁共振能激活脑图像的量化测量。从某种角度说，人脑的fMRI研究也即是fMRI对人类认知研究的开始，也是心理学和影像学联合的一个重要里程碑。已经发表的研究结果证实，认知治疗的客观效果能够通过fMRI进行检测，同时能够从生物学的成像技术反映疗效的变化，可以将认知治疗对心理疾患所获得的疗效进行客观的检测和评估。目前对于认知治疗的fMRI研究也逐渐增多。一个谈话类的认知治疗的疗效能够通过大脑成像术及各种生物学指标来达到科学的检验，这对重视认知治疗的心理治疗师来说，所取得的从精神到物质大跨度的成效，无疑增添了巨大的自我认同和对前景的十足信心。

认知治疗还在不断的发展之中，已经被世界各国的心理治疗专业学者所吸纳，经过"本土化"的过程成为各国患者能够接受的，行之有效的，能被临床证实并具有生物学指标验证的科学的心理治疗方法。

二、认知治疗的基本理论

（一）认知治疗的定义

认知治疗是根据认知过程影响情感和行为的理论，通过认知和行为干预技术，从改变人们的不合理的想法和看法着手来调整不良情绪和不适应行为，达到克服心理障碍，使心身健康的心理治疗方法。认知治疗原来所包括的理性情绪疗法、自我指导训练、Beck认知治疗和问题解决治疗等方法，现在已经被整合。

(二) 认知治疗的特点

认知治疗的显著特点体现在以下十个方面。

1. **医患关系信任和谐** 医患关系是认知治疗的本，没有这个坚实的基础就不可能有整个顺畅的治疗过程，也不能产生既定的疗效。由于治疗师认识到医患关系对于认知治疗的重要意义，不断关注和应对医患关系中不断出现的新问题，所以治疗师的努力完全能够使得医患关系保持良好的信任和谐状态。认知治疗就能以此为本，顺利地、结构化地逐步推进。

2. **当下问题重点关注** 认知治疗与其他治疗有一个很显著的区别就是“活在当下”。这一理念需要深入到治疗师和患者双方对治疗的基本取向。重点关注患者当下的问题是认知治疗的特征，认知治疗是由近到远地扩展、延伸。治疗师所关心的患者的想法、情绪、行为、生理反应都是当前的，新鲜的。

3. **设定目标现实具体** 认知治疗十分务实，所设定的目标必须是“看得见，摸得着”。认知治疗的目标由医患双方共同设定，十分具体，十分现实。它的疗效实在，肯定，能够评估，可以实证检验。

4. **治疗结构严格有序** 认知治疗是一个具有严格结构的心理治疗。这种结构规范、严谨、周全、细腻。当治疗的结构被具体化后，无论是治疗师还是患者，都会逐渐熟识这一整体的结构框架，并主动地根据这一结构来循序渐进地将认知治疗不断深入，直指目标。

5. **干预过程医患合作** 在整个认知治疗的过程中，尽管治疗师占主导地位，但治疗的中心却是患者。无论是实施认知干预还是行为干预，这些都是医患的合作过程。治疗师是启发和引导，而患者是思考、操作和配合。患者也有主动的一面，这是由他求治愿望的动力所产生。患者一般会根据治疗师的要求进行刻苦努力及尽力发挥。

6. **实施技术便于操作** 认知治疗的各项技术都比较容易掌握，易于操作，甚至有人会误认为是一些简单的技术。由于认知治疗的过程很直观，所采用的认知和行为干预技术也相当明确和直接，认知治疗的技术与其他心理治疗相比，其操作性较强，没有想象、假设、投射、释译的间接成分。

7. **疗程时限短期为主** 认知治疗属于短程治疗，一般为期在 3 个月左右。也有一些情况使治疗的时间延长，这是根据患者的需要及患病和治疗过程的特殊性而定。有的需要半年，也有一些需要 1 年时间。随着人格障碍的认知治疗的开展与发展，部分认知治疗所需要的时间便会长一些。但总的情况，认知治疗仍属于短程治疗，大部分可以通过 3～6 个月的时间治疗好患者的心理障碍。

8. **疗效显著仪器可测** 20 世纪 90 年代初，美国已经有一些学者开始应用 fMRI 方法来检测抑郁症患者在大脑成像方面的表现。多年来研究最多的是把抑郁症患者检测结果与正常人对照组进行比较。研究发现患者的扣带回、杏仁核、前额叶皮质、侧脑室旁回等大脑区域能够显示出明显的差异。认知治疗的过程以及疗效的评定已经走出了原来偏重于主观的方法，开始使用脑科学的检测手段，以更客观的生物学指标来表达认知治疗的客观结果。

9. **标本兼治不易复发** 认知治疗的一个公认特点就是它的疗效巩固，不容易复发。这种效果是同药物治疗以及其他某些心理治疗进行比较对照的结果。认知治疗之所以能够获得稳定的疗效是因为它是标本兼治的治疗，不仅解决了浅表层面的情绪、行为和想法等问题，而且解决了产生这些问题的根底，从根本上铲除了构成心理问题的根源。

10. **中国患者乐意接受** 中国个人乐意接受认知治疗的哲学渊源可以追溯到 2 700 年

前孔子的教诲。孔子提倡人应成为一个“知人”,也就是智人的意思(《论语·颜渊》)。真正具有智慧的一个重要标准是面对人心所具有的判断力。在认知治疗的临床实践过程中,中国患者都比较愿意接受这种调整方法,一般都没有什么抵触情绪及强烈的阻抗。

(三)认知治疗的适应证

认知治疗在20世纪70年代初是以抑郁症为主要的治疗疾病。不久,焦虑症和恐惧症也归到认知治疗的适应证范围。随着认知治疗的推广发展,强迫,创伤后应激障碍(PTSD),心境恶劣,自杀,儿童抑郁,儿童性依赖,厌食症,肥胖症,老人和妇女的心理困扰,精神活性物质依赖,分裂样人格障碍,边缘人格障碍,自恋人格障碍,多重人格,同性恋,慢性疼痛,性功能障碍,夫妻治疗,家庭治疗,精神分裂症,住院患者的心理治疗,这一些问题都能够被认知治疗的应用所覆盖。近年来,认知治疗的涉及面还在拓展,延伸到教育、服刑、教养等领域。认知治疗还在发展,它的适应证的范围也同样在同步拓展。但是作为认知治疗师不要随意地延伸认知治疗的范围及功能,因为并非所有精神疾病患者都适合接受系统规范的认知治疗。

(四)认知治疗的基本原理

1. *Beck的基本观点* Beck认为,认知过程是行为和情绪的中介,不适应行为和不良情绪可以从认知中找到原因。当认知中的曲解成分被揭示出来,正确合理地再认识,并进行有效的调整,在重建合理认知的基础上,不良情绪和不适应行为也就随之能得到改善。

2. *心理问题的两个层次模式* 认知治疗的理论把心理障碍的问题划分为两个层次,一个是表现明显、容易表述、能够清晰意识的表面层次的心理问题,通常表现为情绪、行为和想法三个方面。其中任何一个方面出现问题,都会影响到其他两个方面。尤其是在受到压力的情况下,三方面的交叉影响就更加显得突出。另一个是沉积较深、不易觉察、形式固定的潜在层次的心理问题,又称为潜在心理机制。这是有心理问题的人在他心理的深层次中往往存在着一些较为固定的曲解认知成分。它的主要形式包括假设、规则、信念和图式(schema)。这些成分都处在意识中,并与成长经历尤其是早年的经历、经验密切相关。

3. *功能失调性自动想法* 自动想法是指个体在一定的情境下,大脑中自然而然涌现出的对自己、对他人及对周围环境评价的一闪而过的念头,故又称为“一闪念”。自动想法是自发涌现的,快捷的,简洁的,并非经过深思熟虑的一种思维流。如果自动想法是曲解的、失真的、非理性的,它就会引发出人们的负性情绪和不适应行为,同时也产生了失调的社会功能。

功能失调性自动想法是产生心理问题的重要因素。常见的功能失调性自动想法的形式有以下几种。

(1) 过度引申(overgeneralization):将以往生活中曾经发生的特殊事件引申成为以后一直会发生的普遍现象。例如:上次我失误了,以后我肯定会经常犯同样的错。

(2) 选择关注(selective abstraction):选择性地关注复杂事物的某些负性方面,而忽视事物的其他方面。例如:我发觉有些人已经看出了我的紧张表情。

(3) 好走极端(dichotomous thinking):是一种极端性的想法,认为事物只有两种可能,不是“好”就是“坏”,不是“全”就是“无”,不是“黑”就是“白”,全然不考虑事物存在中间状态的可能性。例如:如果我没能做到最优秀,那我就是一个彻底的失败者。

(4) 瞎猜心思(mind reading):没有客观依据,随意负面地猜测别人的想法和反应。例如：这位同事迎面走过没有和我打招呼，肯定是瞧不起我，对我不屑一顾。

(5) 错怪自我(personalization)：把因外界因素所致的负性结果都归咎于是自己的原因。例如：这次班级没评上先进与我考试临场发挥不好有直接关系。

(6) 情绪推理(emotional reasoning)：听任负性情绪引导自己对客观现实做出随意诠释，通常又可称为感情用事。例如：我的情绪很抑郁，因此我的婚姻迟早要出问题了。

(7) 完美主义(perfectionism)：对自己要求十分完美，苛求尽善尽美。例如：我若没有做到最好就很不踏实。

(8) 理所当然("should" statement)：用"应该"、"必须"来设定自己的动机和行为目标。例如：我在任何方面都必须是最棒的，否则怎么能够做到出人头地。

(9) 以偏概全(oversimplification)：用片面的观点看待整体事物。例如：我乒乓球打不好，我没有体育天赋。

(10) 任意推断(arbitrary inference)：又称非逻辑思考。缺乏严密逻辑思考，对事物随意地做出推论。例如，常言道"字如其人"，我的字写得很差，我的为人处世也会很差。

4. ***潜在层面的认知模式*** 潜在层面的认知又称为潜在心理机制(underling psychological mechanism)，这是心理问题的根底。潜在层面的认知是浅表层面认知的基础和支撑，从而影响浅表层面的认知。如果潜在层面的认知存在问题，功能失调，就会影响浅表层面的自动想法，产生功能失调的自动想法，从而对情绪及行为也构成负面影响。潜在层面的认知包括核心信念及中间信念。

(1) 核心信念：信念是人们从童年开始逐步形成的对自我、他人及世界的自认为可以确信的看法，其中高度概括，根深蒂固的观念则称为核心信念。核心信念有以下一些特征：①始于童年：核心信念的形成往往可以追溯到人们的童年，但并非都是在童年时期已经完全形成。②事出有因：核心信念的形成并非无中生有，它的产生有其来源，这就是个人经历中的各种社会生活事件。③信以为真：人们对自己已形成的核心信念一般都是充满自信和依赖，认为其核心信念是真实的、正确的、可信的、有意义的、有价值的。④牢固稳定：核心信念一旦形成便十分牢固稳定。因为核心信念处在认知的主导地位，所以每个人都是从核心信念出发来看待、评价自己及其他各种外界事物。⑤表达困难：由于核心信念是个人的核心观念，尽管这些内容存在于意识层面，但由于处在潜在层面的认知结构中，所以个人在表达这些内容方面会存在一定的难度。

负性核心信念就是个人对自我、他人及世界的非理性的、功能失调的核心信念。负性核心信念通常可分为三种类型，即对自我评价的负性核心信念，对他人评价的负性核心信念以及对世界(环境、处境)评价的负性核心信念。

(2) 中间信念：人们浅表层面的认知始终受到潜在层面认知的影响，处在潜在层面的核心信念会在一定条件的激发下启动对浅表层面自动想法的影响，从而带动对人们情绪及行为的一系列相应反应。患者的负性核心信念对功能失调性自动想法的影响并非是直接作用，而是通过功能失调的"规则"和"假设"使作用传递影响到功能失调性自动想法。在认知治疗的理论中把处于中介形态的功能失调的"假设"和"规则"称为中间信念(intermediate beliefs)。中间信念属于潜在层面的认知，患者在接受认知治疗的过程中相对容易触及到这一层面。因此，治疗师在挖掘和矫正患者的潜在心理机制时，一般都先着手于探索、检验并矫正负性中间信念。

三、认知治疗的一般过程

(一)建立治疗性医患关系

在认知治疗中所建立的治疗性医患关系,具有认知治疗的特色。认知治疗的治疗性医患关系是治疗师和患者为了解决某些目标,为了共同而又各有区分的问题,在有限的时间阶段中融洽相处。他们都抱着一致的愿望,精诚合作,探究并全力以赴地解决好这些问题。患者的问题是自己的心理障碍,而治疗师的问题则是如何帮助患者去消除心理障碍。

(二)全面评估,确定目标

每一个患者的问题、挫折、艰难都有各自的特点。作为治疗师要想治疗好患者的心理疾患,若没有对于患者的全面的、细致的、深入的、同感的了解就很难做到对患者的全面评估,也无法准确地设定治疗目标,更不可能有的放矢地规划治疗计划和有效实施心理干预。

确定治疗目标在认知治疗中是一项重要的务实内容。这既是设定治疗的方向,也是明确医患双方在单位时间阶段中需要达到的切实治疗效果。认知治疗的最大特点是现实和务实,所以在确定治疗目标时有一个原则,就是必须达到一个真实的效果,是能“看得见,摸得着”的疗效。

(三)病例概念化

病例概念化是贯穿整个认知治疗过程的一项工作。当治疗师接受一位患者并正式开始认知治疗的首次谈话时,病例概念化的构建工作实际上已经开始。在患者介绍自己的情况,提供各种有关信息的同时,治疗师也同步开始梳理患者的资料,评估患者本人以及患者的问题,这些内容实际上已经为构建病例概念化打下了基础。

(四)识别和收集功能失调性自动想法

功能失调性自动想法指的是会直接引出人们心身功能失调的负面结果的自动想法。这些结果包括不悦的情绪、不适应的行为、不适的躯体反应等。自动想法之所以会导致一系列的功能失调,是因为这些想法的本身存在着问题和缺陷。所以治疗师需要指导患者了解功能失调性自动想法,如何识别功能失调性自动想法,如何收集功能失调性自动想法。

(五)检验和矫正功能失调性自动想法

认知治疗的基本原理就是通过改变患者对自己、对他人、对环境、对世界的功能失调的,负性的,曲解的,非理性的想法和看法,从而来调整改变患者的情绪、行为和生理反应,达到消除心理问题和心理障碍的目的。治疗师在运用认知干预技术的同时,要循序渐进地引导患者对功能失调性自动想法逐步认识,逐步动摇,逐步淡化,逐步放弃。

(六)探索、检验并矫正负性中间信念

探索功能失调性假设和规则,首先要启发患者了解假设和规则,让患者了解人们从童年开始以及以后的成长发展过程中会因一些内外因素,遇到某些重大或特殊的社会生活事件,在不知不觉中对个体的认知产生了深远的影响,潜移默化地形成了个人的一套信念系统,其中主要包括中间信念(假设和规则)。假设的表述形式通常有“如果……那么……”“倘若……那么……”“万一……就……”“即使……就会……”等,而规则通常表达为“必须……”

检验并矫正功能失调性假设和规则的技术有很多,常用的有挑战功能失调的规则,成本-效益分析,合理假设替代等。

(七)揭示、质疑并矫正负性核心信念

如果说认知治疗具有标本兼治的功效,那么揭示、质疑并矫正负性核心信念这一步则是

能够产生此疗效的最为关键的一步。治疗师应让患者理解负性核心信念并非是永久凝固的，牢不可破的。只要患者努力矫正负性核心信念，完全有可能摆脱负性核心信念的束缚，从改变信念做起，达到功能失调认知和行为的全面调整。常用的技术有苏格拉底式对话，行为试验，理性-情感角色扮演，以他人为参照点，自我显露，重建早期记忆，运用比喻方法，重建合理信念，等等。

(八) 巩固疗效，预防复发

在治疗的后期，巩固疗效，预防复发成为又一个重点。心理治疗师仍要注意强化医患关系，求得患者稳定的配合。力争在结束疗程之前使患者完全掌握调整认知和应对困难的能力，从而防止退步和复发。

第五节　人本主义心理治疗

一、人本主义心理治疗概述

人本主义心理治疗(humanistic psychotherapy)模式中最有影响力的学者是美国心理学家 Cark Rogers(卡尔·罗杰斯)。他在 20 世纪 40 年代创建了一种人格理论和心理治疗的方法，进行了一些相关的研究，并对其治疗效果进行评价。他的治疗方法最初称为“非指导性心理治疗”，后来命名为“来访者中心心理治疗”(client-centered psychotherapy)，最后改为“以人为中心的心理治疗”(person-centered psychotherapy)。

Rogers 的心理治疗观与 Freud 理论有着截然的不同。两者之间的最大差别在于对人性的不同认识。Rogers 对人生的观点是：每个人都有与生俱来的积极乐观的人性观。他认为在精神分析的治疗中所采用的方法是一种权威性的方式对个体进行的治疗。他指出，治疗师并非是行家，而真正的行家是来访者。因为只有来访者才清楚地知道他们自己的体验、问题的性质以及解决问题的最好方法。他把在治疗中接受帮助的人称为来访者(client)而不称其为患者(patient)。

Rogers 提出两个心理治疗的基本原则：第一，治疗师和来访者之间存在着支持、随意和非指导性的关系，这在解决问题和改变人格中起着关键的作用；第二，应采用实证研究的方法来了解和评估心理治疗的过程与结果。

二、人本主义心理治疗的理论

人本主义心理治疗理论的基本模式可以归纳为以下六个方面。

(1) 人们以各自独有的感受来理解自己所处的现象世界。所谓现象世界就是在特定时间里个体感觉意识里所有的东西。现象世界是每个人行为的决定因素，影响着每个人做出自己独有的决定和行为表现。

(2) 人们有能力意识到自己的行为，知道是什么激发了他们的行为。来访者清楚他们求治的行为动机是为了自己的心理健康，这也是他们寻求心理治疗帮助的目标。

(3) 人生原本就是健全的、健康的或正常的。只是错误的学习或创伤性的经验破坏了正常的发展，才会变得能力下降和不健康。

(4) 人有能力控制他们的生活和命运，心理健康的人能够做到控制自己以及相应的行为。

（5）心理健康的人行为是有目标、有指向的。他们对于环境或内动力所做出的反应并不是被动的，而是受到自我指导的(self-directed)。

（6）治疗师不应该操纵来访者的任何事情，相反，应该创造条件帮助来访者做出他们有主见的决定。当来访者不再关心别人对他的评价，对他的要求，对他的偏爱时，他们的生活就会被一个内在的积极的驱动力所指导，向着健康的方法成长和发展。

Rogers提出了“自我概念”(self-concept)和“自尊”(self-esteem)的重要概念。他认为每个人都会发展为一个真实的自我(real self)和一个理想的自我(idea self)。真实的自我是指个人在当前功能下的自我概念，是当前意识层面中的自我的各个方面；理想的自我是指个体渴求的自我概念。理想的自我经常是建立在内化了的价值观之上，并且以其他人的目标为基础，即把别人的期望当成了自己的期望。大多数个体都会不同程度地体验到真实的自我和理想的自我之间所存在的不一致。两者之间适度的不一致可以成为促进自己成长和变化的动力。然而，当真实的自我和理想的自我差距太大时，就会出现对自身的不满，随后就会表现出烦恼、不幸和沮丧的情绪。

心理障碍形成的原因是环境的因素以及个人的自我体验阻碍了个体积极成长，并干扰了个体与他人的有效交往，使得个体远离了自己的真实体验。当个体试图根据别人的价值观或目标去生活，而不是按照自己的动机和目标生活时，该个体的自我和体验之间，真实的自我与理想的自我之间就出现了明显的不一致和冲突，于是就很有可能产生心理障碍。此外，当个体十分注重于别人对自己的反应，将会使个体忽视和怀疑自己的真实体验，从而使情绪变得很焦虑，使得他们一直在追求达到和满足别人的期望而不是在为达到自己的目标而生活。这种状态对个体是一种极大的压力和沉重的负担，由此影响了整个心态。

人本主义心理治疗强调促进来访者的领悟和自我理解，最终达到调整心理状态的目的。心理治疗的目标是向来访者提供支持和同感(empathy)，帮助来访者探究他们的行为、情绪以及人际关系的本质及意义。在治疗师的引导下，让来访者阐述和面对他们在过去和现在所做出的选择，使来访者能够与别人真诚地、坦率地、自然地、友好地相处。尽管在心理治疗过程中，具体的目标由来访者自己设定，但是这些目标实际上都包含了发展真实性及自我实现的一般目标。

三、人本主义心理治疗的常用技术

Rogers对于来访者中心治疗的具体操作方法有详尽的阐述。他认为心理治疗要产生疗效，需要具备六个核心条件，这是治疗师为来访者积极成长和充分发挥潜能所创造的条件，这是来访者中心治疗的永恒成分。

（1）来访者和治疗师必须有心理上的接触(psychological contact)。因为只有在密切的人际关系中，来访者才能出现重要的、积极的改变。

（2）来访者处在一种心理或情绪的不协调状态中，显得十分脆弱或焦虑不安。这种不协调的实质是来访者真实的自我与理想的自我之间的不一致。

（3）在治疗性关系中，在治疗的交谈中，治疗师的姿态应是协调的、整合的、真诚的，要做到准确地意识自己的经验和感受，并且能够使用心心相印的融洽方式来进行治疗。

（4）在整个治疗过程中，治疗师对待来访者需要做到“无条件的积极关注”(unconditional positive regard)。也就是要做到温和地接受来访者的感受，无论来访者的感受是正性的还是负性的，治疗师都要无条件地接受这些有不同特征的感受。要为来访者着想，从来访者需要的角度来关心来访者，而不能带有任何支配性或强制性的要求。

(5) 治疗师应充分理解来访者的内心体验，要做到有“同感”，并尽量把这种理解向来访者表达，及时给予反馈。要真正做到充分理解来访者的体验，治疗师就应站在来访者的角度，想象自己就是来访者，由此来感受来访者内心的体验。治疗师应以来访者的观点作为参照的框架，而不是以自己的观点来理解来访者所持有的问题。这样治疗师才能做到保持中立的态度，不受来访者任何情感表达的影响。治疗师只有做到准确、深刻的同感，才有助于识别来访者自己没有意识到的体验。所以说，正确的同感可以超越来访者的当前意识，可探究出来访者意识之外的体验。

(6) 最后，治疗师应把对来访者的理解和无条件的积极关注传递给来访者。对于治疗师来说，仅仅体验来访者的感受是不够的，还必须把这些信息有效地传递给来访者，让他们有所意识并有所改变。

此外，“开放式提问”能为来访者提供更多的阐述自己思想和情绪的机会。在交流中的“自我显露”(self-disclosure)技巧以及对于儿童采用做游戏的形式，都可以在治疗中灵活运用。

Rogers认为以上六个核心条件对于达到心理治疗的效果虽然很重要，但也不是所有的来访者都可通过这些操作获得理想的治疗效果。如果有的来访者智力过低，有的来访者面对着不利的却又无法改变的严峻社会条件，还有的来访者本人并非有主动接受治疗的强烈意愿，对于他们就很难通过言语性的治疗获得切实有效的治疗效果。

第六节 医学心理咨询

一、医学心理咨询概述

(一) 医学心理咨询的概念

心理咨询(psychological counseling)是心理学的一个分支，应用十分广泛。关于心理咨询的定义有多种阐述，一般的概念为：心理咨询师运用心理学的原理和方法，帮助求助者发现自身的问题和根源，从而挖掘求助者本身潜在的能力，来改变原有的认知结构和行为模式，以提高对生活的适应性和调节周围环境的能力。《美国哲学百科全书》中的概念是：①主要工作对象是正常人。②对人的一生提供有效帮助。③强调个人的力量与价值。④强调认知因素，尤其是在理性选择或在决定中所起的作用。⑤研究个人在制定目标、计划及扮演社会角色方面的个性差异。⑥充分考虑情景、环境因素，强调人对环境资源的利用以及必要时改变环境。

心理咨询可根据接受咨询人群的不同分为学校心理咨询、家庭心理咨询、企业心理咨询、军队心理咨询等，也可根据咨询内容的不同分为人际关系心理咨询、法律心理咨询、教育心理咨询、医学心理咨询等。

心理咨询在我国的开展已有30余年。经过多年的发展，正日趋规范和成熟。2003年起，我国劳动部开始了全面培养“国家心理咨询师”(3级、2级)的工作，上海于2005年起又开始规范培养“学校心理咨询师”(初级和中级)。

医学心理咨询(psychological counseling in medicine)又称临床心理咨询，是心理咨询的一个重要分支。它与普通心理咨询不同，其主要对象是患者或寻求医学帮助的人。医学心理咨询着重处理的是医学领域中的心理学问题，目的是帮助来访者恢复心身健康。医学中有许多分支学科，医学心理咨询针对医学的各个学科也可分成相应的细目，如内科、外科、妇产科、小儿科等不同医学领域的心理咨询。

（二）医学心理咨询的意义

医学心理咨询是顺应生物-心理-社会医学模式要求，根据人们对心身健康的需求而形成的一种心理咨询形式。它具有较为特殊的意义。

1. **增加患者对疾病的深入理解** 通常人们对于疾病或病痛的理解都停留在生物医学的层面，他们能从较多的途径了解到有关疾病的病因、诊断、检查、治疗等各种信息。但是往往缺乏了解心理因素和社会适应方面对疾病的影响，也忽视患病后在心理上的调适以及对社会功能维护等方面的需求。他们可以通过咨询的途径来了解这些知识，促进自身对心身康复的理解。

2. **提高患者对心理的积极关注** 有许多躯体疾病的产生与心理因素和行为方式有着直接的关系，患者在患病以后又会出现各种负面的心理反应。当患者理解"心身"和"身心"的相互转化影响的过程后，就能够引起对心理健康重要性的积极的关注。医学心理咨询可强化患者对心理健康的关注度。

3. **促进患者对健康的全面从事** 患者不能停留在对于心身健康的理解和关注方面，还需要对于心身健康的维护懂得如何进行具体实施和操作。由于调整心理的技术很多，对于每个患者不同的实际情况，需要在心理评估的基础上配用不同的方法。患者可以通过医学心理咨询得到这方面的帮助，从而在咨询师的指导下有针对性地操作在心理方面的调整。

（三）医学心理咨询的方式

医学心理咨询有多种方式，可以根据患者以及其家属的需要情况，在不同的场合，采用不同的方式进行咨询。常用的心理咨询方法有以下几种。

1. **门诊咨询** 在综合性医院、精神卫生中心和卫生保健部门均可设置医学心理咨询门诊。这种形式与来访者直接见面，进行面对面的交流，所以咨询的内容能够比较深入，信息量较大，效果也较好。

2. **院内咨询** 在综合性医院各个科室的患者出现心理问题时，如果患者和家属有需要心理咨询的愿望，可以由医学心理咨询师、精神科医生和其他医生组成"联合咨询组"，对患者的心理问题进行评估和干预。

3. **信函咨询** 是一种传统的咨询方式。在没有条件面谈的情况下，患者可以通过写信的方式向心理咨询师阐述问题，寻求帮助，获得指导。现在通过电子邮件的方式写信，相互交流，十分方便。但由于不是直接面谈，信息量受到一定的局限。

4. **电话咨询** 通过热线电话的方式进行医学心理咨询也很常用。患者或关心患者的亲朋好友可通过热线电话了解患者问题的相关信息。患者的电话咨询有一定的宣泄功能，尽管不一定都能达到可视电话的效果，也能对患者起到心理支持的作用。另外热线电话对于处于危机境地的患者更能发挥其危机干预的作用，精神崩溃状态的患者可以通过电话告急、诉苦和求援。

5. **专栏咨询** 在报刊、杂志、电台、电视台开设医学心理咨询专栏，讨论或答疑患者和其家属所关心与疑惑的问题，使他们增加有关知识，消除存在的误区，扩大对心身健康重要性的宣教。

6. **互联网咨询** 随着互联网的普及，在网上咨询也是一种简易可行的交流方式。患者可以通过网络与专门的机构和医生进行文字或视频方式的在线交流，解决一些问题，得到有效的启发和帮助。在有条件的情况下，专业咨询人员可以对患者进行较为全面的心理评估和简易的心理干预。

二、医学心理咨询的基本技术

医学心理咨询的基本技术在形式方面与一般心理咨询的技术有些相仿，但是由于咨询的对象和内容有所区别，所以在技术的应用方面心理咨询师需要根据患者的特点和实际情况，在操作方面更需要有针对性和实效性。

（一）倾听

倾听是指听者以认真、投入、理解乃至换位于说话者的态度去尽可能多地获取对方想要表达的全部信息，试图对患者的身心状态做最真实的感知和把握。倾，可以理解为投入，听者将其身心投入其中；听则是听取，不局限于听言语信息，还要了解其中的非言语信息。倾听技术就是指心理咨询师在与患者交流沟通中如何有效、全面地获知其所讲、所感、所思等方面信息的方式或方法。

通常，心理咨询师的完整、有效的倾听涉及对来访者四个层面的信息的获取：①对患者所流露的言语与非言语行为的感知和理解。②对患者的需要的了解和把握。③对患者所面临的问题的觉察和判断。④寻找和探知患者的优势、资源与应对机会。

（二）解释

无论是躯体疾病还是心理障碍患者，由于他们缺乏疾病方面的知识，都很容易因得病而产生紧张、焦虑等不良情绪反应。来自身心两方面的压力常使得患者不知所措，有的会很快消沉起来，对自己的治疗、康复和日后生活失去信心。这时，心理咨询师的解释将是对患者的有力支持。解释的目的不在于让患者懂得深奥的医学原理，而是要让他们了解疾病的一般知识，如疾病的性质、治疗方法、预后等。让他们搞清楚身患疾病的实际情况，能够积极配合医生的治疗，争取最好的治疗效果。解释应该运用通俗的语言，生动的比喻，力求通俗易懂，使患者理解无误。解释要避免与患者发生争执，强迫患者接受医生的观点。对于某些固执的患者，可以先向他们的家属说明情况，然后再直接与患者接触做好解释工作。

（三）指导

患者在生病阶段除了治病方法需要关心、支持和帮助以外，在其他很多方面也需要得到医护人员的指导。例如，怎样安排治病阶段的时间和生活，如何注意个人卫生和营养，怎样安排家庭生活及处理与家人的关系，等等。医护人员给患者指导的目标在于指导患者掌握处理问题的合适办法和必要能力。不少患者患病后把注意力都集中在自己身上，出现以我为中心的倾向，忽视了与别人沟通的方式，导致产生抵触性的人际关系。有的患者不善于向医护人员和家属表达自己的需求，而是以躯体症状的形式间接地表现内心的愿望，使别人难以理解，无法予以满足。所以，指导患者学会良好的人际沟通方法，减少他们由于沟通不善而引起的矛盾和心理压力也十分重要。在指导患者中，心理咨询师应该避免把个人局限的经验硬性推荐给患者，不然会使指导的内容失去了普遍性和科学性。

（四）鼓励

当患者出现情绪低落、灰心丧气、悲观失望时，对他们的积极鼓励则是又一有力的支持。无论是患有急性疾病还是慢性疾病，都是对患者的打击。当诊断治疗中出现一些困难时，患者更容易出现情绪波动，对治病缺乏信心。心理咨询师对患者的鼓励能够消除他们低落的情绪，提高他们战胜疾病的勇气。对患者的鼓励必须根据他们的具体情况，针对出现情绪问题的实际原因，进行恰如其分的鼓励，这样才能起到帮助他们振作精神，增强信心的作用。如果鼓励的方法不恰当，鼓励患者追求的目标不切实际，就会适得其反，加重患者的沮丧心情。所以，应该鼓励患者先朝一些可操作的小目标努力，然后循序渐进。当患者获得成功时，哪怕是微小的成功，也会提高他们的自信心。

（五）保证

保证是医学心理咨询中较难把握的一种方法。当患者面对一大堆疑虑、许许多多不易决断的难题时，他们也会焦虑紧张、多疑多虑、束手无策、自暴自弃。心理咨询师的保证能使他们从徘徊中走出来。咨询师要以客观事实为依据，用保证的方法消除患者的疑问，使他们放弃固执的错误判断，肯定他们做出的合理选择。由于心理咨询师具有专业知识，又有临床经验，所以给予的保证很有作用。尤其当咨询师能为患者承担起责任，对患者病情的预后有客观明确的见解时，能唤起患者的希望。恰如其分是保证成功有效的关键。心理咨询师不能信口开河地随便保证，否则患者会发觉咨询师说的话不可靠，从而失去对咨询师的信任。

（陈福国）

第十一章

心 理 护 理

第一节　心理护理概述

随着自然科学和社会科学的飞速发展，现代医学发生了巨大的变化。进入 21 世纪后，医学模式的转变、人们健康观念的转变以及人口构成、传统疾病谱发生的改变，对现代护理提出了更高的要求。随着人们的健康需求日益提高，现代护理已成为向个体、家庭及社会进行健康指导的主要力量。

心理护理是现代护理的重要组成部分。对心理护理，早在一百多年前护理学的先驱——Florence Nightingale（弗罗伦斯·南丁格尔，1820～1911）就已阐明这一观点，她说：护理工作的对象，不是冷冰冰的石块、木头和纸片，而是有热血和生命的人类。随着医学模式的转变以及责任制护理、整体护理、个性化护理等以人为本的现代护理方式的逐渐实施，护士已开始运用整体观点来认识人与健康、疾病的关系。人是既有躯体又有精神，既有复杂的生理活动，又有复杂的心理活动的统一整体。人在躯体上患了疾病，心理上必有反应。人的积极的或消极的心理状态，对躯体的生理状况影响是很大的。

为了适应人们对心理健康日益增长的需要，为了使患者得到最佳的治疗效果，要求护理人员必须了解和掌握心理护理的有关理论及有关技巧。

一、心理护理的概念

国外学者从护理的本质和核心出发，认为整体护理应包括相互联系的四个维度，即躯体护理、心理护理、社会护理和精神护理。并把心理护理作为整体护理的核心成分之一，确定心理护理的地位和作用，从而来界定心理护理的概念。

中国学者对心理护理的表述更重视心理护理实施的过程、目标、方法。广义心理护理是指护理人员为了解决服务者的心理问题，满足服务者的心理需求和提高其适应能力，促进个体的成熟和发展，运用护理心理学的理论与方法采取有针对性的心理护理的过程。但心理护理实施者不仅限于专职的护士，同时也包括其他医务人员、家属及亲友等。狭义的心理护理是临床护士在对"有病的人"实施护理的过程中，以护理心理学的理论为指导，应用心理治疗的原则和方法，通过护士与患者之间人际交往所进行的互动交流，影响和改变着患者的心理状态和行为，促进其疾病的康复或向健康方向发展。

心理护理作为一种具体的护理方法，贯穿于护理的全过程，护士的责任是帮助患者达到治疗和健康所需要的最佳身心状态。然而，面对患者千差万别的心理活动及各种行为表现，如何做好心理护理工作，为患者创造良好的心理氛围，帮助患者克服消极的心态，保持稳定的情绪，目前尚无统一的如同护理技术操作般的规范标准。因此，心理护理的评估方法、心理护理的诊断标准、心理护理的实施方法，尤其是适合中国国情及文化背景的心理护理，还有待于广大护理工作者不断地深入实践和不断地研究探索。

二、心理护理的特点

心理护理是医务人员在护理过程中通过积极的语言、表情、态度和行为去影响患者，促使其疾病或适应不良得到改善，进而促进患者康复及自我完善。其作用包括自我接受、增加真正的自我尊重、提高自信心、促进人际关系和满足需要的能力，最后获得现实的个人目标。心理护理特点主要包括以下五点。

1. **心身统一性** 疾病是由多种综合因素而导致，要进行全方位护理，注意情绪、个性、行为、心理应激等因素。心理护理与生理护理之间是相互影响、相互依存、相互结合的。

2. **复杂性** 患者在疾病的不同阶段有其不相同的心理特征。患者的年龄、性别、职业、文化背景的不同，对心理护理的需求会有很大的差异，这也决定了心理护理的复杂性。

3. **前瞻性** 患者在患病期间所产生的心理反应与各种心理社会因素密切相关。因此，创造一个使患者康复的心理与物质的良好环境是做好心理护理的前提。尽早发现患者的不良情绪，及时地采取多种措施是心理护理的关键。

4. **操作性** 心理护理的发展在临床应用模式中已从经验体会型走向科学规范型。随着心理护理理论和方法的成熟，护理人员心理护理素质的提高，心理护理的程序、步骤、方法在临床上的应用越来越规范，越来越具有可操作性。

5. **发展性** 人的心理活动是不断变化的。在临床护理实践中，有许多心理问题会随着时代的变化而变化，其理论的发展与技术也随之与时俱进。

三、心理护理的原则

对患者实施心理护理是一项专业性很强，科学性很严谨的护理工作，必须在一定原则指导下进行。心理护理有如下基本原则。

1. **交往原则** 心理护理是在护理人员与患者交往过程中完成的。通过交往可以收集到可靠的资料，准确评估患者的需要，建立良好的护患关系。交往过程中运用心理技术，向患者提供心理支持，减轻他们的负性心理反应，调动患者的积极性，使其保持良好的心理状态。

2. **启迪原则** 护士给患者提供心理护理时，需要不断地运用临床护理学、护理心理学等知识，对患者进行健康教育，启迪患者，从而消除患者对疾病的错误观念、错误认识，使患者对待疾病和诊治过程的态度由被动转变为主动。协助和促进患者提高对疾病与健康的认知，自觉转化为健康的行为。

3. **针对性原则** 心理护理尚无统一的模式，因人而异，一般实施的都是个体化护理。根据每个患者在疾病不同阶段所出现的不同心理状态，分别采取有针对性的心理护理对策。尤其需在护理中不断地观察患者表情、行为表现，倾听患者的倾诉，必要时还可以运用心理测验等方法，及时掌握患者的病情和心理状态。

4. **自我护理原则** 护士应帮助、启发和指导患者尽可能地进行自我护理。自我护理是一种为了自己的生存、健康及舒适所进行的自我实践活动，包括维持健康、自我诊断、自我用药、自我治疗、自我预防及保健等。患者良好的自我护理被认为是心理健康的表现之一。坚持自护和争取自理权的患者，比那些由护士代劳的患者康复要快得多。患者在医生护士的帮助指导下，以平等的地位参与对自身的医疗活动，提高自我护理能力，这无疑有助于患者的自尊、自信及满足心理需要，能为疾病痊愈创造有利的条件。

四、心理护理的目标

心理护理的目标根据阶段性的要求有短期的目标和长期的目标。短期目标是护士与患者在建立良好的护患关系的基础上，通过有效的沟通，使患者改变曲解的认知，将身心调节至最佳的接受诊疗状态。心理护理的长期目标是促进患者的整体发展，达到个人完善的安适水平。通常有以下一些主要目标。

1. **满足患者的合理需要** 了解和分析患者的不同需要是心理护理的首要目标。当护士能及时、妥切地了解到患者的需要并给予帮助时，患者会感到舒适，病痛也会减轻。

2. **提供良好的心理环境** 创造使患者康复的心理与物质环境是做好心理护理的前提。

3. **消除不良情绪反应** 发现患者的不良情绪，及时地采取多种措施是心理护理的关键。许多研究文献表明，心理护理的措施采取得越早，效果越好。护士的努力可以预防较严重的疾病所引起的情绪或生理方面的并发症。

4. **提高患者的适应能力** 调动患者战胜疾病的主观能动性，提高患者的适应能力以达到安适的状态是心理护理的最终目标。

第二节 心理护理的程序

心理护理是整体护理的核心部分。心理护理的程序即按照护理程序方法对患者的心理问题采取的一系列有目的、有计划、有步骤的行动，是一个综合的、连续的、动态的、具有决策及反馈功能的过程。心理护理的程序具体如下。

一、心理评估

心理评估是心理护理程序的第一步，这一步骤的核心是收集资料。评估的方法较多，主要有会谈法(正式会谈与非正式会谈)、观察法(自然观察与标准情景下观察)、心理测量学方法(自评与他评)和身体的评估等。信息主要来源于患者、家属、医务人员、实验室或其他检验结果。综合应用多种方法，能使收集的资料更加完整、全面，评估的结果更具有科学性和可信性。

心理评估的主要内容包括下面几点。

(1) 评估患者的心理活动，特别是患者在疾病发展过程中的心理需要与心理反应，包括认知、情绪与情感、自我意识等，以判断患者的心智状态，识别他们现存的心理及社会问题。

(2) 评估患者的个性心理特征，这是选择有效沟通方法和心理护理的依据。

(3) 评估患者的压力源、应激反应与应对方式，这对于心理护理计划的制定与实施有很大的帮助。

(4) 评估患者的角色功能、个性特征、家庭与生活环境，以便了解影响患者患病的有利和不利因素。能用好有效的资源开展心理护理。

在临床护理过程中，从护士与患者开始接触，评估也就随着开始。护士可以通过对患者的个人行为与外观，如身高、体重以及外貌等，服饰是否合适、整洁等，个人卫生习惯是否良好等，心理行为，如情绪反应、行为举止、应对能力等，医疗行为，如配合诊治过程、与家人的沟通等方面进行观察，初步获得对于诊断及其护理方面的有用信息。再根据不同疾病、不同年龄阶段、性别、职业、文化程度等特点，了解患者心理状态的共性规律，应用量化评估方法获得比较客观的信息。

对于不同患者的心理状态要做出准确评估，必须以建立良好的护患关系为前提。用综合评估的方法才能客观地分析患者心理问题的性质、程度及主要根源。根据心理护理评估的结果，护士可以确立心理护理诊断，制定心理护理计划并付诸实施，从而使患者得到有针对性的心理护理。做好临床心理评估并非容易，实施评估的护理人员需要具备较高的技术水准和心理素养，如果达不到这些要求和标准，就难以胜任评估工作，容易导致心理评估工作的失败。

二、护理诊断与制订护理计划

护理诊断通过对心理评估所收集的主客观资料，包括生理、心理和社会等方面的资料结合起来，进行综合分析，找出患者显现或潜在的心理健康问题。

在判断患者是否有心理问题前，要对其目前和以往的心理健康状况有一个客观的了解。是否有问题，是什么问题，这些都要有一个客观的衡量尺度。心理现象是大脑的功能，是对客观现实的反映，是遗传和环境因素的综合反应，因此需要从心理活动本身的特点来理解正常心理与异常心理。我国著名心理学家郭念锋教授对正常或异常心理提出了三个标准，即主观世界与客观世界的统一原则，精神活动的内在的协调一致性原则和个性的相对稳定性原则。应从患者的适应能力、应激耐受力、自制力（调控能力）、社会交往与人际关系的活动能力、心理创伤的康复力等多方面来进行比较和判断，把影响患者病情和亟待解决的心理问题展现出来，并以此作为心理护理的重点，确定心理护理诊断。

北美护理诊断协会已确定了的 148 项护理诊断中，就分类情况而言，约有 1/3 的护理诊断内容属于心理、社会范畴。心理社会因素对人的健康具有巨大的影响（表 11－1）。

表 11－1　与心理社会因素有关的护理诊断

1. 婴儿行为紊乱	19. 沟通障碍	37. 家庭失能性应对能力失调
2. 婴幼儿有行为紊乱的危险	20. 语言沟通障碍	38. 家庭妥协性应对能力失调
3. 婴幼儿有行为能力增强的潜力	21. 家庭运作改变	39. 家庭有应对能力增强的潜力
4. 睡眠形态紊乱	22. 悲伤	40. 社区有应对能力增加的潜力
5. 睡眠剥夺	23. 预期性悲伤	41. 创伤后反应
6. 思维过程异常	24. 功能障碍性悲伤	42. 有创伤后反应的危险
7. 记忆受损	25. 长期悲伤	43. 强暴创伤综合征
8. 焦虑	26. 有孤独的危险	44. 迁移压力综合征
9. 对死亡的焦虑	27. 有亲子依附关系改变的危险	45. 有自我伤害的危险
10. 恐惧	28. 父母不称职	46. 有自虐的危险
11. 绝望	29. 父母角色冲突	47. 有自残的危险
12. 无能为力感	30. 角色紊乱	48. 有自杀的危险
13. 自我概念的紊乱	31. 社交障碍	49. 有暴力行为的危险
14. 自我形象的紊乱	32. 社交隔离	50. 精神困扰
15. 自我认同的紊乱	33. 照顾者角色紧张	51. 有精神困扰的危险
16. 自尊紊乱	34. 个人应对能力失调	52. 有精神健康增强的潜力
17. 长期自尊低下	35. 防御性应对	
18. 情景性自尊低下	36. 无效性否认	

注：根据 Gordon 提出的功能性健康评估形态分类。

心理护理计划是心理护理过程中的具体策略，它是以护理诊断为依据，制定个性化的心理护理计划，使护理对象尽快改变消极的情绪和不适应行为，朝有利于健康的方向发展，达到心理护理的预期目标。

三、实施心理护理措施

心理护理实施是指为实现心理护理目标，将心理护理计划付诸于行动，解决患者的心理问题的过程。在实施过程中应注意尊重服务对象的人格，保守秘密，在建立良好的护患关系的基础上，争取家属、亲友的支持与配合，充分发挥患者的主观能动性，以促进康复。

在解决多个心理问题时，须按照轻重缓急的顺序，按计划采取相应的措施进行心理护理，对患者的心理问题逐个解决，以满足其心理需要，达到预期的、短期的和长期的目标。例如：有位中年女性，事业有成，家庭和睦。在一次体检中，发现左侧乳房有较大的肿块，伴有腋窝淋巴结肿大，取活检诊断为乳腺癌。当患者知道自己病情后，出现情绪低落，抑郁，预感到死神就要降临，心理恐惧害怕，悲伤不已，害怕就此离开亲人，尤其是担心未成年孩子。患者处于个人应对无效，反应性抑郁、严重焦虑和知识缺乏的状态，心理护理的目标是要稳定患者的情绪，让患者能够正视现实，认识到癌症并不是不可治愈的观念，积极配合治疗。与患者建立良好的护患关系，并与家属在患者治疗和护理上建立共识与默契，加强健康教育，提高患者对疾病的认识，使其正确对待所患疾病。通过实施心理支持与疏导等心理护理的措施后，患者焦虑程度明显减轻。在以后的治疗过程中加强手术期、化疗期、恢复期等不同阶段的心理护理与躯体护理。患者恢复良好，回归社会。

心理护理与躯体护理，两者是相互影响，相互渗透，相互促进的，偏重任何一方都是不可取的。躯体护理好了，对心理护理也有帮助，心理问题解决了，躯体护理相对亦较容易。如有一癌症患者，长期病痛的折磨，需家人的照顾并给家庭的经济带来很大负担，患者为了摆脱这种状况而自杀。如果第一次自杀未遂，抢救成功，而不对其进行开导，解除其心理困扰，患者还有可能会再次出现自杀。如果只给予心理护理，而不给予相应的躯体护理，如应用镇痛等药物治疗，同样收不到治疗效果。因此，要想解决好患者的心理问题，不能仅用单一的方法，而是要用综合的、整体的护理方法，调动一切积极因素和有力措施进行护理。

四、心理护理的效果评价

心理护理是一项非常复杂细致，专业性很强的工作，这一工作不仅涉及护士、患者，还涉及到患者的家属、朋友、同事、医生、病友等。而护理人员是这项工作的组织者、指导者和实施者。护士在得到患者信任的基础上，进行连续不断的评估，及时确认、随时调整心理护理方案，是实施有效心理护理的关键。评价就是看心理护理的目标是否实现，如果没有实现，就要分析原因，是哪一个环节发生了问题，是了解不全面，还是分析不正确，是决策的问题还是行动上的不足。然后，根据评价来提出下一阶段的新要求。目前国内心理护理评价包括量表评价、患者满意度评价、目标评价三种方式。

心理护理程序是一种工作方法，解决患者的心理问题，满足患者的心理需求，为患者创造良好的心理氛围，帮助患者克服消极的心态，保持良好的稳定的情绪，主动配合治疗，以尽快康复，并提高个人的完善水平以适应现实。

第三节 心理护理的方法

在临床护理工作中，心理护理的开展需要进行准确的护理评估，分析患者的情况，及时找出患者存在的护理问题，明确护理诊断，制定心理护理干预方案，实施具体的干预计划并体现心理护理的客观效果。在临床护士中常用的心理护理方法主要有：心理支持、心理疏导、帮助患者提高认知、协助心理行为矫正等。

一、心理支持

心理支持是心理护理中最常见、最基本的方法之一。它建立在良好的护患关系基础之上。否则，护士无法介入患者的内心世界，无法深入地了解和准确评估患者存在的心理问题，难以实施有效的心理支持。心理支持介入的方式可分为直接心理支持与间接心理支持，采用的方法可分为言语与非言语两种。

（一）直接心理支持

直接心理支持是临床护士通过积极的语言表达、动作表达、情绪感染和诚恳的态度，直接影响患者的内心世界，使患者内心产生一种积极获取健康的内在驱动力，或使那些心理处于极端矛盾和困惑的患者从痛苦中解脱出来，使心态趋于平和。

直接心理支持一般都与生理护理一起实施。护理人员在与患者接触过程中的言语、行为、神情、态度都会对患者产生较大的影响。例如，在患者饱受疾病的折磨时，护士热情关怀的态度、真诚关注的表情、亲切和蔼的言语、主动体贴的护理措施，既能为患者解除生理上的痛苦，也能使患者感受到来自护士方面的心理援助，增加患者的安全感和归属感。直接心理支持包括言语方式与非言语方式。

1. **言语方式** 在直接心理支持中言语作用是最有效的。Nightingale 曾经说过：护理工作是一种艺术，这种艺术性在护理工作的主要体现是语言的应用。护士与患者交谈时要注意吐字清晰，用词准确，言简意赅，朴实易懂，说话时语气要轻柔和善，不附加多余的内容，更不要咬文嚼字，要善于多运用尊敬语、安慰语、鼓励语。对于不能用口头表达的患者，应准备好纸、笔，采用书面表达方式，或用手语促进沟通。交谈中还应注意语音的强弱、语调的轻重、速度的快慢，以及表达的流畅等。护理人员在与患者的交往中，热情友好、诚恳礼貌，充分利用言语这一交流工具，帮助患者减轻和消除消极情绪，增强战胜疾病的勇气和信心，从而发挥“良言一句三冬暖”的心理效果。

2. **非言语方式** 直接心理支持还可以运用非语言的支持方式。非语言的支持方式主要包括面部表情、目光接触、手势动作、体态语言等。

护士的面部表情是患者最早接受的来自护士的信息。当护士的表情亲切，充满对患者的关切与同情时，会使患者感受到护理人员的关注和重视，既满足了患者的心理需要，同时也增进了患者对护理人员的认同和信任，从而消除患者对医院产生的陌生感，缓解患者的紧张情绪。护士在工作中保持良好的情绪和心态，把温馨、友好、热情带给每一位患者。在与患者交往时，表情要自然，姿态要稳重。如赞同或附和患者叙述的内容时，可微微点头表示同意，患者谈到高兴时可伴随患者一起微笑，表示同感，患者说及伤心事，可表示同情。举止要文雅，切勿手势过多、动作过大、情感过于外露。如两手叉腰、腿部抖动、站立不稳，会使患者感到护理人员不可靠，不稳重，不能信赖。

目光接触是非言语方式沟通的主要信息来源之一。正如人们常说的眼睛是心灵的窗口,目光可在一定程度上显示个性的某些方面,有时也能影响对方的行为。护士用期待、关切的目光注视患者,真诚地倾听患者的讲话,也是对患者尊重的表现。尤其在护理那些孤独感较强的患者时,护士的柔和、充满热情与关注的目光会使患者从心理上感受到温暖和安慰。在接触那些惊恐不安和焦虑状态的患者时,护士的目光要镇定,要有信心,使患者从护士的目光中看到希望,增加患者战胜疾病的信念。护士在与患者交往中,要注意目光柔和,正视患者,不能目光游移,那样会使患者感到护士心不在焉。也不能斜视患者,以免使患者产生误解。

手势与体态、触摸方法运用得当同样能给予患者心理上的支持。尤其是对于婴幼儿、独处和临终的患者,也可以起到心理支持的作用。护士的身体姿势包括手势、静态体态和运动体态等。护士的形体姿态应给人以热情饱满、充满活力的健康形象。运用手势时要注意患者的文化背景、社会习俗和生活习惯,在没有语言交流障碍的情况下,手势一般很少单独使用。触摸是体势语言表达的一部分,是人们在交流沟通时的一种社会行为,也是人们一种心理需要,是一种积极有效的护患交流方式。触摸可以使被触摸者感受到来自别人的关怀和安慰,使患者产生安全感。对婴幼儿来说,护士的触摸,可以满足他们的“皮肤饥饿”,促进婴幼儿的正常发育。在使用触摸技巧时,应根据患者的具体情况。如患者感到无助时,可以轻轻地握住患者的手表示对患者理解与支持。对处于监护与隔离状态下的患者,尤其是临终患者,护士使用触摸的方式,将给予患者心理上极大支持,消除患者的恐惧感与自卑感。

要给予患者良好的心理支持,护理人员的心理素质非常重要。护理职业要求护士热爱生命、恪守医德,这就要求护理人员必须具备良好的心理素质,包括事业心、责任心、伦理道德观念以及对自己、他人、社会、人生的态度和情感。护理人员也是一个社会的人,在生活中,有自己的喜怒哀乐,有自己的各种情感体验。但在护理工作岗位上,应遵守护理职业道德。一个优秀的护理人员,不但要善于表达内心的情感,有效地鼓舞患者,同时要善于控制自己的情绪。在工作中,不可喜怒无常,更不应把个人生活、工作或家庭中的烦恼所带来的不良心情发泄在患者身上。要以稳定、振作、愉快的情绪感染患者,唤起患者对生活的热情,分散其对病痛的注意力,促进患者身心舒适,以更好地发挥药物与其他治疗措施效果。具备良好心理素质的护理人员给予患者的心理支持有时甚至可以起到药物或其他治疗措施所起不到的效果,使疾病向好的方向转归,增强患者战胜疾病的信心。

(二)间接心理支持

间接心理支持是护士根据患者具体心理需要,调动环境因素及患者的家庭、社会关系给予患者帮助、鼓励和支持。间接心理支持也是建立在护士对患者健康状况评估的基础上,通过间接心理支持,护士对患者现存的心理-社会方面的问题有比较深入的了解,对患者的个性特征也基本掌握。在仅仅运用直接心理支持还不能较快解决患者心理问题时,可以充分应用间接心理支持的方式,给予患者心理护理,使患者能够尽快地从心理困惑中解脱出来。间接心理支持主要有以下三种方式。

1. *创造良好舒适的环境*　环境对人的情绪有着直接的影响,如阴天给人以压抑和沉重的感觉,晴空万里使人精神振奋。对住院患者来说,产生的心理问题与环境有着密切的关系。尤其是处在陌生的环境或陌生的人群中,护士要注意患者对环境的反应,帮助患者较快地适应医院环境。由于病房的色调、光线、空气、声响等都会影响患者的情绪,所以病室环境要整洁美观、色调柔和、光线充足、整洁卫生、空气清新、床位舒适、生活设施安全方便,让患者感到像在家中生活一样。这样可使患者心情舒畅，感受温馨，有利于患者的身心康复。

2. *促进病友间互相了解和交往，适应病房社会环境* 为了医治疾病，原来素不相识的患者同住一间病房，成为病友。患者在病房中的患者角色，已脱离了在日常生活中所承担的社会角色。为了使患者尽快适应新的患者角色及适应病房社会环境，建立起新的社会关系，护理人员应从中起到积极的协调作用，帮助并促进病友间的互相了解，使他们尽早进行良好的交往，增进友情，消除孤独，减轻疾病带来的苦恼。病友间关系密切了，可以互相交流自己在医院中的感受，交流疾病的各种情况。在生活上可以互相关心、互相照顾，在精神上可以互相支持、互相勉励，共同增强战胜疾病的勇气和信心。患者间的交往与帮助，有时比医护人员和患者家属的鼓励还要有效。因此一定要建立有利于患者康复的心理环境。

单调的病房生活可使患者感到枯燥、乏味，甚至出现焦虑不安情绪。根据患者身体状况适当安排一些活动，可以转移患者对病态体验的注意力，改善患者的情绪，使其建立生活信心，提高和保持对外界环境的适应能力，保持原有的生活工作技能及与人交往的能力，这对促进康复是十分有益的。如慢性病患者，可以安排他们散步、练气功、打太极拳等活动，还可以指导他们阅读报纸杂志、欣赏音乐、观赏美术作品等。这样就可以消除患者对自身疾病的焦虑，缓解紧张，产生良好的心理调节作用。

3. *来自家庭社会关系的支持和配合* 人的情绪对疾病有很大的影响。当一个患者心情愉快、情绪稳定时，食欲正常，睡眠充足，躯体得到充分休息，抗病能力就增强，可以促进疾病的痊愈。这正如人们常说的“笑一笑十年少”一样。而消极的情绪可使神经功能紊乱，内分泌功能失调，机体抵抗力下降，使机体处于对疾病的易感状态，易发生心身疾病，还可以加速疾病的恶化。因此，护理人员应想方设法，尽可能地将患者的消极情绪转变为积极情绪，使其精神振奋，乐观开朗，以主动积极的态度配合治疗，促进康复。

家属和亲友的良好情绪能给患者以安慰和支持，反之，亦会感染患者出现不良情绪。护理人员要善于调动患者家属及社会关系中各类成员给予患者充分的关注和理解。护士要告知患者家属有关的病情和相关治疗计划、疾病的预后，取得患者家人和亲属的配合，主动协助给予患者心理支持。要让家属明白在任何情况下要善于控制自己情绪，和颜悦色地给予患者安慰、鼓励。同时，要求亲友经常来探视患者，以消除其住院期间的孤独、焦虑等不良心理反应，使其安心住院，积极配合治疗。但要注意防止对患者的过分关注。过分依赖于家人和朋友会强化患者的依赖心理，使患者弱化独立解决自己心理困惑和其他问题的动力。

二、心理疏导

心理疏导是护理人员在与患者的沟通中对患者的不良心理状态进行疏通引导，以促进患者心理健康的过程；是通过护士对患者认知、情绪、意志、个性的了解，主动制定护理方案，帮助患者分析自己所处的心理压力，在了解患者心理问题的基础上，综合分析患者的心理问题，采取针对性的措施，帮助患者改变自己，解决自己的心理问题。它比心理支持更具有针对性，是有目的地针对患者的心理问题和压力，通过医护人员的分析和引导，逐步地进行解决和消除。这是使患者从不愿意合作到愿意合作，从不愿接受治疗到主动接受治疗，从消极情绪到积极情绪，从错误认识到正确认识，从逃避现实到面对现实，从不良心理状态到健康心理状态的转化过程。

心理疏导的过程，也是护士不断地帮助患者、指导患者学习有效的应对技巧，从经历的痛苦中解脱出来的过程。其方法主要是通过语言，因此，有人把它称作为语言治疗。在给予患者心理疏导时，不能把自己的价值观与标准强加于患者，要站在患者的立场上，深入患者的内心世界，同感患者的情绪，了解患者的想法，分析并归纳患者的心理问题。在分析问题时，应使患者能够接受解释。在洞察患者的感受之后，再把自己的意向表达给患者。同时要注意在与患者交流时除了语言表达的信息外还需读懂患者隐含的信息。要让患者感受到护士对自己真切的关心和了解。通过护士的心理疏导，使患者了解自己的处境，了解自己的应对能力，建立适当的心理宣泄途径，促其培养稳定的情绪，调动患者的主观能动性，使患者能合理地将认知与行为相结合，主动地促进心理的良性转化，产生心理上的满足感。

三、帮助患者提高认知能力

认知是指个体在某一特定的时刻对某件事物或对象的认识与看法，即人对事物的思考和感受。认知是人的意志、动机和行为相互作用的心理功能与状态。认知过程是行为和情感的中介，人的情绪的产生是由于人们对外界的刺激和信息的看法、理解和评价。用什么方式思考，就会出现什么样的感觉，体验什么样的情绪。而不良情绪是由于认知的曲解所引发，情绪障碍和负性认知互相影响、互相强化，导致患者心理问题的加重。护士通过帮助患者改变因认知曲解而产生的痛苦情绪，打破这种恶性循环，使患者重新构建认知，从而改善患者的情绪及心理状态。护士为帮助患者提高认知能力，需要对患者进行循序渐进的辅导。要让患者了解，一个人对任何事物的看法都会影响到自己的心情和行为，而有些看法却有可能是不够客观或者是扭曲的。如一突患脑溢血的老年男性患者，经积极治疗后，病情稳定。然而患者认为自己已是废人，没有能力再起床行走，会给家人造成很大负担，表现为终日愁眉不展，卧床不起，不愿再活在世上。患者的这种行为完全是由患者不良认知造成的。如果护士能深入了解患者对疾病的态度、想法和对今后的打算，就能了解患者对疾病的认知和感受。根据患者的现状纠正其非理性的认知，使患者正确认识疾病固有的发生与发展过程，客观地看待家人和有关事物，并合理地评价自己，从而让患者理清思路，了解问题的关键所在。同时与患者一起讨论对这些问题的看法，在认识上有哪些偏差，并使患者自己能够意识到这些偏差，接受客观现实。通过谈话、角色扮演等心理支持与疏导等方式，使患者改变不健康的态度和观念，建立起新的健康理念。在帮助患者提高认知的基础上同时制定有效的康复计划，通过康复治疗和康复训练，使患者能适当起床活动，重新建立患者的康复信心。

第四节　心理护理的临床实践

一、患者常见的心理问题

生病对于患者来说是一种较强的应激源，对患者身心状态的冲击和影响显而易见。尽管患者的心理活动千差万别，心理问题也因疾病严重程度、患者个性心理因素的差异而不同，但住院患者还是存在着共同的心理问题，主要有焦虑、孤独、抑郁、恐惧等负性情绪状态。这些负性情绪就如同许多临床疾病都伴有一些躯体症状，如头痛、乏力等，是一种非特异性反应。一般而言，患者负性情绪程度与患者心理问题的严重程度成正比。大量临床研究表明，患者因患病而产生的严重焦虑、抑郁等负性情绪，会直接影响到疾病的转归、身心康复及生活质量。

(一) 焦虑

焦虑是在自信心十分缺乏的情况下产生的一种即将面临不幸的情绪体验，是一种对自身安全可能受到威胁的担心，或是对可能的不良后果而产生的不安和害怕的心理状态。其实这种担心并无现实的、充分的客观证据，有时连患者也不知道怕什么，到底为什么怕。例如，在SARS疾病流行时期，一个普通发热症状，患者马上就会想到该病，想到死亡。焦虑是人类情绪中最普遍的一种，每个人在他一生中不同时期，都可能承受着程度不同的焦虑，这种体验有时使人感到很痛苦，但是一定程度的焦虑是有用的和可取的，甚至是必要的。精神病学家许又新教授认为，焦虑是对生活持冷漠态度的对抗剂，使自我满足而停滞不前的预防针。它促进个人的社会化和对文化的认同，推动着人格的发展。

焦虑的临床表现主要有以下三个方面。

(1) 与处境不相称的痛苦的情绪体验，也就是一种缺乏确定的客观现实依据的提心吊胆和担忧不安。

(2) 外部表情为双眉紧蹙、唉声叹气、坐立不安、搓手顿足，严重者可出现不自主的颤抖。

(3) 可以伴有明显的自主神经功能的障碍，如出汗、口干、喉咙发堵、胸闷气短、心悸、脸色一阵红一阵白、手脚冰凉、恶心呕吐、尿急尿频、腹痛腹泻、头晕、全身无力等。

引起住院患者焦虑的因素很多。主要有：担心所患疾病难以治愈。例如，疾病初期对病因及疾病转归尤其是预后不明确，可导致与疾病无关的焦虑，或是对病因、疾病转归和预后过分担忧。这时，医生、护士若不及时向患者讲清楚，患者就会出现夸大病情严重性的倾向，担心检查、治疗手段带来痛苦。某些患者入院之后希望能尽快手术，一旦通知他明日作手术，他反而焦虑恐慌起来。有的患者担心住院后会传染到其他疾病，等等。老年患者、女性患者、性格比较敏感的患者更易产生焦虑情绪，他们看到危重患者的情况，听到病友的介绍，看到为抢救危重患者而来回奔忙的医生护士，不禁产生一种异乎寻常的恐惧感，好像自己也面临巨大的威胁。此时，他们对医务人员的言语、表情特别敏感，医护人员主动问候会使患者联想到自己的病情严重，所以才引起医护人员特别关照。当医护人员的态度冷淡时，患者又会认为自己患的是不治之症，连医生护士都厌烦他了。他们希望对疾病做深入的调查，但又怕出现可怕的后果。他们反复询问病情，但又对诊断结果半信半疑，忧心忡忡，惶惶不可终日。

消除焦虑情绪最好的办法是心理护理和心理治疗。其前提是建立良好的人际关系。患者入院后，护士要热情接待，主动介绍病房环境和同室病友，要尊重患者的人格，告知经治医生及主管护士的姓名等。对患者的情况要详细准确评估，对患者反复叙述自己的不适，反复要求医护人员解答他们的问题的情况要理解，要耐心倾听，要让患者感觉到护士是在认真地、专门地帮助他解决问题，而不是敷衍了事，这会使患者感到安慰。护士针对患者担忧的问题，运用科学的道理进行解释，使患者从中领会到自己存在的问题，调动患者积极的防御机制，从而解决问题。

完全消除患者的焦虑并不容易，况且轻度的焦虑状态对治疗疾病还有益处。但是，医生与护士对极度焦虑和长期处在焦虑之中的患者要格外重视，想方设法帮助他们减轻心理负担，以免妨碍对疾病的治疗和由此诱发其他疾病。

(二) 抑郁

抑郁是一种情绪低落、闷闷不乐、忧愁压抑的消极心情，它主要是由现实丧失或预期丧失引起的。因为疾病对任何人来说都是一件不愉快的事，多少都伴随着丧失，所以多数患者都会产生轻重不同的抑郁情绪。此时患者的主要表现有心境悲观，不愿与人交往，对任何事都没有兴趣，表情呆板，迟钝，终日忧心忡忡，愁眉不展，有度日如年之感。自身感觉很糟糕，而且常有自责、自罪的倾向。自我评价显著降低，伴睡眠及食欲障碍等。重者除以上表现更加明显外，患者因不能自拔，欲以自杀了结此生的意念十分强烈等。抑郁会使人在各方面的能力减退，如果没有专业人员的治疗和帮助很难复原。

有关研究表明，身患重病，长期受病痛折磨或病后久治不愈的患者大都会产生抑郁情绪。尤其是老年患者，其身体、心理以及社会方面诸因素的变化，如离退休以后社会地位的改变，收入的减少，人际关系的变化，"空巢"家庭及长期身患疾病所导致的体力、精力的衰退，都会使他们倍加显得苍老和无力。

护理人员面对有抑郁情绪的患者，首先态度要和蔼，尤其是对于那些不愿与人接触的患者，要主动与他们打招呼，以关心的态度询问他们的需求。用耐心、关切的言语使患者感受到没有被嫌弃和厌恶，从而对自身抱有希望，因而能获得生理和安全的需要。同时，护理人员应帮助患者提高应对应激的能力。做到理解患者，能将心比心、设身处地为患者着想，能进入患者的内心世界，感受患者的体验。能与患者产生同感的护理人员的说服，才是有效的，能构成影响的干预。必要时则按照医嘱指导患者接受抗抑郁药物的治疗。

(三) 恐惧

恐惧是当人们面临不利的或危险的处境时出现的一种情绪反应。当人们感受到恐惧时，表现为神经紧张，眼睛睁大，有攻击或逃避的行为反应。同时伴有面色苍白或涨红、心跳加快、血压升高、呼吸增快而短促、出汗、恶心呕吐、腹泻或大小便失禁等自主神经系统的反应。还有一些患者会突然晕厥、失眠、梦魇等。恐惧情绪多见于病态情况，也可出现于少数正常人身上。患有躯体疾病的患者产生恐惧主要有以下一些心理因素。

(1) 缺乏医学知识。把疾病的预期看得过分严重。

(2) 接受其他人的暗示和影响。比如有的家长经常吓唬孩子：再闹，送你上医院打针去！这使孩子从小就把医院与恐吓结合在一起，使这种痕迹影响很深。也有的患者和他们的家庭成员一贯都很健康，很少与医院打交道，由于对医院环境的陌生容易产生恐惧。

(3) 医务人员态度生硬给患者一种傲慢的感觉，容易使患者产生恐惧心理。

(4) 医院是救死扶伤的场所，生命垂危和死亡总是会给人带来恐惧的联想，加上有的人生性胆怯，未经受过专业的训练，所以容易产生恐惧心理。

对于具有恐惧心理的患者，护士要以热情、平和的态度对待，用通俗易懂的语言解答他们的问题，与患者建立彼此尊重和信任的护患关系。凡有恐惧情绪的患者都希望有人陪伴，护理人员要注意这一点，避免患者过度依赖心理。对于缺乏医疗知识以及接受别人暗示而产生对就医的恐惧的患者，健康指导是必需的。让患者了解自己所患疾病的相关知识，帮助患者对所患疾病正确认知，主动配合检查、治疗与护理。善于利用环境影响患者。医院的环境保持必要的严肃性和规范性外，应尽可能地将病房布置得具有温馨的家庭气氛，这样可以减轻患者对医院的恐惧心理。例如儿科病房的医护人员可以穿上粉红色的工作服，病房走廊的墙上布置一些儿童喜爱的画，病房的一角放置儿童喜欢的安全玩具，允许家属陪伴或增加探视时间等措施，可以减轻患儿对住院的恐惧。

（四）孤独

孤独是人处在某种陌生、封闭或特殊的环境中产生的一种孤单、寂寞、不愉快的情感。患者住院后，离开了家庭和工作单位，周围接触的都是陌生人，又处在陌生的环境，医生只在每日1次的查房时和患者说几句话，护士定时打针送药，交谈机会也较少。这样，患者很容易产生孤独感。有些患者由于生理残疾、排泄失禁、外貌变形等原因，怕被别人拒绝，会产生强烈的孤独感。有些患者因治疗原因，如住在重症监护室，因病重不能与家人进行沟通。如传染病患者，需与家人隔离等，会更加感到孤独。

社会信息的隔离和对亲人依恋需要的不能满足，是患者产生孤独感的主要原因。因此，在设备和管理水平允许的条件下，应当允许亲友经常探视或昼夜陪护。患者从住进病室的第一日始常有度日如年之感。护理人员要帮助他们尽快熟悉环境，结识病友，建立起新的人际关系。要建立互相尊重、互相信任的护患关系，护士首先应具备患者心目中所期望的那种良好的护士风范，这包括规范化的仪表、温和有礼的谈吐、高度的责任心、对患者的关心和耐心、娴熟的业务技术水平。患者对具有良好素质的护士容易建立信任感，同时，也可以产生安全感。在与患者进一步的交往中，护士应尊重患者的人格和权利，满足患者的需求，让患者主动参与治疗与护理。有的患者夜间不易入睡，烦躁不安，有的起来踱步，有的多次按信号灯借故与值班人员说几句话。医护人员应当理解患者孤单寂寞的心情，耐心安慰患者，使他安静入睡。总之，需根据患者的各种情况，应用直接和间接的心理支持与疏导的方法，使患者尽快适应医院环境，调动患者的正性情感，使患者在治疗中能处于主动状态，产生良好的治疗效果。但也要避免患者的过度心理依赖。

过度依赖是人进入患者角色之后，大都会产生一种被动依赖的心理状态。这是因为，一个人一旦生了病，自然就会受到家人和周围同志的关心照顾，即使往常在家中或单位地位不高的成员，现在也突然升为被人关照的中心。同时，自我暗示会使患者自己也变得软绵绵的，不像以往那样生气勃勃，变得被动、顺从、娇嗔、依赖，变得情感脆弱甚至带点幼稚的色彩。只要亲人在场，原本自己可以干的事情也要让别人替代完成；原本完全能吃的食物也需几经劝说才能勉强吃完；一向独立见解很强的人变得没有主见；一向自负好胜的人变得没有信心；即使做惯了领导工作和处于支配地位的人，此时对别人的规劝也百依百顺。这时他们的爱和归属感增加，希望得到更多亲友的探望，希望得到更多的关心和温暖，否则就会感到孤独和自怜。

坚强的意志是患者同疾病作斗争的重要因素之一。医护人员一方面要使患者感到医护人员是可以信赖的，另一方面也要帮助患者提高战胜疾病的主观能动性。否则，一旦他们感受到失去同情，得不到足够的照顾时，就会变得心情沮丧，甚至病情加重。

最新的护理学理论认为，患者患病后所产生的被动依赖心理对疾病是不利的，并提出“健康自控”学说，主张发挥患者在病程转归当中的积极主动性。医护人员都希望患者照医嘱办事，唯命是从，并以此作为“好患者”的要求，对坚持“自理权”的患者往往给予批评。实际上，后者比前者的疾病恢复快、效果好。因此，新理论主张不应迁就姑息患者的依赖心理，而应尽量鼓舞他们积极主动地去自理。要让患者认识到自己存在的问题，改变适应不良的状态。

二、不同年龄患者的心理护理

（一）儿童患者的心理与心理护理

儿童患者的突出特点是年龄小，对疾病缺乏一般认识，心理活动多随波动的情绪而迅速变化。因此他们的注意力转移较快，情感表露比较直率、外露和单纯，只要依据其心理活动特点进行护理，易于引导他们适应新的环境。

因病情需要而必须住院的患儿，最好允许母亲陪护，尤其对乳婴更应这样做。因为他们身患疾病，蒙受着生理的痛苦与折磨，正当需要亲和、依恋和支持的时候，突然见不到亲人，这对他们幼小的心灵容易留下创伤。心理学家认为，人体间的接触和抚摸是婴儿天生的需求，有人把这种需求称为“皮肤饥饿”。儿童的皮肤饥饿现象，在家庭中可由父母的搂抱等方式满足。在医院里，护士对他们轻拍、抚摸及搂抱，可使其大脑的兴奋和抑制变得自然协调，产生如在母亲怀中的安全感。

我国当前的儿童大都是独生子女，一旦生病，父母会格外紧张、焦虑。他们大都是过分照顾，夸大病情，对医护人员提出过高要求。所以对儿童患者的心理护理，实际上在很大程度上也是对家属的心理支持。家属的心理状态对儿童患者有着直接影响。例如，父母对护士不满意可以转换为患儿对护士的愤怒。父母亲行为的倾向性可以影响儿童行为的倾向性，如要某护士阿姨喂饭而不要某护士阿姨打针等反应正是这样形成的。

由于儿童患者病情急、变化快，又不善于表达，所以要求儿科护士有高度的责任感，机智灵敏，善于从观察到的细微变化中发现问题，采取措施，防止突然事故发生。儿科护士对儿童要多加鼓励，不要训斥，要保护儿童的自尊心，成为儿童的贴心人。病房应有玩具，护士要带领儿童游戏玩耍。给患儿打针治疗时要利用儿童注意力易被转移以及喜欢表扬鼓励等特点，尽量减轻他们的疼痛感。儿科护士应有一颗慈母般的心，要温暖、体贴、爱护患儿的心灵。某医院儿科病房里曾发生这样一件事：一天，一个 8 岁的白血病女患儿离开病房不见了，护士找到后问她到哪里去了，她说：“阿姨，我去看太平间在哪儿，看我死了放的地方。”这句催人泪下的话，说明不能把儿童看成一张白纸，他们也有自我意识和丰富的情感。另外，对于致残儿童，要倍加爱护。他们往往悲伤、恐惧、啼哭或夜里突然惊醒等，护士应经常巡视，给他们讲热爱生活的小故事，讲身残志坚的小榜样，以调动他们的积极性。

不同年龄的儿童个性差异极大，其心理特点也都不相同。因此，他们的心理状态只能从其言语和非言语行为中(表情、目光、体态等)仔细体会理解。

(二) 青年患者的心理与心理护理

青年正是人生朝气蓬勃的时期，对于自己患病这一事实会感到很大的震惊。他们往往不相信医生的诊断，否认自己得病，直到真正感到不舒服或体力明显减弱才逐渐默认。

青年人一旦承认有病，主观感觉异常敏锐，而且富有好奇心，事事询问：为什么打这个针，吃这个药？病程需多长？有无后遗症？等等。他们担心疾病耽误自己的学习和工作，对自己恋爱、婚姻、生活和前途产生不利影响。有的青年不愿意把自己的病情告诉同学或同事。

青年的情绪是强烈而不稳定的，有时欢快，有时沉闷或愤怒。从自信到自卑，从利他到自私，从热心到冷漠，从兴高采烈至消极无望，皆能在瞬间产生改变，容易从一个极端走向另一个极端。他们对待疾病也是这样。倘若病情稍有好转，他们就会盲目乐观，往往不再认真执行医疗护理计划，不按时吃药。但病程较长或有后遗症的青年患者，又易于自暴自弃、悲观失望，情感变得异常抑郁或大起大落。由于疾病的巨大挫折，他们会出现严重的紧张和焦虑，甚至导致理智失控，产生自杀念头，酿成难以想象的后果。

青年人较注重友谊，具有向群性，最好把青年人安排在同一病室。他们在一起可激发生活的乐趣，并消除孤独感。另外，青年人一般较重视自我评价，自尊心强，任何负性刺激对他们都会是一种伤害。反之，调动他们的积极性，及时给予恰当的鼓励，对他们克服困难与积极应对疾病都能起到良好作用。所以，护理人员对青年患者要注意多给予心理支持，多关怀、同情，要循循善诱，耐心疏导。

（三）中年患者的心理与心理护理

中年是人生历程中最值得回首寻味的年代。在这个时期，中年人的社会角色比较突出，既是家庭的支柱，又是社会的中坚力量。当他们受到疾病折磨时，心理活动尤为沉重和复杂，他们担心家庭经济生活，牵挂着老人的赡养和子女的教育，又惦念着自身事业的进展和个人的成就等。

对中年患者的心理护理，一是要劝导他们真正接纳疾病并认真对待疾病，使他们认识到，治疗疾病是当务之急，身体恢复健康是家庭和事业的根本。在日常交谈中，也可有意识地给他们介绍一些不耐心治病而使病程长期迁延的实例。对中年患者的心理护理还需要动员其家庭成员和工作单位的相关人员妥善安排患者所牵挂的人和事，尽量减少他在养病治病时的后顾之忧。另外要利用中年患者世界观已经成熟稳定，对现实具有评价和判断的能力，对挫折的承受力比较强等特点，鼓励他们充分发挥主观能动性，配合医护人员尽快地治好疾病，早日康复。

（四）老年患者的心理与心理护理

老年人尽管理解衰老是生物体不可抗拒的规律，但一般都希望自己尽量健康长寿。他们通常会不服老，也不希望别人说他们已经衰老。老年人一般都有慢性或老化性疾病，所以当某种疾病较重而就医时，他们对病情估计多为悲观，心理上也突出表现为无价值感和孤独感。有的情感变得幼稚起来，甚至和小孩一样，为不顺心的小事而哭泣，为某处照顾不周而生气。他们突出的要求是被重视、受尊敬。因此，对老年患者的尊重是护理人员的重要品德。对他们的称呼须有尊敬之意，谈话要有耐心。在倾听他们说话时要专心致志，回答询问要温和缓慢，声音也要稍大一些。老年患者一般都盼望亲人来访，护理人员要有意识地奉劝家人多来看望，带些老人喜欢吃的东西等。对丧偶或无儿无女的老人，护士应倍加关心，格外尊重。老年患者一般都有不同程度的健忘、耳聋和眼花，护理人员要勤快、细心、耐心、周到、不怕麻烦。老人的生活方式刻板，看问题也有时固执，要给予理解。除治疗饮食的需要以外，要尽量照顾他们的习惯。让老年患者有良好的心境，护患融洽配合，更好地促进他们的病体康复。

三、不同情况下患者的心理护理

（一）急症患者的心理护理

急症患者，是指那些发病急、病情重因而需要紧急抢救的患者。过去有种错误的观点，认为急症患者病势危急，医护人员的任务就是以最佳的技术和最快的速度抢救患者，无须实施心理护理。近 10 年来，随着抢救护理科学的形成和发展，人们越来越认识到对急症患者也同样需要进行心理护理。因为急症患者不是面临生命威胁，就是遭受躯体伤残，心理正处于高度应激状态。此时，如果进行良好的心理护理，就会缓和其紧张情绪，有助于转危为安。否则，在患者心理上高度紧张之时，再加上抢救时的种种劣性刺激，就会加重病情，甚至造成严重后果。

急症患者焦虑恐惧、紧张不安，渴望得到最佳和最及时的抢救，以便转危为安。但急症患者的心理活动又是复杂的、多种多样的。瞬间袭来的天灾人祸或恶性事故等超常的强力刺激，可以越出一个人的自我应对机制，使其出现心理异常。自以为一贯健康的人突然患了心肌梗死或脑卒中后，也会因过分恐惧而失去心理平衡。还有那些慢性疾病突然出现恶化的患者，易于产生濒死感、恐惧、悲哀、失助、绝望等，这些消极情绪往往可以加速患者的死亡。病情不同、年龄不同、社会文化背景不同、经济条件不同等，也对患者的心理活动会有影响。因此，医护人员要善于具体分析每个急症患者的心理状态，以便有针对性地做好心理护理。由于急症患者的主导心理活动是恐惧，所以心理护理的中心任务是增强患者的安全感。对于急症患者的心理护理要重点注意以下一些要点。

1. **使患者感到医护人员可亲**　急症患者大都求医心切，一旦进入医院，顿有绝处逢生之感。这时，医护人员应当做到紧张而又热情地接诊，亲切而又耐心地询问，悉心体贴关怀周到，使患者感到在危难之时遇到了救命的亲人。这种医患关系，对抢救过程能否顺利进行有极大的影响，直接影响抢救和治疗效果。

2. **使患者感到医护人员可信**　医护人员娴熟的医疗操作技术和严谨的工作作风，不仅是赢得时间使患者转危为安的保证，而且对患者来说是心照不宣的支持、鼓舞和依靠力量，使患者感到可信、可敬，从而获得安全感。

3. **使患者感到安全**　医护人员的医德和技术是患者获得安全感的基础。为了帮助患者缓解心理冲突，减轻精神痛苦，医护人员还应针对每位患者的具体情况做好心理疏导工作。对急症患者，无论预后如何，原则上都应给予肯定性的保证、支持和鼓励，尽量避免消极暗示，尤其是来自家属、病友方面的消极暗示，以使患者能够身心放松，感到安全。

（二）慢性病患者的心理护理

慢性病患者因为需要承受长期的疾病折磨，经历漫长的病程，所以往往产生极为复杂的心理活动。慢性病患者一开始大都有侥幸心理，即不肯承认自己真的患了疾病，迟迟不愿进入患者角色；一旦明确诊断，又易产生急躁情绪，恨不得立即服上灵丹妙药，于朝夕之间把病治好。这时他们对自己的疾病格外敏感、格外关心，向医护人员寻根刨底，向病友“取经”或翻阅大量有关书籍，渴望弄清疾病的来龙去脉，企图主动地把握病情。但是，目前许多慢性疾病还没有令人满意的特效治疗方法，所以迫使广大慢性疾病患者只好无可奈何地去适应漫长的疾病过程。

慢性病患者随着病情变化，有时高兴、有时悲伤、有时满意、有时失望。紧张、焦虑、忧愁、愤懑、急躁、烦闷等消极情绪也经常出现。有些患者由于长期的疾病折磨，个性特征也往往会发生变化。以往兴高采烈、生机勃勃的形象不见了，代之以动作迟缓、情感脆弱、谨小慎微、被动依赖、敏感多疑、自我中心等表现。他们过分关注机体感受，过分计较病情变化，一旦受到消极暗示，就迅速出现抑郁情绪，有时还可产生悲观厌世。对慢性病患者的心理护理，必须紧紧围绕慢性疾病病程长、见效慢、易反复等特点，使患者调节情绪、变换心境，安慰鼓励，使之不断振奋精神，顽强地与疾病作斗争。心理护理应当与生理护理结合进行，做到身心积极效应互相促进。例如，慢性病患者多出现疼痛、发热、呕吐、呼吸困难、心悸等症状，易引起不良情绪，医护人员应当亲切安慰，并及时妥善处理，患者的情绪就会好转。又如，慢性病患者除每日口服药物外，还经常进行肌内注射或静脉点滴，这对那些痛阈低的患者来说也常常会引起焦虑。技术熟练的护士若取得患者的信赖，就能提高患者的痛阈，减少患者的痛苦。这一过程也包含了心理护理的功效。再如患者的饮食，不仅要考虑到患者的营养需要和进食禁忌，也要讲究色、香、味、形、量以及就餐的环境条件等。经验证明，在良好的心理护理配合下，患者不仅能遵嘱就餐，而且还有饮食疗法的意义。另外，幽雅的环境、舒适的治疗条件，也具有心理护理的意义。慢性病患者大都空闲时间多，就根据他们的不同情况，组织必要的活动，如欣赏音乐、绘画、看电视、听广播等，活跃病房生活。对于因病情反复和病程长而失去治疗信心的患者，更要多安慰、多鼓励；对垂危患者更要态度和蔼、语言亲切、动作轻柔，加强基础护理，使之生理上满足，心理上也减轻对病危的恐惧。

（三）手术患者的心理护理

1. 患者术前的心理与心理护理 无论手术何等重要，也不论手术大小，对患者都是较强的紧张刺激。患者意识到了这种紧张刺激，就会通过交感神经系统的作用，使肾上腺素和去甲肾上腺素的分泌增加，引起血压升高、心率加快，有的临上手术台时还可出现四肢发凉、颤抖、意识域狭窄，对手术环境和器械等异常敏感，甚至出现病理心理活动。

中国的医学心理学工作者通过调查发现患者术前常有如下的心理活动，对手术一是害怕，二是担心。怕的是术后疼痛与死亡，担心的是是否会出意外，是否会残废和毁容等。他们反映，入院就盼早日手术，一旦安排手术日就惶恐不安，食欲不振、睡眠障碍，尽管在手术日的前一日晚上服用安眠药，仍难以入睡。有位女患者，由于精神上过度紧张，刚被推进手术室就大汗淋漓、心跳加快、室上性心动过速发作，不得不改期手术。因此，术前的心理护理具有极为重要的意义，应当进行术前心理咨询。咨询应由有权威的医生和护士进行，耐心听取患者的意见和要求，向家属详细交待病情，阐明手术的重要性和必要性，尤其要对手术的安全作肯定的保证，决不应向患者交待什么千分之一的危险性。权威性的咨询对患者获得安全感极为重要。还要依据不同的患者，用恰当的语言交待术中必须承受的痛苦。如准备在局部麻醉下做腹部手术，就应告诉患者术中牵拉脏器时会感到不适和牵拉痛，届时应有思想准备，并行深呼吸，努力放松，可以减轻疼痛等。对术后需用鼻饲管、引流管、导尿管及需在身上附加仪器者，术前也应向患者说明，使患者醒来后不致惧怕。又如需作气管插管，或术后放置鼻饲管的患者，因将影响说话，应事先告诉他们到时如何表示自己的需求。对于危险性大、手术复杂、心理负担重的患者，还要介绍有关专家是怎样反复研究其病情并确定最佳手术方案的，并突出强调他本人在手术中的有利条件等，使患者深感医护人员对其病情十分了解，对手术是极为负责的。另外做过同类手术患者的信息，对术前患者的情绪影响较大，护士可有针对性地组织交流。病房护士还应介绍手术医生和护士情况，在患者面前树立手术医生的威信，以增加患者的安全感。在术前让患者看一下术后观察室，介绍一下术后护理措施也是有益的。这些心理上的准备，对控制术中出血量和预防术后感染都是有益的和必要的，并可使患者正视现实，稳定情绪，顺应医护计划。

另据研究报道，术前焦虑程度对手术效果及预后，恢复得快慢也有很大的影响。资料表明，有轻度焦虑者，效果较好；严重焦虑者，预后不佳；而无焦虑者，效果往往更差。这是因为，无焦虑的患者对医生或手术过度依赖，过分放心，对生理上带来的不可避免的痛苦缺乏应有的心理准备。

由于患者对手术的环境和气氛极为敏感，印象又很深，所以手术室一定要整齐清洁，床单无血迹，手术器械要掩蔽。一个手术室内最好只摆一张手术台，不宜几个手术台并排摆列，以免产生消极暗示。患者也十分重视手术室医生和护士的举止言谈，因为他们一进手术室就失去了对自己的主宰，一切痛苦大小甚至包括生命如何，全都由医生和护士掌握了。所以，医生和护士都应端庄大方、态度和蔼、言语亲切，使患者产生安全感。术中医生和护士都应注意意识清楚患者的情绪变化，如其心理过度紧张应及时安慰。器械护士必须手疾眼快地配合手术，医生之间要全神贯注、紧密合作，以减轻患者的痛苦。手术室内不应闲谈嬉笑，也不要窃窃私语，相互之间谈话的声音应当轻柔和谐。应尽量减少、减轻手术器械的碰击声，避免给患者的一切不良刺激。在术中一旦发现病情变化或发生意外，医护人员要沉着冷静，不可惊慌失措，以免给患者造成恐惧和紧张。

2. **患者术后的心理与心理护理** 麻醉中醒来，患者意识到自己已经顺利经历手术，颇感侥幸，这时他们渴望知道自己疾病的真实情况和手术效果。由于躯体组织受到程度不同的损伤，都会体验到创口疼痛，加之躯体不能自主活动，又怕切口流血或裂开，就会产生焦躁不安的心情。开始，他们感到当前的痛苦难熬，过 2～3 日疼痛缓解之后，就又开始担心预后了。因此，对术后患者的心理护理应抓好以下几个环节。

(1) 及时告知手术效果：当患者回到术后复苏室或是从麻醉中刚刚醒过来，医生护士应以亲切和蔼的语言进行安慰鼓励，告诉他手术进行得很顺利，手术目的已达到，只要忍受几日刀口疼痛的痛苦就能恢复健康了。这时，有的患者可能产生新的疑虑，不仅怕疼痛，更怕伤口裂开，发生意外。胸腹部手术理应咳嗽排痰，他们却顾虑重重，甚至强忍咳嗽。这时护士应当重复讲述术前训练的咳嗽方法，鼓励他们大胆咳嗽排痰，并告诉他们适当的活动，伤口是不会裂开的。同时医生和护士应当传达有利的信息，给予鼓励和支持，以免患者术后过度痛苦和焦虑。

(2) 帮助患者缓解疼痛：患者术后的疼痛不仅与手术部位、切口方式和镇静剂应用得恰当与否有关，而且与每个个体的疼痛阈值、耐受能力和对疼痛的经验有关。患者如果注意力过度集中、情绪过度紧张，就会加剧疼痛。意志力薄弱、烦躁和疲倦等也会加剧疼痛。从环境方面来说，噪声、强光和暖色也都会加剧疼痛。因此，医生护士都应体察和理解患者的心情，从每个具体环节来减轻患者的疼痛。比如，术后 6 h 内给予药物止痛，可以大大减轻术后全过程的疼痛。等体验到剧烈疼痛再给镇痛药，就会加剧以后的疼痛。又比如，暗示可以减轻疼痛，听喜欢的音乐也能减轻疼痛。

(3) 帮助患者克服抑郁反应：术后患者平静下来之后，大都出现抑郁反应。主要表现是不愿说话、不愿活动、易激惹、食欲不振及睡眠不佳等。患者的这种心理状态如不及时地排解，必将影响患者及时下床活动，易出现术后并发症。所以要努力帮助患者解决抑郁情绪。要准确地分析患者的性格、气质和心理特点，注意他们不多的言语的含义，主动关心和体贴他们。某些生活不便处，要细致照顾，如喂饭、大小便等。总之，使他们意识到既然已顺利度过手术关，就要争取早日恢复健康。

(4) 鼓励患者积极对待人生：外科患者手术后大都要经过相当长一段时间的恢复过程。如果手术预后良好，即使再痛苦也有补偿的希望。若术后效果不好或预后不良(如恶性肿瘤已转移)，则还将挣扎在死亡线上。患者在极度痛苦时，经不起任何负面的外来精神刺激，所以对预后不良的患者，不宜直接把真实情况告诉他们。有一部分患者手术后带来部分机体生理功能的破坏(如胃切除)或残缺(如截肢)，造成躯体缺陷的患者必然产生缺陷心理。尤其人生中的突然致残，会给患者心理上带来巨大的创伤。所以对可能致残的患者，护士术前要交待清楚，并给予同情、支持和鼓励，让他们勇敢地认同现实、接纳现实。

(四) 传染科患者的心理与心理护理

患者被确诊为患传染性疾病后，不仅自己要蒙受疾病折磨之苦，更痛苦的是自己成了对周围人造成威胁的传染源。为了避免疾病的传染和蔓延，患传染性疾病的人都要实行隔离治疗。人是社会的人，都有爱与归属的需要，都有社会交往的需要。隔离就是这些需要的限制与剥夺，这在患者的心理上必然要引起剧烈的变化。

传染科患者开始都产生一种自卑孤独心理和愤懑情绪。他们一旦进入患者角色，立即在心理上和行为上都与周围的人们划了一条鸿沟，自我价值感突然落失，感到自己成了人们望而却步的人，成了惹人讨厌的人，因而感到自卑。与此同时，不少人还产生一种愤懑情绪，悔恨自己疏忽大意，埋怨别人传染给自己，甚至怨天尤人，恨自己倒霉。有这种愤懑情绪的人，有时还迁怒于人和事，易激惹、爱发脾气。医生护士应当了解传染科患者的心理活动特点及其情绪变化，并给予理解和同情。应针对不同患者的具体情况，讲清患了传染病并不可怕，只要积极配合治疗是可以治愈的，而且要讲清暂时隔离的意义，并耐心指导他们如何适应这暂时被隔离的生活。

因为许多传染性疾病具有病程长、难根治的特点，所以患者在治疗期间又易产生急躁情绪、悲观情绪和敏感猜疑等心理。他们往往因病情不能迅速好转而烦躁，也常因病情反复而苦恼，恨不得一把抓来灵丹妙药把病治好。因为治病心切，有些人像海绵吸水一样搜集与己有关的信息，对周围的事物特别敏感，经常揣度别人，尤其是医生护士谈话的含义。他们格外关注自己身体的生理变化，十分重视各项化验检查结果。注射什么针剂，服用什么药物，他们都很想知道，尤其想了解各项治疗的机制和效果。根据患者的这些心理活动特点，医护人员应耐心细致地讲述某些传染病的病程规律，甚至宁肯把病程说得长一些，以便使他们安下心来积极治疗。因为传染病患者被隔离，与社会交往减少，因而护理传染科患者时，密切医患关系更为重要，使他们感到医务人员是精神上的依靠。医护人员的言行要使患者感到真诚、温暖、可信、可亲、可敬，护患之间形成深厚的情谊。为患者实施治疗及护理措施时，注意讲清楚目的和意义，尽量消除患者的顾虑和猜疑。

（五）重危患者的心理与心理护理

大部分患者的疾病经过诊治可以治愈，但不论医学发展到什么程度，总有一小部分患者因医治无效而面临死亡。不管死亡是突然发生还是久病造成的，通常对重危患者的护理和对重危患者家属的安慰，是护理方面较难处理的情况。临终患者的心理状态极其复杂，E. Kubler-Ross 将大多数面临死亡的患者的心理活动变化分为五个阶段。

(1) 否认期：不承认自己病情的严重，对可能发生的严重后果缺乏思想准备，总希望有治疗的奇迹出现以挽救死亡。有的患者不但否认自己病情恶化的事实，而且还谈论病愈后的设想和打算。也有的患者怕别人悲痛，故意保持欢快和不在乎的神态，以掩饰内心的极度痛苦。对于这样的患者，护士应当劝说家属不可当着患者面表现出难过，即使彼此心照不宣，也可使患者得到心理上的满足。

(2) 愤怒期：度过了否认期，患者知道生命岌岌可危了，但又禁不住地想：这种致死的病为什么落在自己身上！怨自己命不好。表现得悲愤、烦躁，拒绝治疗，甚至敌视周围的人，或是拿家属和医务人员出气，借以发泄自己对疾病的反抗情绪。这是患者失助自怜心理的表露，护士要谅解宽容患者，真诚相待，说服家属不要计较和难过，并与医护合作，帮助患者度过愤怒期。

(3) 妥协期：患者由愤怒期转入妥协期，心理状态显得平静、安详、友善、沉默不语。这时能顺从地接受治疗，要求生理上有舒适、周到的护理，希望能延缓死亡的时间。护士就尽量地安慰患者，为之解除疼痛，缓解症状，使患者身心坦然。

(4) 抑郁期：患者已知道自己病情垂危，表现了极度伤感，并急于安排后事，留下自己的遗言。大多数患者在这个时候不愿多说话，但又不愿孤独，希望多见些亲戚朋友，愿得到更多人的同情和关心。护士要同情患者，尽量满足患者的需求，允许亲人陪护和亲友探望，让患者同亲人在一起度过剩下不多的时刻。嘱咐亲人要控制情感，不要再增加患者的悲痛。

(5) 接受期：这是垂危患者的最后阶段。患者心理状态十分平静，对死亡已有充分准备。也有的临终前因疼痛难忍而希望速死，如有一晚期肺癌骨转移患者，由于极度疼痛，几次想自杀。有些人病情虽很严重，意识却十分清醒，表现得留恋人生，不愿死去。如有一位23岁的姑娘，患卵巢癌，肝转移，死前头脑清醒，含泪说："我愿意活下去，我还年轻，我需要工作……"协助患者安详、肃穆地离开人世，使患者、家属感到安慰是护士的崇高职责，是情操高尚的表现。护士是一直守护在临终患者身旁的人，要尽可能满足患者最后的需求，保持患者整洁，安抚家属。听觉是患者最后丧失的知觉，故不可议论不利患者心情的话，不可耳语，让患者有尊严地走完人生的最后旅程。有的患者来不及等到亲属到来就离开人世，就由护士代替其亲人接受并保存遗物，或记录遗言。

因此，护理人员应根据危重患者以及面临死亡的患者的心理活动特点及不同阶段的特殊状况给予有针对性的护理，达到人性化的护理效果。

（徐　云）

References

参 考 文 献

[1] 徐俊冕,严和骎,吴文源.医学心理学[M].第2版.上海:上海医科大学出版社,1996.
[2] 张明岛,陈福国.医学心理学[M].上海:上海科学技术出版社,1998.
[3] 梁宝勇,王栋.医学心理学[M].长春:吉林科学技术出版社,1998.
[4] 胡佩诚.医学心理学[M].北京:北京医科大学出版社,1999.
[5] 卢家楣.心理学基础理论以及教学应用[M].上海:上海人民出版社,1999.
[6] 陈福国,丘祥兴.国家执业医师考试辅导——医学心理学、医学伦理学[M].北京:人民卫生出版社,2000.
[7] 徐斌,王效道,刘士林.心身医学[M].北京:中国科学技术出版社,2000.
[8] Jerry M. burger.人格心理学[M].北京:中国轻工业出版社,2000.
[9] 姜乾金.医学心理学[M].北京:人民卫生出版社,2000.
[10] 季建林.医学心理学[M].上海:复旦大学出版社,2001.
[11] 中华医学会精神科分会.中国精神障碍分类与诊断标准[S].济南:山东科学技术出版社,2001.
[12] 贺丹军,张宁.医学心理学[M].北京:科学出版社,2002.
[13] Bruce E. Compas, Lan H. Gotlib.临床心理学导论[M].北京:人民卫生出版社,2004.
[14] 张春兴.现代心理学[M].上海:上海人民出版社,2005.
[15] 钱明,刘畅,崔光成.医学心理学[M].天津:南开大学出版社,2005.
[16] 汪建荣.国家医师资格考试医学综合笔试应试指南[M].北京:人民卫生出版社,2010.